歯医者さんの抜かない矯正の話

2000の症例から語る

鈴木 設矢 著

弘文堂

自分の子どもにできない治療はしない！　これが私の鉄則です。

――はしがきにかえて――

●「町の歯医者」の夢

子どものころから住んでいた町、東京の中野区沼袋に歯科医院を開業したのは、一九七九年（昭和五四年）のことです。当時、先輩の先生方からは「中野区でもいちばん保険点数の上がらない土地だから、開業はやめた方がいいんじゃないか」とアドバイスされたものです。

でも、普通の町の歯科医として、どこまで大学病院に近い治療内容を実践できるか、それが私の臨床医としての夢でした。

誤解を恐れずに言うと、歯科医師もある意味でサービス業です。患者さん（お客さん）はさまざまなニーズをかかえて医院の玄関を訪れます。そのニーズにこたえて、いかに満足のいく治療を行えるか、それが歯医者の使命だと思います。**私たちは、国から歯科医師免許を与えられたから歯医者なのではありません。患者さんが治療に納得し、喜んでくださってはじめて歯医者になるのです。**

町に定食屋さんがあります。いろいろなお客さんがいますから、ふんだんにお金を使える顧客を相手にする高級レストランのようにはいきません。それでも、素材を吟味し、仕入れに知恵をしぼり、調理や味つけに工夫を重ねて、限られた値段の範囲でお客さんに食べ物を提供する。これが定食屋さんの文化であり、エスプリ（フランス語でひらめき、機知といった意味です）なのだと思います。

患者さんに気軽に足を運んでもらえるのが町のかかりつけ医だとすれば、私たち町の臨床医こそが、患者さんに望まれるエスプリをしっかりと身につけて、歯科医の文化をつくりださなければなりません。

●病院のベッドはなぜあの高さ？

インフォームド・コンセントという言葉が一般の方に知られるようになってからずいぶん時間が経ちます。医師から充分な説明を受け、患者さんがご自分の希望も述べて、納得した上で治療に同意するということですが、これだけでいいのでしょうか。

一九六〇年頃のアメリカで、一つの医療訴訟事件がありました。高名な外科医が、乳ガンの患者さんに、乳房切除手術以外に根本的な治療法はないと説明し、同意を得て手術し、成功しました。しかし、半年後にこの外科医は訴えられ、結果的に敗訴しました。裁判所は、外科的治療の範囲でしか説明をしなかった医師に対し、放射線療法や化学療法を組み合わせる治療法など、他にも選択肢があることを説明すべきであったのに、それをしなかったのは誤りであると判断したのです。歯科の矯正治療でも、同じ問題がおこりうると考えられます。

同じアメリカのＬ・Ｌ・ウィードという内科医が、一九六八年に一つの提言をしました。それがＰＯＳ（ポス Patient's Problem Oriented System）とＤＯＳ（ドス Doctor,Disease Oriented System）という考え方です。

ＰＯＳというのは、患者さんがかかえるあらゆる問題を、肉体的苦痛だけではなく精神的な苦痛も含め、あらゆる角度からケアしようという患者中心の医療システムのことです。一方ＤＯＳは、医師中心に、疾患をより確実に効率よく治療することを最大の目的にした医療システムをいいます。

例えば病院のベッドの高さで考えてみましょう。なぜ病院のベッドはあの高さなのでしょうか。あの高さは、お医者さん、看護婦さんが治療や検査をしやすいからです。一日のうち、お医者さんや看護婦さんが治療や処置でベッドサイドにいるのは、せいぜい三〇分程度が平均的ではないでしょうか。

入院している患者さんは、一日の残り二三時間半を、あの高いベッドの上で過ごさなければならないのです。子どもさんの場合ベッドから落ちてけがをしたり、お年寄りならばついついベッドを離れるのがおっくうで寝たきりになってしまったりと、苦痛を強いられています。

二一世紀の医療は、ただ疾患が治ればいいといった視点からだけでなく、患者さんの現在や将来のいろいろな立場に立って、さまざまな角度から、どうケアしていったらよいのかを考えて進めるべきものです。

歯科医療の場合も、外科的な治療を中心とする口腔外科《こうくうげか》、欠けた部分を補う技術に重きをおく補綴《ほてつ》、なるべく自然の歯を残すことをめざす保存と、さまざまな立場がありますから、患者さんに充分な説明をして納得していただくことはもちろん、患者さんの現在と将来にどのような影響を与えるかを考えて行われなければなりません。

●セミナーは若い歯医者さんでいっぱい

私は基本的に十二頁で述べている保存の立場で治療しています。この本でとり上げる歯列不正の治療でも、私の大原則は「**自分の子どもにできない治療はしない**」ということです。

治療費用が高すぎて、患者さんやご家族に負担になってはいないか?

様子をみると言って、せっかく生えてくる歯を抜くのを待っているのではないか?

取りはずしのできない装置を使って、患者さんに精神的なストレスを感じさせたり、歯磨きにまで支障が出る

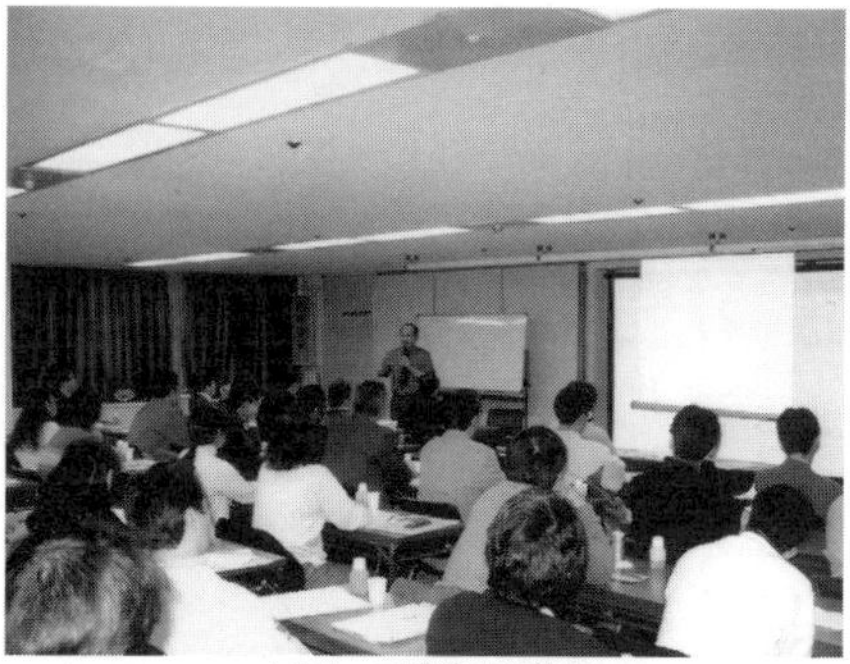

セミナーで講演する著者

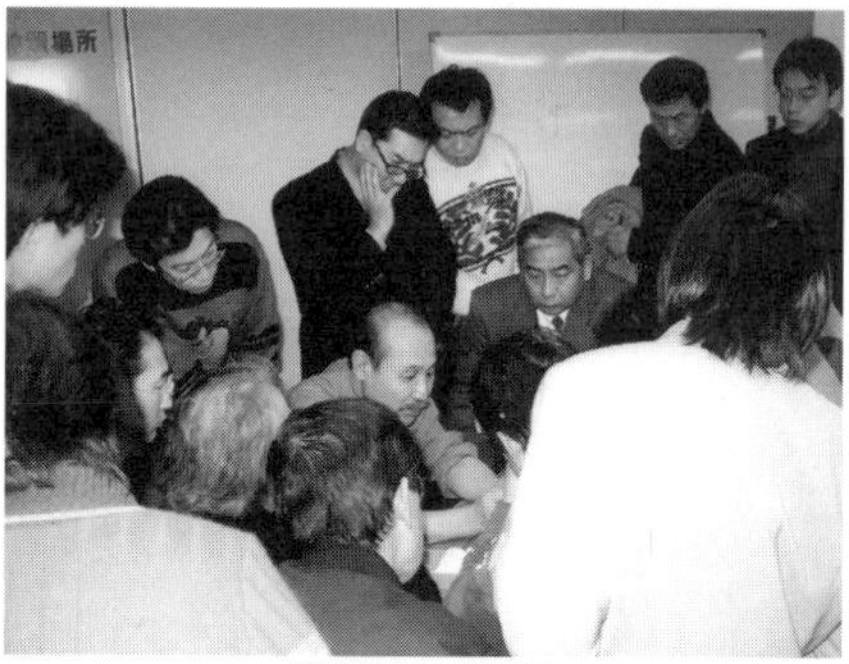

講演後の実習風景

ようなことになっていないだろうか？

つねに自分自身に問いかけながら、そんなことのないように治療を進めています。

私の治療実践もだんだん多くの方々に知られるようになり、私が主宰する床矯正研究会の会員も六百人に迫りました。セミナーには、そのつど全国から熱心な数十人の歯医者さんが参加します。歯並びの矯正について、私は自分の方法と考え方が、誰のためでもなく患者さんのために、新しさにおいても水準においても日本でトップをいくものでありたいと願って、セミナーに集う歯医者さんたちにお話し、議論しています。私の夢が全国に広まっていくのはほんとうに嬉しいことです。

歯を抜かずに、取りはずしがきく装置を使い、しかも安く治療できる、そんなことをこの本で読者の皆さんにお話しようと思います。

第1部では、「あごは拡がる」ということに着目する私の治療法の大筋と、その基礎にある考え方を書きました。

第2部は、具体的な症例と、特にお子さんの歯並びを気にしていらっしゃるお母さんに、どんな点を注意していただきたいか、そのチェックポイントを書きました。いろいろな例がありますから、一般の読者の方は、「どれが自分（子ども）の例に近いかな」と、拾い読みしてくだされば充分だと思います。

第3部には、歯の形を整えることも大切ですが、噛むという機能こそが、顔貌をつくる上でも、からだ全体の機能を保つ上でも、いかに重要かということを書いてみました。

高名な歯医者さんの中には「私の治療はすごいんです」と言いながら、実は少しもその内容と治療経過を見せていない方がいらっしゃいます。大切なのは術前と術後ではなく、治療経過と治療にかかった時間です。症例はできるだけ細かく記載しました。私の歯列不正の治療例は約二〇〇〇ほどになります。この本で紹介するのは数字的にはその一部にすぎませんが、内容的には全部お見せしているつもりです。

私たち歯科医の持っている情報は、他ならぬ患者さんの健康のために公開しなければならないものです。

本書を読まれた読者の皆さんが、歯並びを治すことの大切さと、それが顔全体、からだ全体にとってどんなに大きな意味を持つかということ。そしてまた、歯並びの矯正というものは、あまり大げさにお考えにならずとも、治療の時期さえ見誤らないなら案外簡単なものだということ。このことを理解してくだされば、著者として、これほど嬉しいことはありません。

最後になりましたが、本書に掲載した手紙やメッセージを寄せてくれた患者さんおよびご家族、全国の先生方に感謝申し上げます。写真掲載を承諾してくださった皆様にも御礼申し上げます。ありがとうございます。

二〇〇一年　春

鈴木　設矢

目次

自分の子どもにできない治療はしない！ これが私の鉄則です
—はしがきにかえて—
・「町の歯医者」の夢 ・病院のベッドはなぜあの高さ？
・セミナーは若い歯医者さんでいっぱい

第1部 なぜこの価格で、簡単に歯並びを治せるのでしょうか？

歯列矯正は、金銭的問題だけではありませんが、一〇万円からでも治療できます …… 2
なぜ、この価格で矯正治療できるのかって？ ご説明しましょう …… 4
貴金属を使わないから安くできる …… 4
複雑な技術の修得にかかった元手を回収する必要があるから高くなるのです …… 6
画期的な材料も開発されました …… 7
すべての患者さんに難しい測定や解析が必要というわけではありません …… 8
もっと安く歯並びを治せたら、矯正を希望する患者さんはいっぱいいます …… 9
診察室から① アルゼンチンの患者さん …… 10
歯の治療は一つの方法しかないのですか …… 11
矯正治療にも三つの方法があります …… 12
歯並びの治療は、専門医だけの仕事なのでしょうか …… 14
矯正治療は、絶対に歯を抜かなければいけないのですか …… 16
歯を抜いても顔に影響が出ないのでしょうか …… 18
歯を抜くことで顔に影響がでるのは、遺伝でしょうか …… 21
「先生！歯を抜かないで」。はい、一本も抜きません …… 23
子どもの歯を抜くなんて、ホームドクターとしては耐えられません。
本来、抜いてよい歯など一本もありません …… 24
当たり前ですが、歯は一度でも削ったり、抜いたりしたら、もう元へは戻りません。抜歯による矯正は、取り返しのつかない不可逆的な治療です …… 24
診察室から② 抜いてしまった歯は、もう戻らない …… 26
抜かずに「あごを正常な大きさにする」。それが、私たちのやり方で、最も自然な治療法です …… 28

あごの骨が拡がるのかって？
もろもろ、お答えしましょう……30
矯正のためにつける金具、あれはイヤですよね。
私の方法では、食事や音楽の授業時などは、
はずしても構いません……32
■床矯正装置はこんなふうになっています……33
病気のときは、装置をはずしましょう
■床矯正について、もう少しお話しましょう……35
歯を動かすスピードは、患者さんが決めます／床矯正をしておくと、ワイヤーをつけてもほとんど痛みを感じません／装置は、取りはずし自由です／食事のときには、装置をはずしてください
様子をみていたらひどくなるだけです……38
■お母さんが、「おかしい？」と思ったときが、
治療開始のタイミングです……38
■「おおごと」にならない前に手当するのが早道です……39
一〇歳の治療は、一〇歳のための治療ではなく、
よりよい八〇歳になるために、
一〇歳のときに何をすべきかということです……40
これから治療なされる方にご参考の、
患者さんからのお手紙集……42
歯医者さんからのメッセージ……56
コラム：真っ白い歯にしましょう！
健康と成功のシンボルです……68

第2部 あなたはどのケースですか？ ——23の症例とお母さんのチェックポイント——

最も多いケースは、
叢生（乱ぐい歯、八重歯を意味する専門用語）です……73
■国民の二〇・三％が叢生の歯並びです……73
■お母さんのチェックポイント……75
■なぜあごが小さくなったのでしょうか。
いつから治療すべきでしょうか……76
あごの育成と食事の役割／注意したい乳犬歯の欠落——八重歯の原因になります／八重歯の治療のポイント／歯科医師に「様子をみましょう」と言われたら、何のために様子をみるのか、説明を受けてください
■犬歯が生えてしまうと、治療が大変になります……79
噛む運動ができなくなる！
症例① 簡単な叢生です。早期に治しましょう……81

症例②側切歯の並ぶ上あごだけを治したいという本人の希望による治療です …… 83
■お母さんのチェックポイント …… 85
症例③奥歯の叢生（三例） …… 85
症例④抜くのがイヤで来院した乱ぐい歯のケースです。治療が必要な上あごだけを処置しました …… 88
症例⑤形状記憶合金で八重歯を治療してみます。もちろん歯は抜きません …… 91
症例⑥下あごの乱ぐい歯です …… 94
症例⑦下あごの乱ぐい歯です。親知らずのことも考えてみましょう …… 96
症例⑧どうしてここまで放置していたのでしょう。あきれるほどとんでもない歯並び …… 98
症例⑨成人の乱ぐい歯です。子どもの頃に治していないのでかなりひどい状態でした …… 102
出っ歯・反っ歯（前突）――二種類あるので、チェックしましょう …… 105
■お母さんのチェックポイント …… 106
■上あごの前歯だけが出ている、いわゆる「出っ歯」のケースです …… 108
■お母さんのチェックポイント …… 109
①指しゃぶりをしていませんか？
②舌、唇や爪を噛んでいませんか？
症例⑩唇を噛む悪習慣で出っ歯になったケースです …… 113
症例⑪歯並びだけではなく、上あご全体の発育不足が問題のケースです …… 115
■出っ歯というより下あごの後退のケースです …… 117
■お母さんのチェックポイント …… 117
①なぜ下あごが後退したのかを考えましょう
②奥歯でくちゃくちゃと噛んでいませんか？
症例⑫下あごが後退しているケースです …… 121
受け口（反対咬合）――上下のあごの発育バランスの違いが原因です …… 124
■なぜ放置してはいけないのでしょうか …… 125
■治療開始のタイミング …… 127
■女の子は特に注意して！ …… 130
■お母さんのチェックポイント …… 130
症例⑬簡単な反対咬合です。一つの装置ですみました …… 132
症例⑭乳歯の反対咬合のケースです …… 134
症例⑮反対咬合を放置していてひどい叢生（乱ぐい歯）になったケースです …… 137

診察室から③
「三日月様」のような顔（受け口）が、どんどんキレイになっていきました／受け口が治って、私よりも主人が喜びました …… 140

交叉咬合—上下の歯並びが一カ所で交わっている噛みあわせをいいます …… 142
■お母さんのチェックポイント …… 143
症例⑯初期の臼歯の交叉咬合です …… 146
症例⑰様子をみていて、あごが曲がってしまったケースです …… 148

過蓋咬合—噛みあわせが著しく深い状態をいいます …… 150
■お母さんのチェックポイント …… 151
症例⑱典型的な症例です …… 152

開咬—奥歯が噛みあっているのに前歯が噛みあわないケースをいいます …… 155
■お母さんのチェックポイント …… 157
症例⑲前歯で噛み切れないケースです …… 159

正中離開—むずかしい言い方ですが、要するに「すきっ歯」と呼ばれる歯並びのことです …… 161
■お母さんのチェックポイント …… 163
症例⑳隠れた過剰歯が原因の正中離開です …… 165

歯の数が足りない？永久歯の先天的欠如や、骨に潜っている埋伏歯があります …… 167
■お母さんのチェックポイント …… 168
■治療はこんな風にします …… 168
1入れ歯（義歯）をする　2前歯の歯を削ってブリッジにする　3インプラント（人工歯根）を処置する　4矯正で歯を移動する
症例㉑犬歯がありません。矯正治療を利用して今までと違った治療をすることも可能です。患者さんはどの治療を選択しますか？ …… 170
症例㉒先天性欠如と犬歯の位置異常 …… 172
症例㉓犬歯の埋伏 …… 174

治療の主人公は自分自身 …… 176
コラム：いま、子どもたちに歯周病が増えている …… 177

第3部　正しく噛むと、顔が変わる！

日本でも外国でも、「いい顔になりたい」という子どもたちの願いは共通です。これが歯並びを治すきっかけになることが多いのです …… 180

噛む能力を高めると、美人になれる！　イイ男になれる！……182
■矯正治療と噛む訓練で顔が変わります……186
歯は、必要があってあのような形で生えてきます……187
噛むことは、あごの成長に必要な外力です……189
機能も治療しなければ、歯並びだけ治してもムダになります……191
正しく噛む機能を取得すると、歯並びは、自然に安定します……193
歯は筋肉のバランスの良いところに並びます……196
歯はあごの骨に直接ついているのではありません……198
まともに噛めない若者が大勢います。あごが細長く、虚弱になっているのです……201
軟食が主食になると、顔は細長く、受け口になってしまいます〜未来の人の顔は「しの字型」？……202
賢いお母さんになってください。お母さんは、食卓から飲み物をはずしてください……205
食事にかける時間が短くありませんか？……208
片側だけで噛むのはいけません。食べ物がしっかり噛めません……210
診察室から④
片噛みのある人は、片噛みをしているほうの肩が下がる……212
噛む筋肉を鍛える五つのトレーニングを紹介します……214
■舌の筋肉のトレーニング……214
■口輪筋のトレーニング……215
■頬の筋肉のトレーニング……215
■口を閉じるトレーニング……215
■チューブを使った咀嚼トレーニング……216
■なぜ咀嚼訓練が必要なのでしょうか……217
うちの子は上手に飲みこめない、との相談をよくうけます……219
お母さんは子どもの顔を観察していますか……221
■顔の右半分と左半分は対称ですか？……221
■あごが細くありませんか？……222
これでいいのでしょうか、日本の子どもたち……223
本書の治療法を採り入れている全国の歯科医院一覧（巻末）

第1部

なぜこの価格で、簡単に歯並びを治せるのでしょうか？

歯列矯正は、金銭的問題だけではありませんが、**一〇万円からでも治療できます。**

歯並びを治すのに、七〇～八〇万円とか、車が一台買えるくらいの大金を払う必要はありません。歯科医の私が考えても高すぎます。私と、私の仲間（巻末に名簿がありますので参考にしてください）のところでは、早期の治療なら、初診料・検査料を含めて一〇万円くらいから治せます。よほどひどい状態の人で、二〇万円～三〇万円かかる場合もありますが、従来の矯正治療より大幅に安くできます。といって、手を抜くわけではありません。最新の技術の組みあわせで、きれいに並びます。

私の医院で治療中のある患者さん（初診時八歳の女の子）のお母さんが、お手紙をくださいました。以前に受診した某大学病院と比較してくれていますので、それも表にして紹介しましょう。

矯正専門医の費用はさまざまですが、この方の場合、大筋で平均的なものといえるでしょう。

「治療中、痛みを訴えることはほとんどなく、生活の中で不便に感じることもないようです。歯を移動するのではなく、あごが成長し、拡がって歯並びが自然にきれいになったという感じです。

以前は頭痛を訴えることが多かったのですが、体全体のバランスが良くなったためでしょうか、頭痛もほとんどなくなったように思います。

費用その他、前に受診した大学病院との比較をしてみました。

こうして比べてみますと、子どもの精神的・肉体的負担が少なく、親の経済的負担も軽く、先生の治療を受けて本当によかったと思っています。これからもよろしくお願いいたします。」（M・Tさん）

	某大学病院	鈴木歯科医院
検査	レントゲン	歯型作成　咬合力、平均咬合圧力、咬合バランス
		写真撮影　口内、顔（正面・横）、全身（正面・側面）
診断	典型的な反対咬合	交叉咬合　（前歯のみ反対咬合）
治療期間	第二次成長期が終わるまで（高校卒業位）	1カ月（その後は経過観察）
治療方法	針金状のもので歯を移動。	着脱式の装置で上あごを押し広げる
	第二次成長期に入った頃、機械で下あごの	結果……1カ月で上前歯が前に押し出され曲がって
	成長を抑える。最終的に上あごにおさまらな	生えはじめていた歯が一列に並ぶ。
	かった歯を抜いて針金で歯を移動。	左に傾いていた体が平行になり、
		咬合力がつき咬合バランスも良くなった。
		頭痛も治ったようだ。
費用	80万～100万円（それ以上の可能性も）	検査……3万5千円位
		装置……6万5千円位
		通院……3千円位

なぜ、**この価格で**矯正治療できるのかって？　ご説明しましょう。

貴金属を使わないから安くできる

歯並びを気にしていたのは現代人ばかりではありません。古代ギリシャの医学の祖であるヒポクラテスの時代から、書物に歯列不正の項目が記載されています。紀元前一〇〇〇年のギリシャやエトルリアからは、原始的ではありますが、矯正装置が出土しています。

紀元前二五年にローマのお医者さんが歯列不正で生えてきた永久歯を指で正常な位置になるまで押しましょうと本に書いたのが矯正治療の始まりでしょう。

二〇世紀に入ってからの矯正の歴史をみますと、矯正治療の装置は初期においては**金合金**を使用してきました。金の合金を使うのですから、歯科矯正は初めから、高額な治療となっていたわけです。**つまり歯列不正の治療の対象は庶民ではありません。貴族や**

大富豪の治療だったのでしょう。

初期のアメリカの矯正治療は、すべての歯を包括的に、理想的な歯列にするために、貴金属でできた固定式の矯正装置を使う方法です。なぜ貴金属を使うのかといえば、金合金がネックレスや装飾品の製作と同様に、細かい細工がしやすいからです。現在はいろいろな性質を持った合金が手に入りますが、当時は金合金しかありませんでした。

第一次世界大戦後、ヨーロッパは経済危機の状態でした。特にドイツでは戦争に負けて、経済を建てなおさなくてはなりませんでした。そこでナチス、ヒットラーはドイツの歯科医師に貴金属の使用を禁止しました。日本でお寺の鐘を鉄砲の弾や軍艦にするので、国に供出させた経済的経過に類似しています。

それでも歯科医師は患者さんを治さなくてはなりません。ウィーンのシュワルツ医師が貴金属ではなく、エボナイトの板を使用した床矯正を考案しました。

ヨーロッパでは、床の材質やバネの形を変えた装置を使った現在の床矯正（部分的矯正治療）に発展していきました。

皮肉な歴史のめぐりあわせから生まれた工夫ですが、これが私と、私の仲間たちの治療の基礎となっている方法です。

高い貴金属を使わないから、治療費がグーンと安くなるのです。

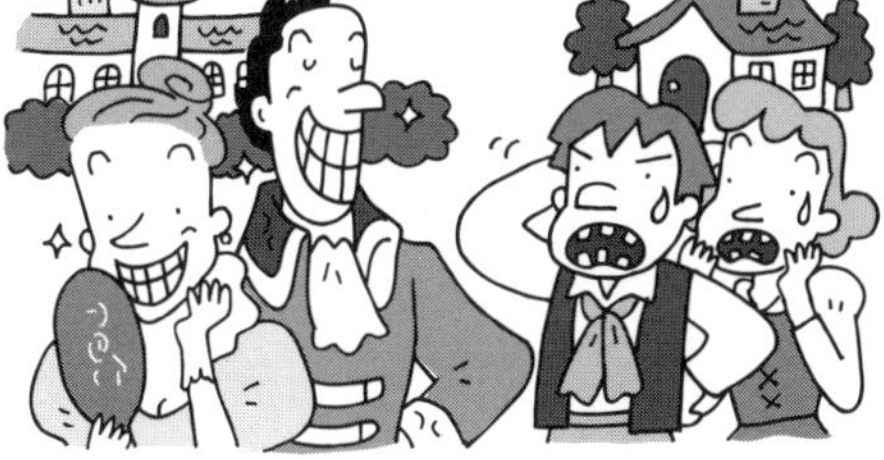

複雑な技術の修得にかかった元手を回収する必要があるから高くなるのです

アメリカの矯正治療方法は、技術を修得するのに年月とお金がかかります。それを技術料として患者さんが負担することになるから高い治療費用となるのです。

アメリカでの研究も進み、第二次世界大戦の終わった頃、歯にバンドをかけて固定する方法に変わりました。当時は既製のバンドはなく、すべて歯科医の手作りでした。矯正の教授にお聞きしても一本の歯にかけるバンドの製作に三〇分以上かかったそうです。それをすべての歯に一本一本作るのですから、とても大変な作業でした。すべての歯のバンドを作るのにまるまる一日かかったそうです。

固定した歯に屈曲したワイヤーを作用させて歯を移動していきます。一本のワイヤーに屈曲をつけたり、ループをつけたり、芸術的にワイヤーを曲げなくてはなりません。まさに、至難の業で、簡単にはその技術を修得することはできません。確かに一本の歯は小さく、それに複雑な形のワイヤーを作り、装着させる専門の技術が必要で、本当のプロフェッショナルを育てなくてはなりません。つまり、専門医の育成が必要なのです。

年月とお金をかけて技術を修得するのですから、いわば**元手がかかっているのです。矯正専門医の矯正治療方法では、その分を技術料として患者さんからいただくことになり**

ますから、高い治療費となるのです。

しかし、時代は進歩します。私たちは、まったく新しい治療方法で治療費を安くできるのです。一九七〇年には、歯にバンドをかけていたそれまでの方法とはまったく違った治療方法が開発されたのです。**ダイレクトボンディング法**です。

この技術によって、**今まで歯科医師が時間をかけて製作してきた技術を、歯科衛生士がプレートを簡単に接着させることで代行できるようになったのです。**

画期的な材料も開発されました

一九七九年には画期的な材料が開発されました。**形状記憶合金のワイヤー**が歯科に導入されたのです。その後、ワイヤーの戻ろうとする力が一定に作用する**超弾性**の形状記憶合金が開発されました。ブラケットにそれぞれの歯の角度、傾きをつけて、ただ歯を移動するだけではなく、歯の軸を修正することで理想的な歯並びに移動させる**ストレートワイヤー法**が確立しました。

その結果、歯科医師が五年もかかって修得した技術レベルが、技術革新によりストレートワイヤーを使用することで簡単に実現できるようになったのです。その分を、患者さんに技術料として負担していただかなくてすみますので、**安い治療費用**となるのです。

ダイレクトボンディング法
一つ一つ小さな金属のブラケット（ワイヤーを歯につないでいくための留め金）・セラミック・プラスチックを歯質接着性レジンで歯に直接接着させる方法です。ほとんどの矯正医が現在使用している治療法です。

私も、ワイヤー治療が必要なケースでは、この形状記憶合金のものを使用しています。科学技術の進歩がもたらした恩恵を患者さんに還元するのは、医師の使命だと思います。

すべての患者さんに難しい測定や解析が必要というわけではありません

一般の矯正専門医に受診するとセファログラムと呼ばれる頭全体の横側からのレントゲン写真を撮ります。

これは、頭の骨格の分析を目的にしていて、矯正の教科書には、船が大海を航海するのに必要な羅針盤と同じで、矯正治療にかかせない機器であると必ず書かれています。それには、特別な設備を用意しなければなりませんし、レントゲンからデータを測定し、解析しなくてはいけません。これには、大変な設備費用と時間がかかります。セファロの解析は、歯科大学の矯正の実習のひとつですが、矯正のワイヤー曲げと同様に、学生がつまずき挫折する関門のひとつでもあるのです。

初期の患者さんの多くは前歯が重なったといった問題です。前歯の問題ならば前から撮影したレントゲンが必要で、**横から撮影のセファログラムはあまり役に立ちません。**セファログラムによる変化は**過去の骨の発育の結果であり、将来の発育を予想するもの**

ではありません。

セファログラムの分析は、あればあるに越したことはありませんが、なくても治療できます。骨の成長の確認ならば、親指のレントゲンで簡単に判断できます(一五八頁参照)。

難易度の高い治療を必要とする場合は、当然セファログラムの分析は必要不可欠ですが、ほとんどのケースは、セファログラムなど必要としないもっと簡単な治療です。

患者さんの負担する治療費用をできるだけ安価に抑えるには、セファログラムの撮影を省略してもいいと考えています。

そんな理由もあって、安く治療ができるのです。

もっと安く歯並びを治せたら、矯正を希望する患者さんはいっぱいいます

東京のある小学校のPTAが二〇〇〇年に行ったアンケートによると、三〇四人の回答中、「歯並びに問題を感じている」という答が約半数の一四七人にのぼりました。**費用さえ安ければ、歯並びを治したいという人たちは大勢いるのです。**

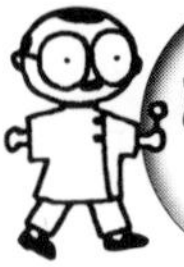

診察室から①

アルゼンチンの患者さん

アルゼンチンのお母さんが、お嬢さんと息子さん二人を連れて、来院しました。「やっと先生にお会いできました」。とても上手な日本語で、びっくりしました。いきなり、オーバーなジェスチャーで質問されました。「アルゼンチンでは七歳頃から、歯列不正の治療を開始します。ところが日本ではどこの矯正専門医を訪ねても、一三歳になるまで様子をみましょうといって、すぐには治療を開始してくれない。しかも、四本も歯を抜くという。アルゼンチンでの治療費用は、歯を抜かないで二〇〇〇米ドル(日本円で約二四万円)ほど。この違いはなぜでしょうか」と。

無理もありません。アルゼンチンは、アメリカよりもヨーロッパからの影響を強く受けています。日本の矯正学は、ワイヤー治療を主流とするアメリカの矯正を基本としています。そのため、日本の矯正学会では、ヨーロッパからの床矯正治療にあまり目を向けていないのが現状です。

フランス、ドイツ、カナリヤ諸島で治療を受けた患者さんの継続治療をしたことがあります。あごを拡げたり、歯を移動する床矯正治療でした。現在はアメリカの東海岸の歯科で床矯正治療を実施しています。矯正治療を外国で治療された患者さんやお母さんの話では、治療費用はそれぞれの物価の違いもありますが、香港で三〇〇〇米ドル(日本円で約三六万円)、アメリカでは四〇〇〇米ドル(日本円で約四八万円)と患者さんは話していました。

歯の治療は一つの方法しかないのですか。

お医者さんにかかろうと思うと内科、外科、耳鼻咽喉科…といろいろな診療科目が表示されています。

今、歯医者さんでは一般歯科、小児歯科、矯正歯科、口腔外科と表示されています。口腔外科は、歯科と医科との外科の範囲を区分したものです。

この表示は、昭和二三年に国が決めた表示法で、徐々に科目を増やしたものです。ここに患者さんが戸惑う大きな原因があります。歯科大学の教育では、歯科の治療の基本は口腔外科、補綴《ほてつ》、保存の三つの治療方法を教えます。すべての歯医者さんは、この三つの治療方法を基準にしています。

口腔外科治療は、手術をすることを基本にしています。補綴治療は、歯を作ることを基本にしています。ですから、作る歯科の材料は、健康保険の範囲で治療するのか、金やセラミックなどの保険がきかない材料を使用するのかと患者さんに聞くのです。**保存治療は、できるだけ歯を残すことを基本としています。**たとえ金やセラミックの材料を使用しても自分の歯がいちばんと考えています。

この考え方は、小児歯科でも同じです。障害者や高齢者の治療においても、患者さんの状態を考えて、歯を抜くか、作るのか、残すのかを考えて治療します。ですから、今かかっている歯医者さんが口腔外科治療を中心にしているのか、補綴治療を中心にしているのか、保存治療を中心にしているのか、患者さんは聞くべきです。そうでないと、自分は歯を残してほしいのに外科処置を勧められるケースがあったり、患者さんが詰め物をしてほしいと言ってもかぶせたほうが丈夫だからと言って補綴処置を勧めるケースが出てきます。

矯正治療にも三つの方法があります

歯並びの治療も口腔外科、補綴、保存の三つの治療方法があります。

歯がきちんと生えるスペースがないために、デコボコになっているので、歯を正しい位置に移動させたくても全部の歯が並びきらない。だから上下四本の歯を抜いてスペースを作るという考え方があります。この考え方は、口腔外科治療の考え方です。

この治療方法の最大の問題点は歯を抜くということです。抜かなければならないケースとして、巨大歯（異常な大きさの歯）がありますが、それは教科書上の話です。ほとんどの子どもの歯は正常な大きさです。一度抜いてしまった歯は生えてきません。

歯が並ばないのはあごが小さいからです。したがって、歯の並ばない小さなあごのサイズのままで歯を並べる問題点もあります。さらに、本来必要なスペースと、歯を抜いてできるスペースが一致しない点も問題です。

補綴治療では、歯の形を削って、歯並びを変えます。この治療方法は、歌手の松田聖子さんの元の夫（歯科医師）で有名になった審美歯科とも呼ばれる方法です。

下の症例は出っ歯を差し歯で治した審美歯科の症例です（写真①、②）。

一度削った歯も元には戻りません。技工士さんも歯医者さんも一生懸命に作ったと思いますが、結果的に作った歯が壊れたりすることもあります。歯肉が後退して、冠と歯肉の間が開いてきています（写真③）。審美歯科に限らず日常の歯科治療でも、患者さんは、歯を作り直した経験があるのではないでしょうか。**保存的な治療方法では、歯が並びきらないのは、あごが小さいからなのですから、歯を抜くのではなく小さなあごを正しいあごに拡げることを考えます。**

写真①

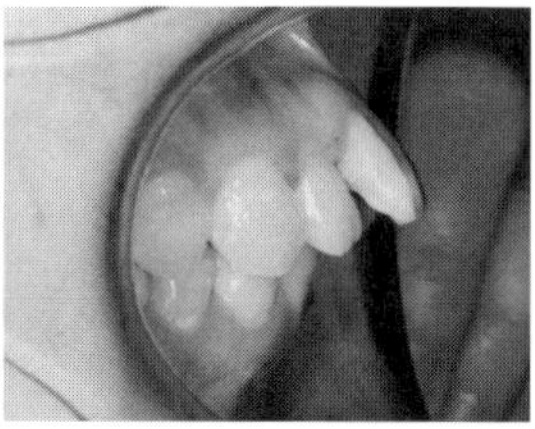

写真②

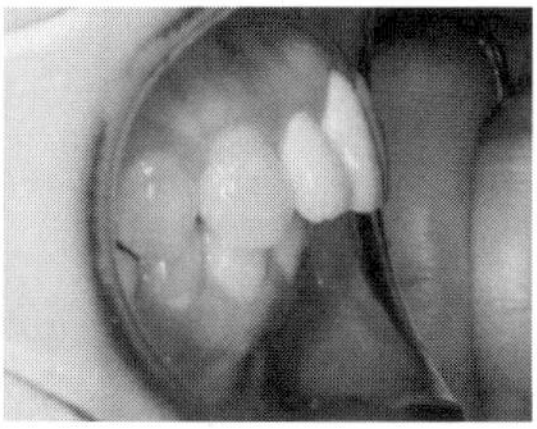

写真③

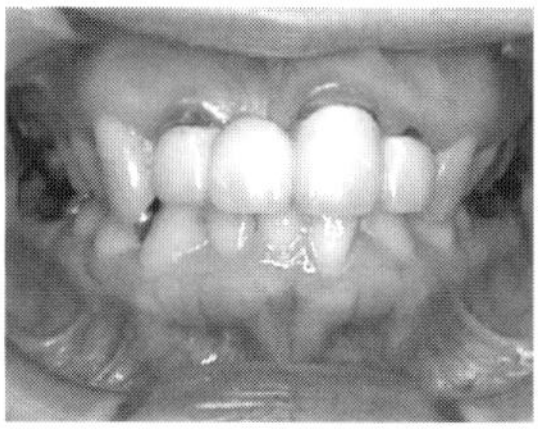

歯並びの治療は、専門医だけの仕事なのでしょうか。

一般に風邪をひいたといって、患者さんはすぐに大学病院や大きな公立病院、専門病院に通うでしょうか。風邪だろうと思っているのに、いきなり肺ガンの専門医を訪ねることは、まずありえません。単なる風邪ではないのではないかと心配になって、あるいはお医者さんに勧められて、はじめて専門医の門をくぐるというのが普通ではないでしょうか。

ちょうど自動車の運転によく似ています。専門医の技術はサーキット場でレースカーを操作する運転技術です。しかし、町中での車の運転技術は、オートマティックで充分です。

歯の治療だって同じです。虫歯や歯周病の治療、入れ歯を作ることは、普通はかかりつけの歯医者さんの仕事です。

学校の歯科検診に歯並びのチェックが加わるようになって、一九九九年の厚生省(現在厚生労働省になっていますが、以前の統計などでふれることが多いので、本書では旧称をそのまま用います)の統計では、約二〇％の子どもが叢生《そうせい》（乱ぐい歯）と指摘される時代です。「歯並びの治療もかかりつけの歯医者さんでできれば……」と思う親御さんがいらしても不思議ではありません。歯列不正は、特殊な病気ではありません。日常におこりうる歯科の疾患の一つなのです。

実は歯列不正の多くは一般歯科でも充分治せる簡単なケースです。上下の前歯が生えるのは七歳の頃です。前歯の軽度の歯列不正を放置することにより、次に生えてくる歯（その多くは犬歯です。一〇歳半から一二歳の頃です）は歯列不正の前歯を基準にして生えるのでさらに重症な歯列不正になってしまうのです。もちろん専門医の手にゆだねるべき重症・複雑なケースもあります。その見極めが一般歯科医の仕事ではないでしょうか。

上あごの歯肉から膿が出るという患者さんが来院しました。普通の歯周病の膿ではありません。大学病院に検査を依頼した結果、診断結果は口腔《こうくう》ガンでした。普通の診療所では治療できません。専門医を紹介しました。こうした見極めがいわば歯科医のエスプリです。歯並びの治療でも同じだと思います。

矯正治療は、絶対に歯を抜かなければいけないのですか。

広辞苑で「矯正」を引くと「欠点を治し、正しくすること」と書いてあります。「矯正術」の項目では「機械的作用を応用して、人体骨関節の運動障害または変形を手術せずに矯正する術」と書いてあります。辞書的な意味では、矯正は歯を抜くなどの手術をしてはいけないのです。矯正の専門医もけっしてよしとしているわけではありませんが、残念ながら抜歯による矯正治療が主となっているのも事実です。

子どもの歯を抜くと、下の写真のような状態になります（写真①）。保存的治療法を実践している歯医者さんからすると悲惨な状況です。

以前、矯正治療の継続依頼を受けました。患者さんが初診時の模型を持参しました。この模型を見て、私はがく然としました。一部の矯正治療だとは思いますが、ほんの少し悪い歯並びのために大事な大人の歯を四本も抜いていたからです。

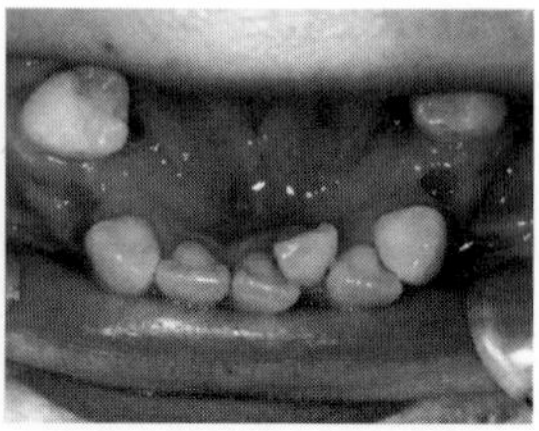

写真①

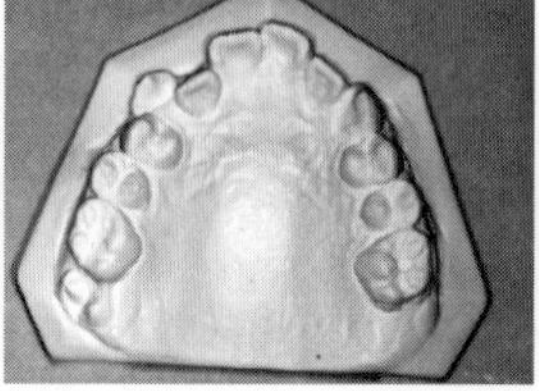

写真②

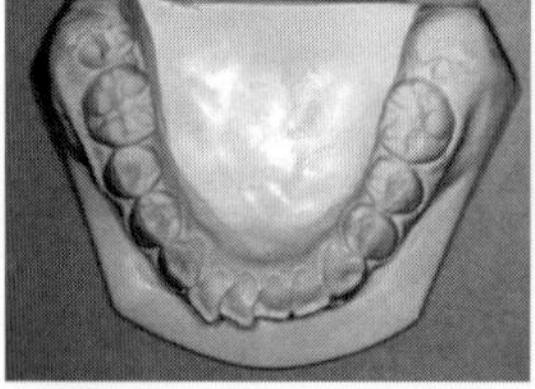

写真③

初診時の上と下の模型です（写真②、③）。抜かなくてはいけないほど悪い歯並びなのでしょうか。この歯並びで一生過ごすのと歯を四本抜いて歯並びを良くして過ごすのとどちらがいいのでしょうか。

初診時の口の中の写真です（写真④、⑤）。なぜ四本も抜いてしまったのでしょう。矯正の教科書的に考えます。左の二番目の側切歯が、歯並びのスペースがないので、内側に入りこんでいます。側切歯の入るスペースを作るために四番目（第一小臼歯）の歯を抜いたのです。それならば、抜く歯は一本でいいはずです。しかし、必ず左右の第一小臼歯を抜きます。なぜでしょう。一本だけ抜くと、前歯が顔の真中から、抜いた側にずれてしまうからです。前歯がずれないために左右の歯を抜くのです。

次に、なぜ、ほとんど歯並びの悪くない下の歯の左右二本も抜いたのでしょう。それは、上下の噛みあわせが悪くなるからです。上あごの歯だけ抜けば歯は一二本になって、下あごの歯の数（一四本）とのバランスがくずれ、噛みあわせが悪くなります。

一本の歯を抜くことは、上下左右のバランスをくずすことになります。バランスをとるために四本の歯を抜いたのです。たった一本の歯並びを治すために、健康な四本もの歯を犠牲にしているのです。

自然のバランスを保つには、歯が並ぶように、上あごを必要な大きさに少し拡大すればよかったはずです。

写真④

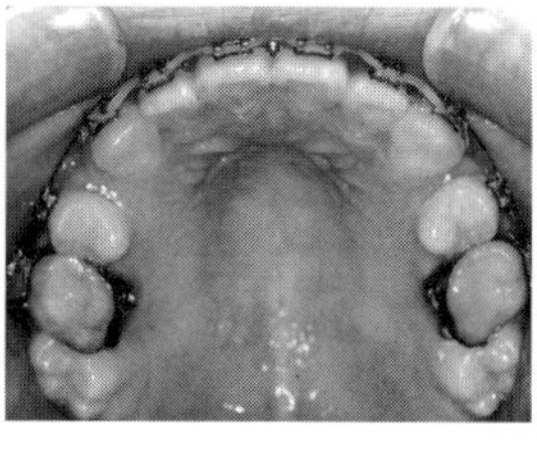

写真⑤

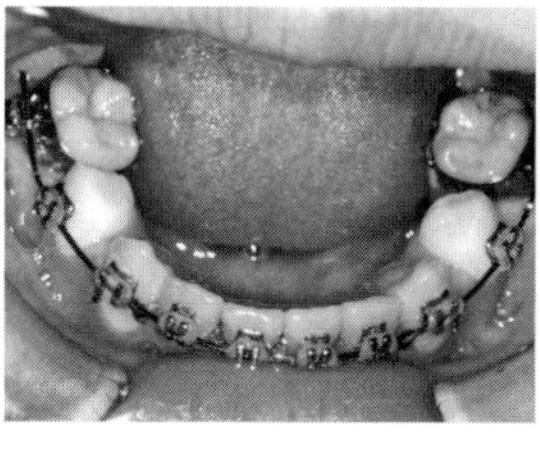

＊成長期にある子どもの歯は絶対に抜いてはいけないと考えます。しかし成長の終わった成人の場合、ケースによっては抜歯することもあります。顎関節症などの誘因があったり、経済的事情、治療期間の短縮など、患者さんからの要望に応じるケースに限ります。

歯を抜いても顔に影響が出ないのでしょうか。

子どもは大人の縮小型ではありません。子どもは、成長をしているのです。イラストを描くと特徴がよくわかりますが（下のイラスト）、目より下を小さく描くと子どもの顔になり、目よりも下を大きく描くと大人の顔になります。目から下の上あごの骨が発達するからです。顔のほとんどは上あごの骨でできています（次頁のイラスト）。この上あごの骨を発育させなければ萎縮した顔になってしまいます。

上あごの発育を促しているのが噛む刺激です。これが少なければあごも十分に発育しません。

外から見えている歯の部分を歯冠と言いますが、見えない部分すなわち歯の根は歯冠の二倍の長さがあります。根は鼻の穴の真下まであります（次頁の写真）。噛む力が根を通して、上あごの骨に伝わります。だから上あごの発育には噛む刺激が欠かせないのです。

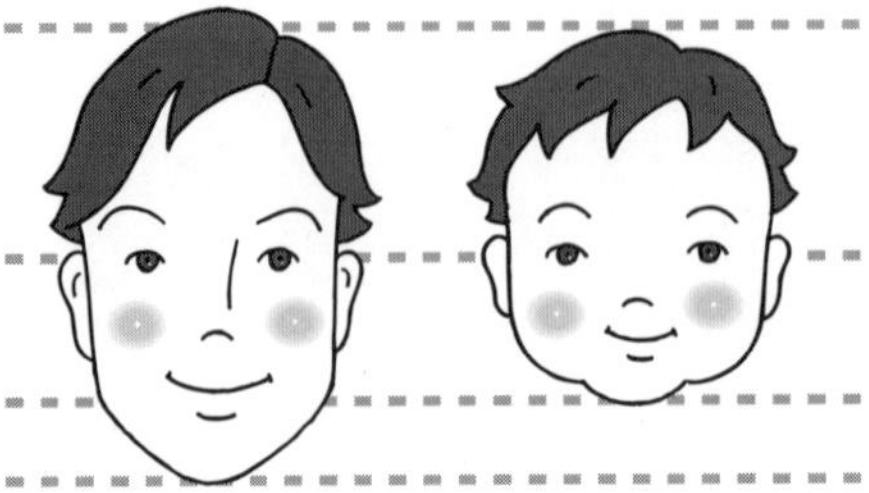

顔の発育過程に歯を抜けば、上あごの発育に障害が生じるのは当たり前です。

イギリスの矯正医のミュウ氏は、抜歯矯正した女の子の顔の変化を記録しています。

左の顔は、一〇歳半のときの顔で、右の顔は一二歳のときの顔です(次頁の写真)。彼女は、一〇歳半のときに矯正治療のために歯を抜きました。顔の変化を比較すると、一二歳になった横顔は上下のあごが明らかに後退しています。顔が平坦になり、貧弱になりました。正面から顔を見ると、下唇が突き出し、口元が貧相になり、目尻も下がっています。貧弱な顔貌に発育したのは、抜歯による影響です。歯を抜くことにより、すべてのケースがこのような経過をたどるとは限りませんが、否定はできません。大切なのは矯正治療が顔に悪影響を与えたのではなく、**歯を抜くことがその後の顔の発育に悪影響を与えたということです。**特に歯を抜くことは、後戻りのできない治療です。**歯を抜く治療は慎重にすべき方法です。**

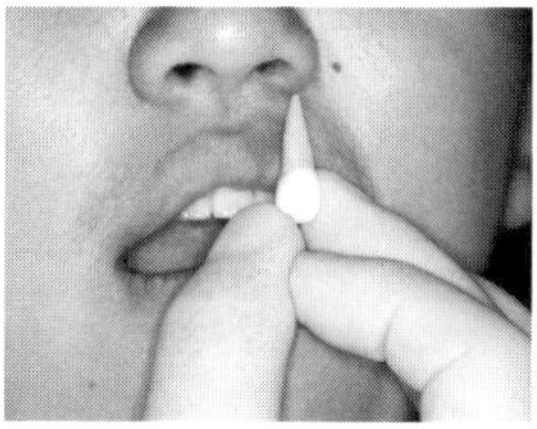

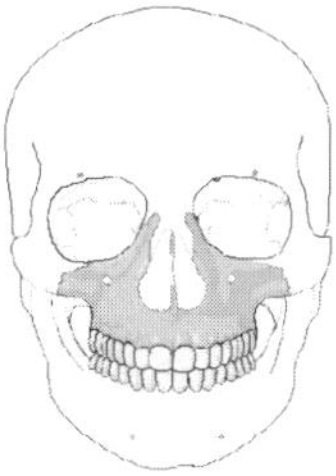

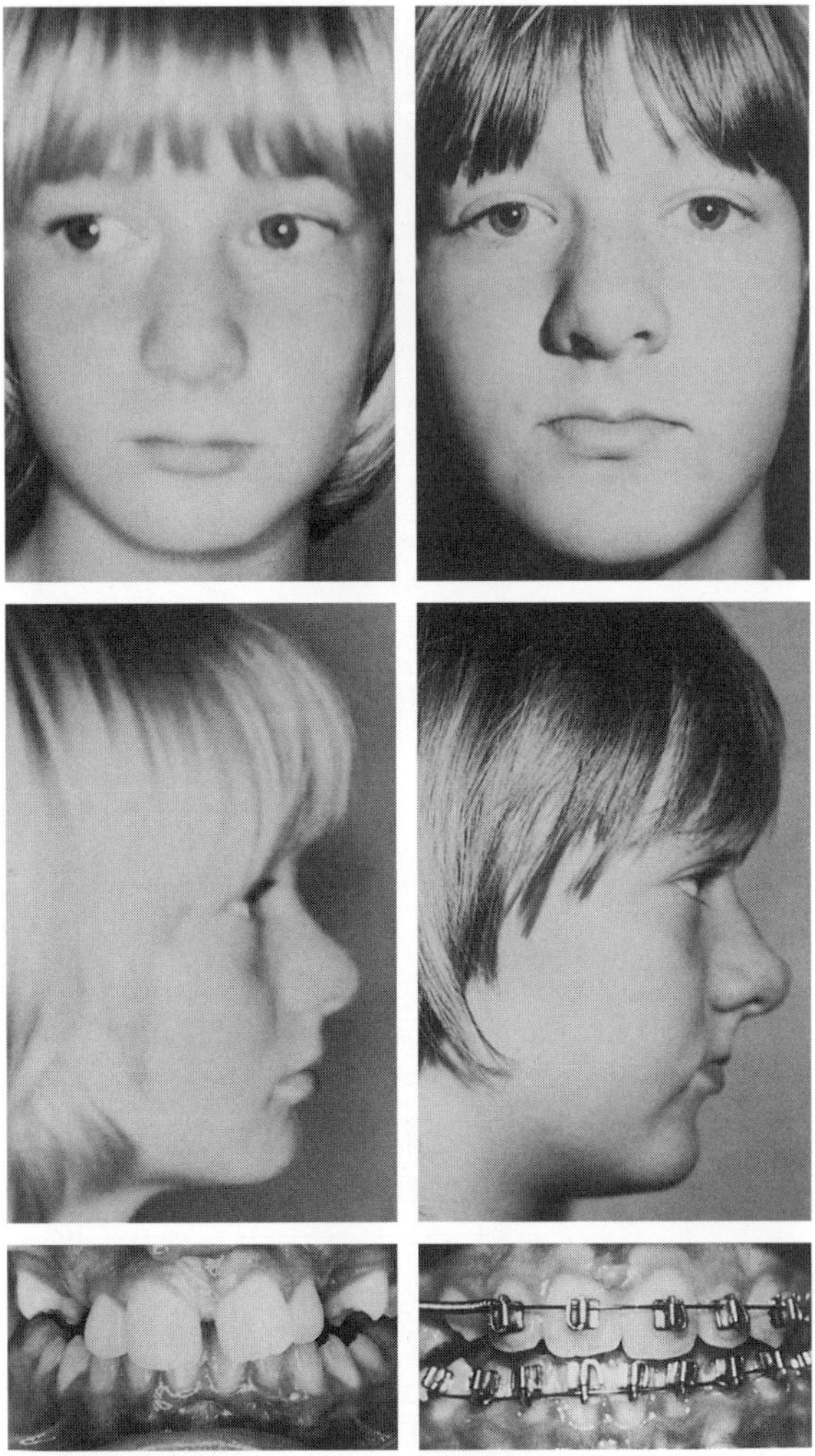

AGE 10 1/2　**AGE 12**

10歳半の時（顔の骨の成長が完了する前）、矯正治療のために歯を抜きました。12歳の時の顔貌の変化です。顔の骨に加わる噛む刺激が減少したための変化と考えられます。（写真提供／Dr.ジョン・ミュウ）

歯を抜くことで顔に影響が出るのは、遺伝でしょうか。

顔の変化は遺伝が影響しているという矯正専門医もいます。たしかに、私たちはいろいろな遺伝や環境の変化の影響を受けており、これを否定することはできません。子どもの成長を見ていても、子どもの顔は日々変化しており、その時その時の顔が親戚の誰かに似ているということはいくらでもあります。前頁の矯正をする前と後の顔の変化についてもいろいろな要素が結びついたのかもしれません。そこで矯正医のミュウ氏は、一人は歯を抜く矯正をし、もう一人は歯を抜く矯正をしなかった一卵性双生児の一三歳から三八歳までの顔の変化を比較調査しました。

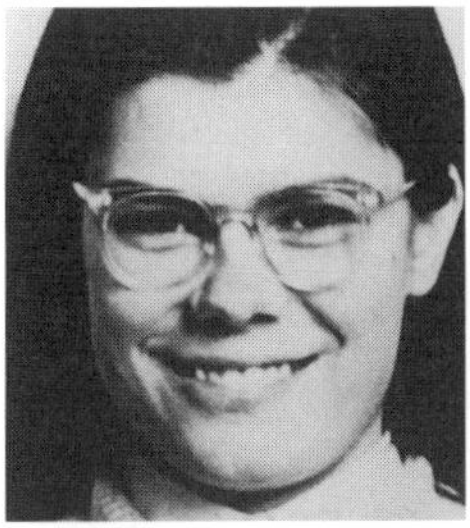

ANNE Age13

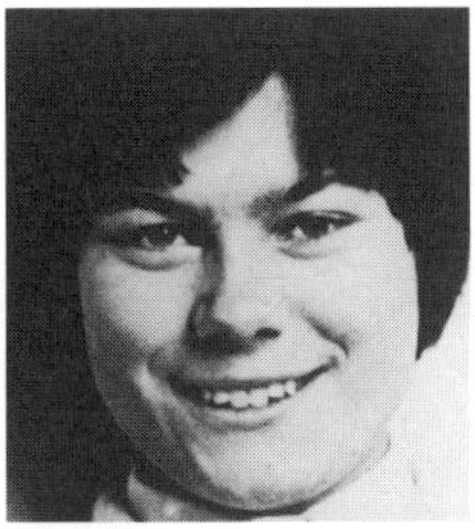

JANE Age13

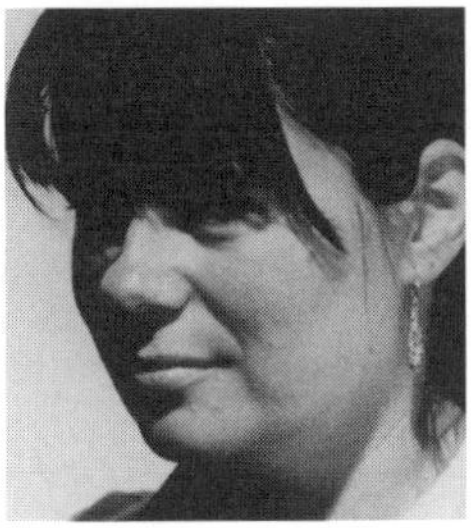

ANNE Age38

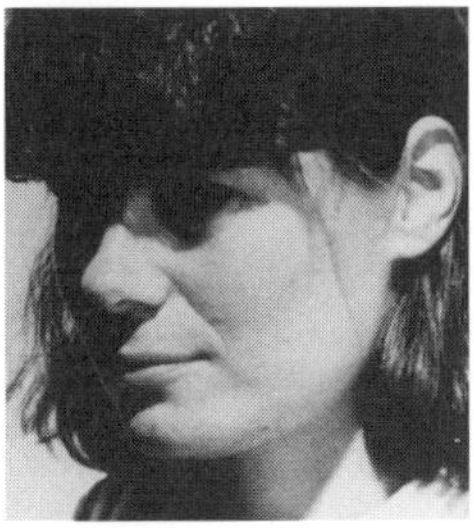

JANE Age38

左のアンネは歯を抜く矯正をしました。右のジェーンは歯を抜くのを嫌って矯正をしませんでした。一三歳のアンネとジェーンはよく似ていますが、三八歳の二人の顔はあご、頬、目じりと大きく変わってしまいました。一卵性双生児の顔は似ていません。なぜでしょうか。

歯を抜けば、口の機能は低下します。その結果、顔の骨の発育が抑制されます。顔の正しい発育と育成が大切です。歯並びだけよくなればいいのではありません。矯正治療を必要とするあごの多くは劣成長で、あごが小さく、歯の生えるスペースが不足しています。そのため、歯並びが不正になったのです。歯を抜くことで口の中の面積が狭くなり、舌の動く機能が抑制されます。歯の数が減るのですから、噛む刺激がさらに不足して、あごの成長、発育が妨げられます。その結果、顔が劣成長になる危険性を持っています。親としては子どもに少しでもリスクのある治療をさせることは望まないはずです。どうしても、抜歯をしなくてはならないケースもあります。その場合はあごの骨が完成してから抜歯することが望ましいと思います。

あごの形が変形して、あごを切断する外科手術しか治療法がないケースもあります。この手術の適応年齢は二〇歳以上です。骨の成長期の手術は適切ではありません。

「先生！　歯を抜かないで」。**はい、一本も抜きません。**

私と、私の仲間たちの歯科医院には、子どもたちは、ニコニコ顔でやってきます。子どもたちにとってけっして、「恐ろしい場所」なんかではないのです。

一般の矯正歯科では、健康な歯を四本ぐらい抜いて治療するというのが当たり前のように行われていますが、私と私の仲間の歯科医では、**歯を抜かないで矯正しています。**

親からもらった大事な歯を抜いてしまうなんて、とんでもない。人間の体には無駄な組織はありません。だいいち痛いではありませんか。抜かない私どもにいらっしゃった小さな患者さんたちの中には、診察室に入ってくるなり、小さな声で私に言います。

「先生、お願い。抜かないで……」と。

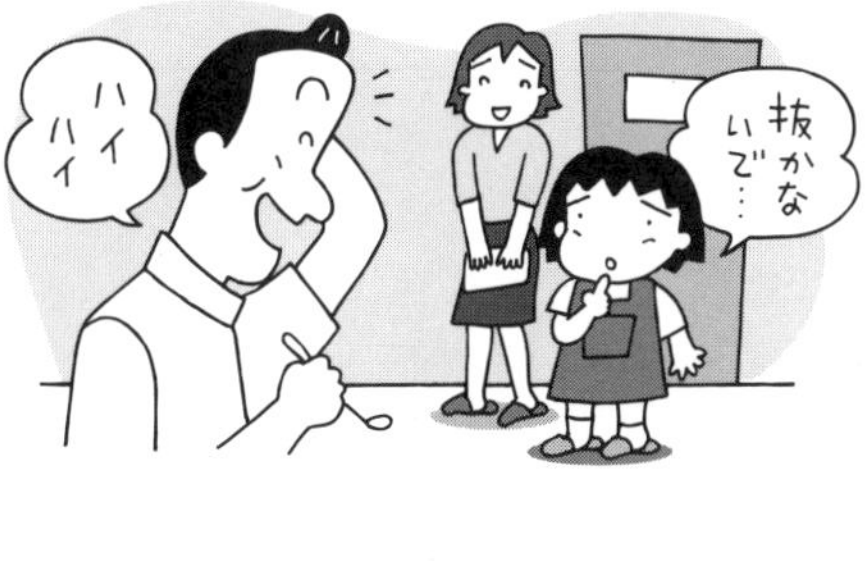

子どもの歯を抜くなんて、ホームドクターとしては耐えられません。本来、抜いてよい歯などひとつもありません

歯科医師会では「８０２０運動」という健康づくりを提唱しています。全部で二八本ある自分の歯を八〇歳になっても二〇本は残すようにしよう！　と呼びかけているのです。矯正のために健康な歯を、若いうち（小さなうち）に四本も抜かれてしまっては、すでに二四本しかありません。八〇歳になった頃には、いったい自分の歯は何本残っているのでしょうか。

当たり前ですが、歯は一度でも削ったり、抜いたりしたら、もう元へは戻りません。抜歯による矯正は、取り返しのつかない不可逆的な治療です

抜歯によるさまざまな生体への影響、生涯を通じて患者さんに及ぼす弊害は、はかり知れないものがあります。

日本の歯科大学の歴史はまだ一一〇年ほどで、いろいろな治療方法が研究されていて、ひとつの治療方法が絶対というわけではないのです。しかし、「**歯を抜かずにすむものな**

歯の削り方が変わる

歯医者さんはなぜあんなに大きく削るのでしょう。歯医者さんは不器用なのかしら…。実は、歯の削り方があるのです。今から一〇〇年前にG・V・ブラックという先生が、歯と歯の間、噛みあわせ部分にある溝、歯頚の部分など虫歯のできた場所によって削り方を決めたのです。この部分は不潔域と呼ばれ、虫歯になりやすい場所です。一度虫歯になったのだから、予防的に大きく削ることを提唱しました。その結果、歯医者さんは大きく歯を削っているのです。

現在は、一〇〇年前と、歯科の材料も歯を削る方法も、患者さんの口に対する関心も大きく変わりました。一〇〇年前の基準で歯を削っていていいのかなと思います。

普通は歯医者さんはタービンと呼ばれるドリルで歯を削ります。五〇年前に開発され

ら、抜かないほうがよい」のです。

歯を抜いたために、口のバランスがくずれて噛めなくなった、あごの関節が痛くなった、食べ物が詰まりやすくなったなどと訴えたり、体のバランスを保てずに頭痛や生理痛、肩こりなどの不定愁訴を発症したりしているケースはいくらでもあります。

どんな方法を実践しても、そこにはプラスとマイナスが生じますが、生体に自然な、人にやさしい歯科治療とは、できるだけマイナスを少なくしてプラスを得る方法のことではないか、と私は考えます。そのためにも、私は歯を抜きません。

二一世紀からの治療方法は歯を抜く・削るといった、後戻りのできない不可逆的治療よりも、患者さんの機能や免疫を高める治療が主流になっていくのではないでしょうか。できるだけ歯を削らずに、残し保存する治療が患者さんの立場からも望まれる治療だと思います。

ました。圧縮空気を使うのでキィーンといやな音がします。

現在、アメリカでは二七ミクロンのアルミナの粉を虫歯に吹き付けてとる治療法に人気が集まっています。削る部分が小さく、麻酔注射の必要がありません。

ヨーロッパではスウェーデンで開発されたアミノ酸の液体を使って虫歯を溶かす治療法が広まっています。この方法は近々、厚生労働省の認可が下りる予定です。

ドイツでは、振動を利用して、虫歯をとる方法が考察されています。レーザーを使って虫歯をとる方法も一部の医療機関では行われています。虫歯をとった新しい歯の面に、フッ素などとレーザーを使用して虫歯になりにくくする治療法も活用されています。

歯をできるだけ削らない治療法が世界的に開発されています。

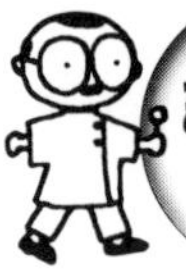

診察室から②

抜いてしまった歯は、もう戻らない

診察室にお母さんと、顔の細い八歳の女の子が入ってきました。

いつものように歯の型をとり、模型を作りました。歯のレントゲンもできあがりました。噛む機能を測定すると、五キログラムしかありません。普通の女の子なら二〇～三〇キログラムぐらいあります。

お母さんの話では、口元が細く、食事も遅いということでした。

口の中をのぞきこむと、すでに歯が四本抜いてありました。矯正の先生から「歯を抜かなければあなたのあごには、歯は並びません。どうしますか」と言われ、歯がキレイに並ぶならば仕方がないと、四本抜いてしまったそうです。それから、歯を抜いたから矯正が始まるのかと、矯正の先生のところへ通院したのですが、「まだ歯の根ができていないので、しばらくこのままにしておきます」と放っておかれたとか。そのままにされた女の子はかわいそうに、歯を抜いたから、噛めません。だんだん食が細くなっていったそうです。お母さんは心配になり、このままではいけないと、友人に話したところ、私の医院を紹介され、来院するようになったのです。

私は、お母さんに以下のように説明しました。

レントゲンを見ると、確かに歯の根はできていません。矯正医は歯を並べるために、歯を抜いたのですが、それにしては、抜いた歯と必要なスペースが一致しません。無惨にも歯と歯の間に大きなすきまがあり、これではよく噛むことができないのです。

顔の細い女の子です。それはあごが小さいということなのですが、まだまだ若いのですから、これから成長できます（女の子は一四歳まであごの成長が可能です）。

歯並びの悪い歯であってもあごの成長に必要な噛む刺激は伝えられます。「歯並びを考えるより、良い顔を作るのが大切と考えます」と話した段になると、お母さんは「〇〇ちゃん、ごめんなさい。お母さんがもう少し考えればよかった」と泣きだしてしまいました。

抜かなくてもよかったのですから、娘さんに取り返しのつかないことをしてしまったと、悔やんだのでしょう。

残っている歯で噛めるように、ここからはキレイな顔を作るための咀嚼《そしゃく》訓練（第3部に詳しく記載）を始めました。

抜いてしまったものは、仕方ありません。なくした歯の分だけ、噛む訓練をして、あごの発育に必要な刺激を与えましょう。しっかり下あごの骨を育成して、きれいな顔を作ることが矯正治療の目的です。お母さんも噛むことは運動だということを自覚してください。

お母さん、大丈夫ですよ。意識してこれから咀嚼訓練をすれば、あごの発育に必要な噛む力は二〇キロから三〇キロに増強します。

抜かずに「あごを正常な大きさにする」。それが、私たちのやり方で、最も自然な治療法です。

乳歯のときから、四カ月に一度、歯科検診をして、フッ素塗布をして、お金と時間をかけてきたのに、歯並びが悪いからといって、なぜ永久歯を抜くのでしょうか。

これは、従来の矯正歯科の治療では特別なことではないのです。ごく当たり前の方法です。

一般に、**歯列不正は、あごと歯の大きさの不一致から生じる**、つまり、小さいあごの中に、歯がキレイに並びきれないで、歯列からあっちこっちにデコボコに生えている状態ですから、並びきれない余分(?)な歯を抜いて一致させようという外科的治療が主に行われています。

しかし、私と、私の仲間たちは、親からいただいた大切な歯を、一本も抜くことなく、あごを拡げる、あごを正常な大きさにすることによって、その中に歯をキレイに並べてしまおうとするのです。つまり、**あごが小さいから歯が並ばない**と考えるのです。この方法が、私と、私の仲間たちの歯科医院に人気が集中する理由のひとつでもあります。

抜歯による矯正治療の考え方は、一見理屈に合っているようですが、よく考えると少し変です。歯を抜いたらそれでスペースが一致するのでしょうか。ピッタリするはずはありません。ほとんどのケースにおいて、スペースが余ってしまいます。歯を移動するほかにすきまを埋める治療をしなければいけません。それならば歯が並ぶのに必要なスペースだけあごを拡げてあげるほうが合理的であり、自然の摂理にかなっています。歯の並ばない小さなあごを、歯の並ぶあごの大きさに拡げるのですから。

「あごを拡げると顔が大きくなりませんか」。不安顔で患者さんからよく聞かれる質問です。問題なのは、歯が並ばないほど萎縮したあごです。ですから、歯列不正になったのです。あごが萎縮しているということは、顔も萎縮しているということです。

あごを必要以上に大きくするわけではありません。そんなことをすれば、今度は「すきっ歯」になってしまいます。そうではなく、萎縮したあごを、歯の並ぶ正常な大きさのあごにするのであり、顔を正しい形に整えるのです。

あごの骨が拡がるのかって？もろもろ、お答えしましょう。

頭蓋骨《ずがいこつ》は、頭の部分をつくる八種類の骨と、顔の部分をつくる一四種類の骨からできていて、下顎骨《かがくこつ》と舌骨《ぜっこつ》は頭から離れています。それぞれの頭の骨は、縫合《ほうごう》と呼ばれる骨と骨との結合様式でくっついています。生まれたての赤ちゃんの頭のてっぺんがペコペコするのは、まだ頭の骨がくっついていないからです。学問的には、大泉門《だいせんもん》、小泉門《しょうせんもん》と呼ばれています。

顔をつくる骨は上あごを含めたその周囲と鼻腔《びくう》を構成していて、頭の骨に比べると比較的柔らかい骨でできています。頭の重力を支えているのではなくて、反対に頭の重さを軽減するため、頭を構成する骨より、その構造は軽く、柔らかくなっているのです。

顔の正面を構成している骨が上顎骨《じょうがくこつ》。この上顎骨は、口の部屋と鼻の部屋を分けている骨です。上顎骨は左右一対の骨からできていて、口の部屋の前五分の四ほどを構成しています。

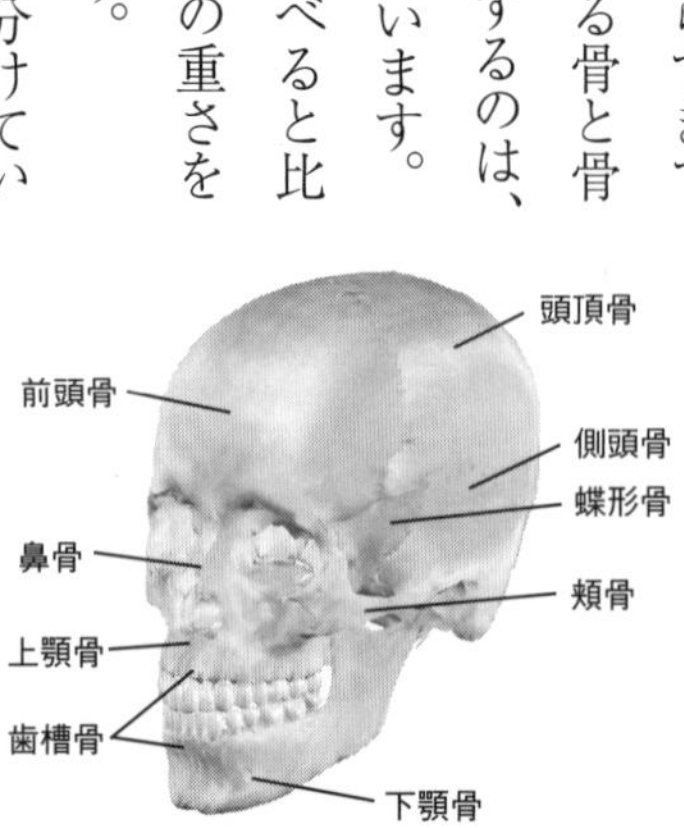

その残りの部分は、左右一対の口蓋骨《こうがいこつ》。歯がのっかっている骨は上顎骨で、歯槽骨《しそうこつ》と呼ばれる骨に歯はつつまれています。上顎骨が発育するのに必要な噛む刺激がないので、歯が並ばない小さな上あごになったのです。**この上顎骨を必要なだけ少しだけ拡大するのです。**

ヨーロッパでは、**一週間に一ミリメートル拡大する**のが最良であるといわれています。もっと急速のほうがよい、いや、もっとゆっくりで一カ月で一ミリメートルがいい……と、歯学の世界では論争が続いています。

一番大切なのは痛くないということです。拡大する刺激に体が耐えられないから、痛みを感じるのです。痛みを感じるということは、体がその治療を否定しているのです。痛くない治療が大切です。

下あごの骨は、手足の骨と同じ一本の長い管の骨が真ん中で曲がって馬蹄形《ばていけい》をしています。

矯正学の世界では、下あごは拡大しないというのが通説ですが、日本歯科大学の小児・矯正歯科の荻原教授は、下あごの拡大は可能だと論じています。学問の役割は患者さんの苦しむ原因を追求することであり、臨床医の役割は患者さんの苦しみを取り除くことです。

第2部の症例の写真を見るとよくわかりますが、実質的に**下あごを拡大することは可能です。**

矯正のためにつける金具、あれはイヤですよね。私の方法では、食事や音楽の授業時などは、**はずしても構いません。**

ずーっと、口の中に金具を入れておかなければならない。そんなことはイヤではないですか。金具のために食べたい物を食べられず、精神的負担が大きくなったり、うまく歯を磨くことができずに虫歯を作ってしまっては、何にもなりません。私の方法は、**可《か》撤《てつ》式《しき》床《しょう》矯正《きょうせい》治療《ちりょう》**といって、取りはずしが自由です。

この治療に使うのを床矯正装置《しょうきょうせいそうち》といいます。一種の入れ歯とお考えください。入れ歯にネジがついていて、そのネジを回してあごを拡げたり、歯を動かしたりしていくのです。

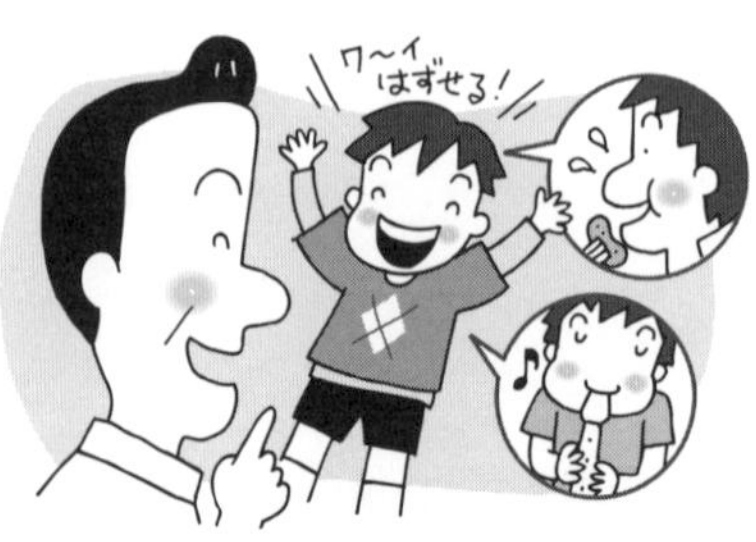

床矯正装置はこんなふうになっています

入れ歯の数え方は一床《しょう》、二床と数えます。そのためにこの矯正装置を床矯正装置といいます。

床矯正装置の本体は入れ歯と同じプラスチックの材質のプレート（板）でできています。そして、プレートが口の中で動かないように維持するバネがつきます。

プレートにスクリューやスプリングがついた簡単な構造になっています。スクリューを回転させることでプレートが開いて、歯を動かしたり、あごを拡大します。スプリングは線の弾力で歯を移動します。この装置を専門的にはアクティブプレート（active plate）といいます。機能を変える目的を持ったアクティベータ（activator）という装置もあります。

●病気のときは、装置をはずしましょう

病気のときは装置をはずしましょう。けっして無理をすることはありません。病気などで、長期に装置をはずしていた場合は、装置は当然適合しなくなります。そのときは、適合するまで、装置のネジを巻き戻します。床矯正の利点です。巻き戻した回数を覚えておいて、その分は一日一回巻き戻します。

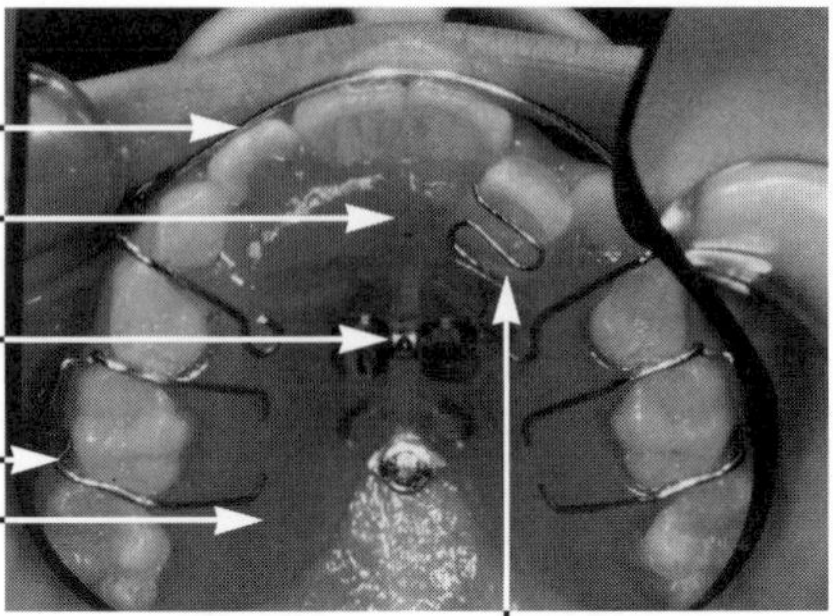

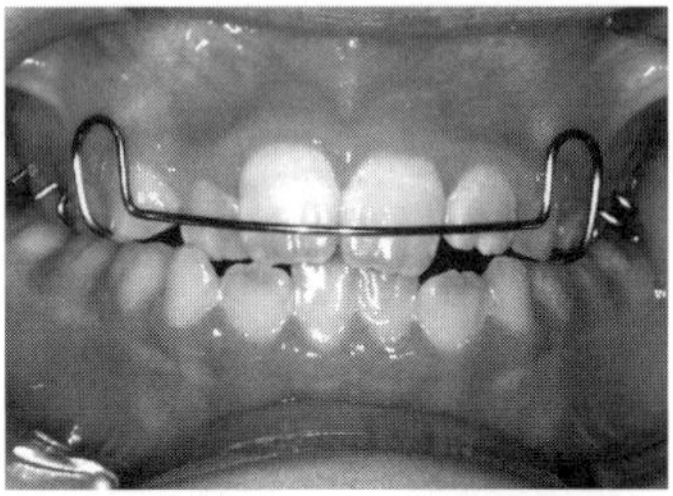

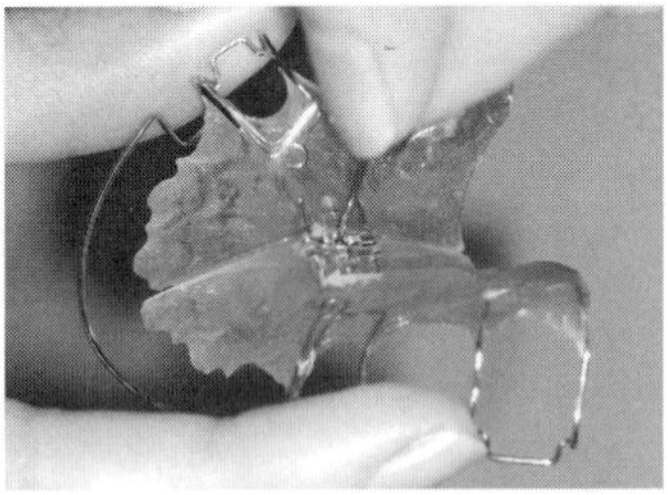

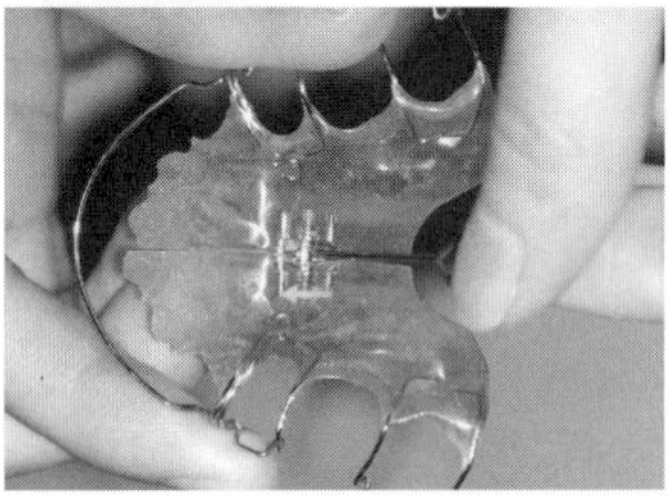

床矯正装置は装置の中に組みこまれたネジを動かすことで(一番下の2枚の写真)、プラスチックの床が動いて歯を前に押したり、後ろに下げたりする仕組みです。

同じ原理であごを横に拡げることもできます。あご全体を拡げる場合は平行に拡げます。前歯の部分のあごだけを拡げたいケースもあります。その場合は扇型(ファンタイプ)の床装置(一番上の写真)を使います。

床矯正について、もう少しお話ししましょう

●歯を動かすスピードは、患者さんが決めます

床矯正は床装置を口の中からはずして、床装置の中に組みこまれたネジを自分で回転させます。回転量にあわせて床が移動して歯を動かしたり、あごを拡げていきます。

床装置の回転量、一週間に何回回転させるかは一応、指示しますが、最終的決定は自分の感覚で処理します。小学生の患者さんには「痛いのは君だよ、痛いのは先生にも、ママにもわからないよ、少し押された感じがしてれば歯は動くよ」と話しています。**歯を動かすスピードは患者さん自身で選択できます。**

●床矯正をしておくと、ワイヤーをつけてもほとんど痛みを感じません

床矯正の治療後にワイヤーを使用することがありますが、その場合はあまり痛みは感じません。抜歯による矯正は歯を抜いたスペースに今まで動いたことのない歯を強制的に他力で移動をしていきます。床矯正後のワイヤーの移動は、動いた経験のある歯を、後ろに戻ろうとする力とワイヤーの力で理想的位置に誘導するので**ほとんど痛みを感じません。**

ワイヤーの矯正は全部の歯を対象としています。**床矯正では部分的矯正治療が可能です。**

特に、前歯の叢生《そうせい》、反対咬合（受け口）、開咬（前歯が閉じない）などの歯列不正の初期治療で

装置を動かす可動条件は、装置の種類によって異なりますが、あくまでも患者さんの状態にあわせます

初めは1週間で90度0・2㎜を基本とします。

子どもの場合1週間に45度で2回転を指示します。

成人の場合は30度で3回転を指示しています。

痛みを感じる拡大の外力は生体に有害作用があるので、無理な指示はしません。

痛みを生じさせない場合は個人により1日おき、毎日と可動条件を変化させます。

上あごは毎日45度0・1㎜（片側0・05㎜）が、理想の拡大量です。奥歯を拡げずに前歯だけを拡げるファンタイプは45度で0・4㎜の拡大になります。

下あごは45度で1日おきの拡大が理想です。可動条件はあくまでも患者さんの状態にあわせます。

は、床矯正装置を一つか二つ装着することで治癒します。**装置が少ないほど治療費用はかかりません。**様子をみていて、治療開始が遅れ歯列不正が複雑になれば床矯正装置の数も多く必要になるのは当然です。

お母さん、あなたがお子さんの歯並びがおかしいと感じたら、そのときが、治療開始のタイミングです。

床矯正装置は口の中に装着します。矯正治療の方法として、チンキャップという下あごを後退させる装置や、顎外固定《がくがいこてい》といった一種のヘッドギアをかぶって、これを歯の移動の固定に使用する場合があります。子どもにとっては異様な装置であり、「いじめ」などの対象とされ心に大きな傷が残ることがあります。抜歯矯正を承諾し、抜歯をした後で、ヘッドギアを使用すると説明され、困り果てて私のところで床矯正治療をした例もあります。

●装置は、取りはずし自由です

床矯正装置は**口の中で取りはずしができる装置ですから入れ歯と同じ**で、自然に近い口の状態です。ただし、口の中に異物を入れているのですから、装置に慣れるまで発音障害をおこしやすいということは知っておいてください。

入れ歯がいいという人は誰もいません。いやだと思っていても入れ歯がなくては食事ができません。だから我慢して入れ歯をしているのです。入れ歯は不快な装置ですが、我慢できる必要な装置です。床矯正装置は、入れ歯と同じような装置です。床矯正装置で歯

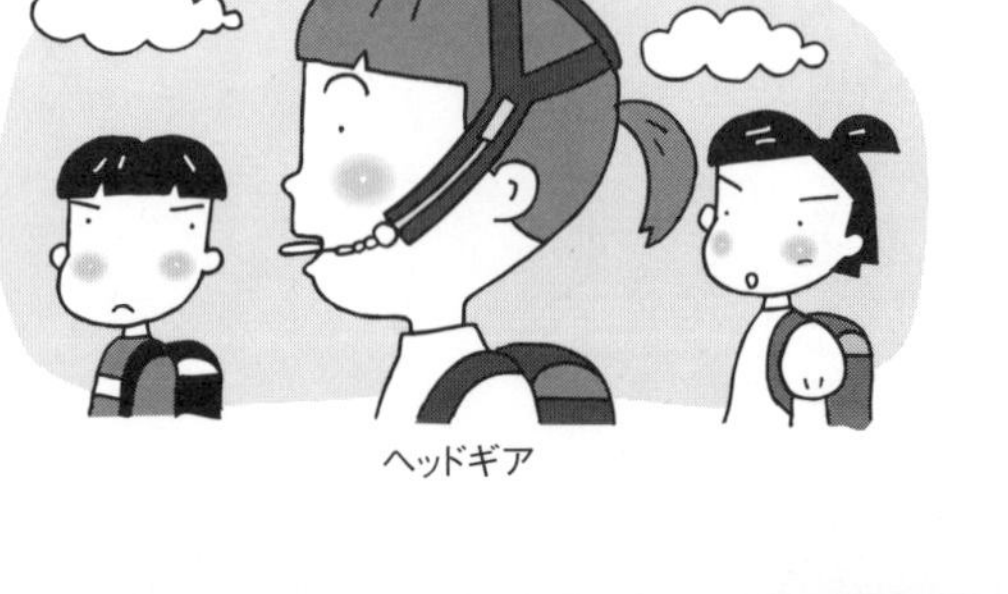

ヘッドギア

を抜かずに歯並びがよくなるという患者さんの自覚が大切です。**治療中に装置を入れているー時的な不快感と歯を抜く一生の問題とでは比較にならないと思います。**

この問題は口腔の順応性ですから、装置に慣れる・慣れにくいは人によってそれぞれ変わります。**取りはずしが簡単にできることがメリットです。**

学生さんの場合、音楽の歌唱、国語の素読、英語の発音練習など問題があれば、患者さんが必要に応じて装置をはずせます。また成人で、就業中の電話の応答、営業、受付、学校の先生など就業中装置を入れていられない場合は、はずしても治療は可能です。

装置を長時間入れていたほうが治療結果はいいに決まっています。しかし、歯列不正が治っても学業や就業に支障があってはいけないと考えています。

●食事のときには、装置をはずしてください

床矯正は取りはずしができるのですから、食事のときには装置をはずします。食べ物のカスが装置により詰まることはありません。歯ブラシのときも装置をはずすわけですから、通常の口腔衛生の状態を保つことができ、カリエスになるリスクが高まる心配もありません。装置は市販の義歯洗浄剤、歯ブラシで清掃ができます。

様子をみていたらひどくなるだけです。

歯列不正は、様子をみていたらひどくなるばかりです。治療が遅れると、それに比例して治療期間も治療費も余計にかかることになります。早ければ早いほどカンタンに治ります。

お母さんが、「おかしい？」と思ったときが、治療開始のタイミングです

学校の歯科検診で、五人に一人が歯並び矯正が必要と指摘される時代です。「おかしい？」と思ったときが治療を開始する時期なのです。

歯医者さんに相談して、歯列不正の状態や程度、不正を起こした原因などをしっかりつ

かむようにしましょう。特に子どもの時期には、爪を噛んだり、あごに手を当てたりする悪習慣で歯に慢性的な力が加わり、歯は移動してしまいます。あごも変形してしまいます。

治療では急に力を加えるわけにはいきませんから、装置を使ってあごを拡大し、歯を正しい位置に移動することになります。

「おおごと」にならない前に手当するのが早道です

ちなみに、発育期の歯が生えて間もない歯列不正の場合は、数カ月、場合によっては一、二カ月でみるみるうちに歯が並んで、あごもカンタンに拡がります。

このことは、火事にたとえてみるとわかりやすいと思います。

どんなに大きな火事でも、初めはボヤから始まります。虫歯も初期治療をすれば、治療時間もさほどかからず、安い治療ですみます。歯列不正の治療も同じです。**第一発見者が「様子をみましょう」などとのんきに構えていてはいけません。**ボヤのうちに治療するのがいちばんです。

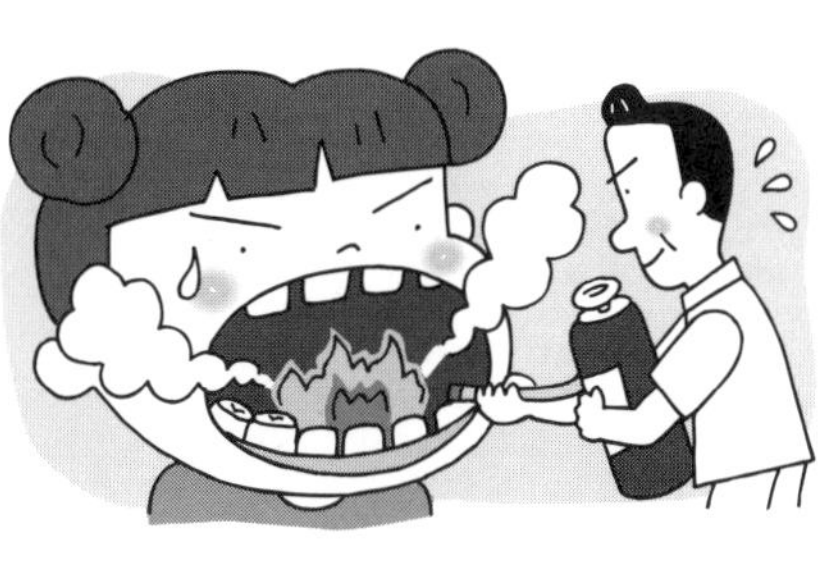

一〇歳の治療は、一〇歳のための治療ではなく、よりよい八〇歳になるために、一〇歳のときに何をすべきかということです。

日本の歯科大学の歴史は、まだ一一〇年ほどで、これからどんどん進歩していくでしょう。日本歯科医師会では、8020運動といって、八〇歳までに二〇本残そうというキャッチフレーズで歯の大切さを強調しています。私たち歯科医師は、8020運動ではなく、すべての歯を八〇歳まで残す8028運動にすべきと考えています。

人間の体には無駄な器官はありません。すべての器官は人間が生きるために大切であり、なおそれぞれの器官がバランスをとりあって生命を維持しています。

例えば下の一本の歯を抜けば、反対側の歯は噛みあわせを求めて伸びてきます。抜いた隣の歯は、傾いてきます。人間の体は、つねにバランスを求めています。できるだけ生体を元の状態に保存することが大切だと考えています。すべての現象は、プラスが起これば同時にマイナスの現象が起こります。医師の仕事は、プラスの結果を強調するのではなく、**起こりうるマイナスをできるだけ抑える治療を考えるべきだと思います。保存の立場から考えると、健康な歯を四本抜くことで、生体のバランスがくずれることは明らかです。**

矯正治療を行うにあたって、見た目だけの形態を追求するのではなく、正しい機能を求める必要があります。よりよい八〇歳になるために一〇歳の治療は、マイナスを極力避けるべきであり、八〇歳は一〇歳の延長上にあるのです。**一〇歳のときに失った器官は再生することはなく、八〇歳になっても失ったままなのです。**

二〇二頁で述べるように、子どもたちは未発達な「しの字」のあごを持った顔のまま成人になり、やがて八〇歳の未発達な顔の老人になってしまいます。

特に女子は一〇歳から一四歳にかけて大人の顔へと発達します。一四歳からでは遅いのです。一〇歳の時までに正常なあごに発育させなければ、「より良い顔」の大人になれません。一〇歳の時にまちがった方向に発育を開始すればそれは取り返しのつかない、成人・老人になってしまいます。一〇歳の時にすべき治療は一〇歳で終了すべきです。

これから治療なされる方にご参考の、患者さんからのお手紙集

患者さんならびにそのお母さん方からたくさんのお手紙をいただいております。一部をここでご紹介させていただくのは、私の自慢のためではありません。

治療された方の声を知ることが、これから治療しようと考えている方々に、いちばん信頼できる言葉として受けとめられ、私などの説明よりもわかりやすく、納得され、参考になると思うからです。

お許しを得て、公表いたします。

内容的に重複している部分もありますが、それもまた、患者さん方の思うところは同じであることがおわかりになっていいと思います。

別の歯科医師では、六〇～七〇万円で一年から二年かかると言われて……。

娘が小学三年の頃でした。それ以前から気にはなっていたのですが、娘の前歯の乳歯が一本抜けないまま、裏側に永久歯が生えてきてしまったのです。近所の歯科医ではそのままにしておけばいいということでしたが、学校の歯科検診で「反対咬合」と診断され、別の歯科医で診てもらったところ、費用は六〇～七〇万円で一年から二年かかるということでした。

当時、事業を始めたばかりでこれだけの費用を用意することができず、困り果てていたところ、友だちから格安で歯科矯正をしたことを聞きました。詳しく尋ねると、自然治癒力を活かし、なるべく歯をいじらないとのこと。一度話だけでも聞きにいってみれば……ということで鈴木歯科医院の門をたたいたわけですが、値段のことは充分念頭にありましたが、先生の歯に対するお考えに、私はすべての点で共鳴し、お任せするに至った次第です。

結果は予想以上に早く三カ月で治り、また費用は当初の一〇分の一と驚くばかりで、感謝の気持ちでいっぱいです。ありがとうございました。

（A・Hさん）

「歯を抜かなくても、あごは拡がる」という先生の言葉を実感

娘が小学一年生の秋、下の歯が曲がって重なりあって生えてきたのに気づき、鈴木歯科医院を訪れました。

診察の結果は、噛む力が弱いためにあごが発育不足だったので、歯を抜かずにあごを拡げて歯とあごのバランスを作っていく治療を行うことになりました。

取りはずしのできる床矯正装置を使用し、ネジを自分で巻いていきました。ネジは週に二回、四五度ずつ、その後一日おきになりました。最初は違和感があったようですが、すぐに慣れていきました。取りはずしも自由にできて、痛みもまったくなかったので負担はなかったようです。また、月一回の診察で、丁寧な説明をしていただきましたので、私のほうも安心できました。

一年半ぐらいであごのスペースができて、歯はきれいに並びました。先生がおっしゃった通り「歯を抜かなくてもあごは拡がる」を実感しております。

（A・Dさん）

今までの歯科の先生とは違うな、という印象

四人の子育て真っ最中の母親です。小学三年生の末娘の前歯の並びが悪く、心配していたとき、近所から話を聞き、すぐにお電話しました。それが鈴木先生との出会いでした。初対面にもかかわらず、親身になって話をしてくださいました。これは、今までの歯科の先生とは違うなという印象でした。歯だけではなく、体全体の写真を撮って検査をし、その後、素人の私にもわかるよう歯について丁寧に説明をしてくださいました。歯はむやみに抜いたり削ったりしてはいけないこと、八〇歳になっても使うことを考えて、今だけの治療ではいけないこと、歯を治すだけではだめで、正しく機能させなくてはいけないこと、それは健康につながることなど。そのような考えに、私はすっかり共感してしまいました。初めは、娘の歯並び、顔のことばかり考えていましたが、矯正することによって、そんなに利点があるなら、今すぐにやってやらなくてはと思い、治療に入っていただきました。半年ぐらいたって、娘の歯並びはみるみるよくなり、まわりの人もビックリしております。今も矯正装置を自分で管理し、治療を続けています。歯に関心を持ち、歯みがきもしっかりやっています。そして何よりも、自分に自信を持ったようです。

歯について語ったら何時間でもといった鈴木先生の歯に対する熱意は、患者さんみんなに伝わっています。だから、鈴木歯科医院は、いつも患者さんでいっぱいです。

（H・Sさん）

私の小さい頃に、先生に出会っていたらナァ～

娘が、幼稚園の歯の検診のときに、切端咬合（前歯の先端を切端と言います。前歯の切端と切端がぶつかっている嚙みあわせのことです）と診断され、近くの歯医者に行ったら、診察台に上がっただけで泣き叫ぶ娘を見て、「今は、できる状態ではないので小学生になるまで待ちましょう」と言われました。

娘も小学一年生になったときぐらいから、落ち着き、そろそろ矯正に入ったほうがよいと言われ、具体的な話になりました。まず、期間は一年半～二年。装置を一日にはずせる時間は一五分以内。それ以上はずすと最初からやり直し。チョコ、ガム、お菓子一切ダメ。費用一〇〇万～一五〇万。それでも一〇〇％治るか、わからない。ガーン、そんなァ～。先生は軽く一五〇万とひとくちに言うが、一般市民がそんな大金、即出せる金額ではない。しかも治るかわからないものに。だが、歯医者は、人の弱いところ、ついてくる。やはり娘のため、私自身も反対咬合で虫歯だらけ。小さい頃からずっと歯には泣かされてきた。そしてコンプレックスだった。すでに口の中には車一台分のお金をかけている。親もさぞかし大変だったろう。私も今は親。祖父に相談し、孫のためならと、年金生活の老人に一五〇万という大金を出してもらうことになった。あとは、娘の精神的な問題。二年もあのギラギラしたものをはめられるか、不安。人の話では、痛いらしい。娘のことを思うと、してあげたい反面、かわいそうな気もするし、毎日家族会議が開かれた。

そんなある日、ある方から、鈴木歯科医院をご紹介いただきました。さっそく鈴木先生とお会いしたら、まず、痛くない！食事のときや国語、音楽のときなどはずせる。最小限に、削らない、抜かない！そして費用！近くの医者の何十分の一でした。「そんなお金あるなら家族旅行いけヨ、今のうちだけだヨ、子どもと遊べるの」。私たち、涙が出るほど、嬉しく、こんな、お医者様いたんだと、救世主が現れたようでした。矯正を始めて半年になりますが、先生の言った通り、痛くなく、最初の一カ月で、前歯が出て、始めた頃の写真を見ると何か泣き顔でしたが、今は明るい表情になり（骨格が変わった）ほとんど治りました。先生に出会えて本当に幸せだと思いました。私の家から医院まで一時間半位かけて通っています。私のまわりでもたくさんの方が遠くても通っています。なぜなら先生のような医院が近くにないからです。どの親も、矯正を子どもにしてあげたいけれど、負担が多すぎるため、できる人とそうではない人、不公平な話です。

鈴木先生のような方がたくさん現れたら幸せな笑顔の子どもたちがたくさん増えるだろうなあと思います。私の小さい頃に先生と出会っていたらナァ〜。

（S・Oさん）

もっと早く専門医師に相談すればよかった

次男が小学校三年生の頃から、前歯のギザギザが気になりだしていたのですが、夫が二年ごとに転勤することや金銭面などで医師に相談すらできず、親としては、そのうち何とかなるのではないかと気楽に考えていました。

小学校五年生の時、中野に引っ越し、鈴木歯科医院を紹介されました。

治療が始まり、次男の前歯に器具が装着され、何かかわいそうな感じがしましたが、日に日に整っていく歯を見ながら、もっと早く専門医に相談していればと悔やみました。

数カ月後、息子に「歯の調子はどう?」と聞くと、「今は、音楽の授業で大きな口で歌えるよ」と嬉しそうに言い、その後、「お母さん、歯のことでかかったお金は、僕が働いて返すね。ごめんね」といった言葉を聞き、子ども心ながら歯並びの悪さを気にしていたんだと思いました。

(A・Iさん)

鈴木先生へ

私が矯正を始めた理由は、四年生のときの健康診断で歯並びが悪いと言われたので歯医者さんを探しました。

弟の友だちのお母さんに紹介してもらって鈴木先生の歯医者さんに行きました。

最初、矯正装置を作りましょうと言われたとき、友だちと同じものをつけるのかなと思っていました。最初はとても痛く、口内炎も多くできました。しかし、時間がたつにつれて痛みも、口内炎もなくなりました。今は全然平気です。私は下の奥歯がすごく曲がっていたのに、今はピンッと立っています。私は上もやっていますが、下と違って最初から痛くありませんでした。友だちから「痛くないの？」と言われますが、私は「全然、痛くないよ！」と答えます。前は頭痛がひどかったのに矯正装置をつけるようになってからは、朝の頭痛がなくなりました。体の調子もよくなってきたと思います。

私は矯正をしていて、本当によかったと思います。

（M・Nさん）

八カ月の奇跡

私は以前より「受け口」であることを気にかけていたため、都内の矯正専門医院を紹介していただきました。反対咬合のため肩の左右の高さが違い、体が傾いてしまっていること、あごの発達に異常があることなどの指摘を受けました。そして矯正にかかる費用が、一〇〇万円以上であること、時間も数年間にわたるということで、二の足を踏んでしまいました。

それから二六年後、私の子どもたちにも不正歯列が現れました。三男は、上あご右側歯肉上部から三番目が出たため、二番目は内側に曲がりかけていました。三男は小さい頃から、噛む力が弱く、硬い食物を噛み切れずに残すことがありました。噛む回数も少ないため、脳が満腹感を得られず、ついつい過食になり太り気味になる傾向にあり、その上猫背になっておりました。そうこうするうちに、父親が転勤になり、三男も八カ月後にはシンガポール行きが決まった夏休み、以前より、歯を抜かずにできるだけ残して、しかも手の届く料金で矯正治療を可能にしてくださると評判の高い鈴木設矢先生に診察していただけることになり、悪循環を断ち切る第一歩が始まりました。

最初は後方へ歯を動かし、三番目の生えるスペースを確保するため床装置をつける、そして次はその歯を下へ引っ張るため、ワイヤーを装着するという順序で治療が始まりました。

二カ月ほどで歯が動き始め、次のワイヤー装着をすることができました。それからわずかで三番目が下がり始め、きれいな歯並びになりました。これには親子共々感動いたしました。

保存の立場にのっとり、抜歯することなく床矯正によりきれいな歯並びが実現いたしました。笑顔からこぼれる美しい歯並びをやっと手に入れることができました。

（N・Mさん）

咀嚼運動をすることで、顔の骨格が変化したことに驚き

［受診のきっかけ］

上の前歯が生えかわってからしばらくたつのに、なかなか下の歯まで届かないため、鈴木先生に診ていただくことにした。

［原因と対策］

（前歯が抜けた状態のときの噛み方が癖になってしまったのか、食べ物を口に入れるとすぐに奥歯のほうで噛んでしまい）前歯で噛むことをまったくしていない。

←

チューブを使って強く噛む訓練をする。

舌で前歯を押してしまっている。特に寝ているときに無意識に押してしまっていることが多いとみられる。

←

就寝時に装具をつける。

［経過］
・初めのうちは一カ月に一回の通院から現在は二〜三カ月に一回程度の通院になっている。
・厚ぼったかった唇が引き締まってきた。
・垂れ目がきりっとした目に変わってきた。

［今後］
・まだまだ前歯で噛む力がないので、とにかく前歯を使うようにする。
・調理の際、一口大の大きさを大きめにする。
・歯応えのある食材を出すように心がける。
・普段、唇を開いた状態にしていることが多いので、気をつけるようにする。
・舌が前歯を押し出す癖については、何か精神的な面で原因があるかもしれないので、本人の様子をよく見守る。

［感想］
単に、「歯並びが悪いから歯医者さんに抜いて（治療して）もらいましょう」ではなく、本人の意識と

努力で改善できる部分が大きいことがわかった。いかに本人に自覚とやる気を起こさせるかが大事なのだと思う。

咀嚼運動をすることで、顔の骨格が変化するというのは驚きだった。特に女子は骨格が固まるのが早いので、早めの対処が必要だということもわかった。

（S・Mさん）

矯正の感想

治療について

・私が矯正をしたいと思ったのは、顔が右に歪んでいるのは噛みあわせが悪いせいだと気づいたときからだった。そのときかかっていた別の歯科医師にどのようなものかと相談すると、あなたのはそれほどひどくないから、と示された金額を知って治す気がほぼなくなった。上下合わせて四本の歯を抜いた挙げ句、ローンを組むほどお金がかかるとは、矯正は美容整形手術のように覚悟がいることなのだなという意識を持った。

・知人に鈴木先生を紹介され、とりあえず話を聞くだけでもと訪ねてみると、懇切丁寧に他の矯正との違いも教えていただき、妙な覚悟のいらない治療に安心して始めることができた。

・始めてみて思ったのは、生えている歯をきちんと並べるとうまい具合に噛みあわせるものだ、ということだった。もともと歯の形というのは先天的に美しく噛みあうものなのに、後天的にあごの発育が悪くて歯並びが悪くなるのかもしれない。だとしたら歯を抜くことなくきちんと並べなおす鈴木先生の治療法こそ、本当の意味で生来持っている正常な状態へと正す「矯正」と言えるのではないか。

器具について

・取りはずしできることと自分で装置を拡げていくことは私に合っていたと思う。仕事や生活で着脱可能なのは非常に便利だったし、拡げるペースは生活によってかなり変わるものだから、自分の都合で進められるのは安心だった。それに自分で進度を決めるということは、痛みをコントロールできるということで、私は器具を拡げていく過程での痛みはほとんどなかった。

・治療に自分がかかわっていくことで、俄然努力する気になるし、今どういう状態にあるのか、何のためにこの方法をしているのかという情報が理解できる。安心感も生まれる。

（A・Aさん）

歯医者さんからのメッセージ

仲間の歯科医師の方々から、熱のこもったお手紙とメッセージをいただきました。床矯正について、それぞれの方が歯科医師として考えられていることが、よくわかるものです。そのことが、これから治療なされようとする方たちに、とてもよい参考になると思いますので、お許しを得て、要旨をご紹介させていただきます。

この治療法は私たちだけのものではありません。北海道や沖縄の患者さんが東京の中野に治療に来られるわけがありません。一本の歯を大切にしている仲間の歯医者さんが、北海道から沖縄までいらっしゃいます。歯科医師の気持ちは、ここに書かれていない先生も一緒です。患者さんのために一生懸命な先生方が全国にいらっしゃいます。メンバーの名簿が巻末にありますので、参考にしてください。

親として、床矯正治療を修得できたことを嬉しく思う

医療法人　あいファミリー歯科(旭川市)　水野　史之

床矯正は「安・短・楽」で劇的改善!

「安・短・楽」すなわち「安く・短期間に・楽に」歯並びを治せる。これが床矯正装置(いつでも自由に着脱可能)によって可能となるのです。しかも、鈴木先生の方法は噛む機能重視。よく噛める歯並びを実践します。前歯だけなら二、三カ月で治ってしまいます。六カ月もすると劇的な改善がみられ、口元までよくなります。

歯並びが悪ければ、歯も顔も悪くなる

歯並びが悪ければ、よく噛めないのはもちろん、虫歯や歯周病(歯肉炎やいわゆる歯槽膿漏)にかかりやすくなります。プラーク(バイ菌の集合体)がたまりやすく、歯ブラシできれいにしにくいためです。これればかりではありません。噛みあわせが不正なら、あごの正常な成長も妨げるため、顔のバランスもくずれてしまうのです。

床矯正で「自然ないい顔」つくろう

床矯正では早期治療開始が可能。五歳になれば始められます(私の三人の子どもも床矯正中。いちばん下の子は五歳です)。顔の発育に悪影響を及ぼす因子を、早い段階で取り除けるので、よい結果につながる

のです。

ポイントは、非抜歯・咬合機能重視

現在主流の矯正歯科では、抜歯してからの矯正が当たり前（私たちも大学でそう習ってきたので、さして疑問もなく行ってきてしまっていた）。しかし、これは患者さんにとって大きなマイナス。そして、どちらかというと見た目重視で、噛む機能は二の次。それゆえ「後戻り」といって、治した歯並びが元に戻ってしまいがちでした。

ところが、床矯正は違います。原則、非抜歯・噛む機能重視。だからこそ結果がよいのです。

床矯正は、虫歯も歯肉炎も防げる

一般の矯正装置は、取りはずせないために、虫歯や歯肉炎になってしまいがちでした。プラークがたまりやすく、歯ブラシできれいにしにくいためです。しかし、いつでも自由に着脱可能な床矯正装置は、食事中や歯ブラシのときにははずします。よって、虫歯にも歯肉炎にもなりにくいのです。

本人のヤル気が大切

よいことずくめの床矯正も、本人のヤル気が不可欠。本人が取りはずせない一般の矯正装置と違い、床矯正は自由に着脱可能。装置をちゃんと使わなくては成果は出ません。ですから私たちは、本人のヤル気を育てる配慮をしつつ治療を進めます。

様子をみていたのでは、事態は悪くなるばかり

「あごの成長が終わる前に始める」。これだと早く治ります。ものごとすべてそうでしょうが、早めの対処がよい結果につながります。まずは、ご相談にいらしてください。

劇的改善に感謝される

床矯正の特長のひとつに、歯並びを短期間に大きく改善することがあります。しかもそれは、単に歯並びの見た目だけではありません。口元や顔だち(正面や横顔)の改善にも及びます。

乱ぐい歯の反歯で、口を閉じようとしても前歯が突出してしまっていた子が、たった数カ月で著しく改善され、きれいな歯並びになりました。口元も大きく変わり、自然な顔だちになりました。両親はもとより、本人もビックリ。とても感謝されました。

また、噛みあわせの不正からあごがずれてしまっていた子(五歳)も、三カ月で改善。まわりの人に「○○ちゃん、顔がよくなった」と言われたと、お母さんが喜びの報告をしてくれました。

「床矯正治療をしないまま、大人になっていたら……」そう考えると、こうして床矯正にめぐりあえて本当によかったと、お母さん方は語ってくれます。

楽に、安く、しかも安心して矯正できることが、大きな魅力

現在主流の矯正歯科では、抜歯して歯並びを治していきます。これには大きな苦痛と時間・高額な費用がかかってしまい、患者さんにとっては大変です。しかも、矯正装置は口の中に固定されてしまうため、痛みを伴ったりしがちです。そして、プラークがたまりやすく、歯ブラシでもきれいにしにくいため、虫歯や歯肉炎を引きおこしやすくなります。

ところが、床矯正では食事中や歯ブラシのときには装置をはずします。英語や音楽のとき、運動のときにも自由に着脱可能ですから、好都合で便利です。

しかも、費用が格安なのです。これが最大の特長かもしれません。高額な費用がネックで矯正をあきらめていた方も、ご安心ください(実は、私たち歯科医にとっても、これは嬉しいことなのです)。

我が子三人も、床矯正中

一〇歳、八歳、五歳の子も、床矯正装置を使っています。様子をみていたのでは、悪化するばかりのところでした。そのまま成長したのでは、母親と同様に奥歯四本を抜歯して、ワイヤー(針金)を入れての矯正治療が、たぶん必要になっていたことでしょう。親としても、床矯正治療を修得できたことを本当に嬉しく思います。

とにかく、一度ご相談にいらしてください。

患者さんにも、術者にも福音である治療法

栗下歯科医院（さいたま市）　栗下　聡

歯を抜かないで矯正ができたら、もっと負担をかけずに治せたら、というのは患者さんなら誰もが思うことです。私も普段、歯を残そうと努力しているのに、こと矯正に関しては依頼されるまま健全な歯を抜いてしまうことに抵抗がありました。しかし鈴木先生の講演で抜歯せずにここまで治せるという多くの症例を見て驚き、このすばらしい治療法をやってみたいと思いました。

当然、抜歯の対象とされていた患者さんでも治すことが可能となり、抜歯の呪縛から解放された思いです。この治療法は取り扱いが簡単で小さい子でもできます。本人が目的を理解して前向きに取り組んでいけばこれほど短期間で効果のあがる方法はないと思います。

床矯正治療は本来の持っている形態と機能を引き出すことを目的にした治療法です。口をポカンと開けたり、舌の位置が悪ければ歯並びも変わってきます。よい姿勢と同じく口にもよい姿勢を意識していきたいと思います。

患者さんにとっても術者にとっても福音となる治療法であると確信しております。

あごが大きくなる？　娘の口腔内の変化を見て納得

京葉歯科クリニック（千葉県船橋市）　内田　恭雄

私が大学で学んだ矯正とは、あごに歯を並べるスペースがなければ抜歯をして歯をそろえるものでした。しかし、床矯正はスペースがないのならあごを拡げましょう、という逆転の発想なのです。「歯が簡単に動く、あごが大きくなる？」と始めは半信半疑でした。

私の娘が歯列不正になり、困ったことになったと内心、思い悩みました。抜歯を絶対にしたくないので、床矯正による治療を開始しました。娘の口腔内の変化をみるとあごは簡単に拡がると納得せざるをえません。種痘を自分の子どもに実験をしたジェンナーではありませんが、自分の娘の治療結果を確かめた上で、確信をもって患者さんに床矯正で治療することができます。

抜かないでできる床矯正は、有効な治療法

高野歯科クリニック（東京都青梅市）　高野　真

開業以来ずっと、予防処置が大切であると考え、特に低年齢時からの子どもの虫歯予防に取り組んできました。その甲斐あって、虫歯なしで永久歯へと生えかわっていく子どもがだいぶ増えてきま

した。しかしその一方で虫歯にはならなかったけれども、歯並びの悪い子どもが、たくさんいることに気づくようになりました。

矯正専門医を紹介すると、相談するだけでかなりの費用がかかり、治療をするとなると金額面でかなりの負担になるため、実際に治療ができる子どもはかなり限られてしまいます。その上、永久歯完成時まで治療を待つケースが多いため、ほとんどの場合、歯を何本か抜かなくてはいけなくなります。その点、床矯正は研究を積めば、ＧＰ（臨床医）でも比較的早い時期に治療を始めることができるので、歯を抜かないで矯正治療を行うことが可能になります。抜かないで治療をすることにより、より自然に近い噛みあわせを獲得することができ、形のよい顔貌になります。また、患者さんにとっては比較的相談もしやすいでしょうし、何より低料金での治療が可能になります。環境の変化によるものなのか、実際に歯列不正の子どもは確実に増えています。少しでも多くの子どもが、できれば歯を抜かずに安心して治療が受けられる環境をつくることは大変重要です。その意味で我々ＧＰが行う床矯正は有効な治療法だと考えております。

笑顔をいっぱい見たい！

木村歯科医院（神奈川県藤沢市）　木村　悦子

「先生、歯、治ったよ」。小学二年生のあっちゃんが、嬉しそうに診療室に入ってきました。「どれどれ？」半信半疑で口の中を診ると、本当に後ろに引っ込んでいた歯が前に出てきていました。「本当だ！あっちゃんすごいね」。あっちゃんは何も言わずにニコニコ笑っていました。私にとってもあの笑顔は忘れられない宝物です。

実を言うと心配だったのです。やんちゃな彼がちゃんと装置を入れてくれるのかな？　なくしたり、壊したりしないかな？……と。

でも、彼はちゃんと装置を入れて二カ月で治してしまいました。上の前歯のしかも真ん中の一本が、下の前歯の後ろから生えてきたことをまわりの誰よりも本当は本人がいちばん気にしていたのではないのかな、とそのとき気づきました。

やる気があれば誰でも短期間で治る治療法です。あっちゃんのような笑顔をいっぱい見たいなと思いながら毎日診療しています。

診療所から歯を削るタービンの音がなくなる。それが願い。

竹内歯科医院（金沢市）　竹内　聖太郎

当医院はかかりつけ歯科医として「生涯を通して口腔の健康を守る」。この手助けができればと考えております。今までの歯科医療は、悪くなってから通院し修復する。これが実態ではないでしょうか。患者さんが、虫歯になったり、歯周病になったり、または歯並びが悪くなったりするとき、必ず人それぞれいろいろな原因があるのではないでしょうか。治療（修復）する前に検査し、患者さん・家族そしてスタッフみんなで疾患にかかった原因を考えたうえで、治療を行い、再発の防止また新しい疾患に罹らぬよう個人にあった予防プログラムを作成することが最も重要なことと考えております。床装置の矯正治療も予防治療の一環として考えています。乳歯の頃から、お子さんの口の中をよく診察し、虫歯予防をするのと同じように、不正咬合の原因を診断し予防します。永久歯に生えかわるまで治療を遅らせると、歯を間引き（抜歯）し、歯を並べなおさなければいけないケースが多々あります。早期発見・早期治療は、医療の大原則と考えます。

個人が自分の体の状態をよく理解し、管理する。その手助けができればと考えております。将来診療所から、歯を削るタービンの音がなくなることが、当医院スタッフ一同の願いです。

床矯正のいい点

シラカベ歯科医院（静岡県沼津市）　白壁　浩之

床矯正がいい点はいくつかあります。二点挙げるとすれば、①抜歯しなくてもできる、②自分で無理なく取りはずしができることです。

今まで大学で学んできた「矯正学」では一般的に多くみられる叢生（乱ぐい歯）の場合、三番（犬歯）と六番（大臼歯）との間にある四、五番（小臼歯）をどちらか一本ずつ合計四本抜いて、そのスペースを利用して歯をきれいに並べましょうというものです（ここで誤解されては困りますが、すべての症例が四本抜かなければならないということはありません）。確かに歯はきれいに並びました。はたしてこれでいいのでしょうか。

自分自身に問いただしたとき、二つの疑問が浮かびあがります。一つは厚生省が提唱している「８０２０運動」（八〇歳になっても二〇本の歯を残そうという運動）というものがありながら、子どもの頃に四本も失っていいのだろうか。もう一つは、現代の子どもたちのあごは食生活などの影響で小さくなってきていることは、みなさんも報道などで聞いていると思います。その小さいあごのままはたして矯正していいのだろうかという二点です。

私は一般的な矯正科の治療方法がだめで、床矯正はよいと言っているのではありません。両方とも利点、欠点はあるので、患者さんとよく話し合って納得したうえで治療していけばいいと思っています。

床矯正は、七歳頃から一〇歳頃までが最も有効

山崎歯科クリニック(広島市)　山崎　浩

私は、日々の診療で噛みあわせの異常が全身に影響することが、いろいろ経験をしてわかってきました。特に、多く見かけるのが四〇代から五〇代のお父さん方やお母さん方で、頭痛、肩こり、腰痛があり、何度も奥歯を治療してもすぐに痛くなり、最後には歯槽膿漏で抜歯する結果になることです。この原因は、精神的なストレスのような心因的な要素もありますが、犬歯とその奥の第一小臼歯の歯並びが悪く、歯茎の丈夫な若いときには異常は出ませんが、長い間に少しずつ噛みあわせがずれ、奥歯に負担がかかりすぎたために起こったものです。

このことから私は、矯正可能な時期であれば、なるべく早く治療することを勧めております。以前は矯正科に紹介をしておりましたが、噛みあわせで大事な第一小臼歯を抜歯することに疑問を持ち、何とか非抜歯で歯列を整えることができないものかと、いろいろな文献を読んだところ、着脱の可能な床矯正装置が無理なく治療ができると思い、五年前から実践しております。

床矯正は、すべて永久歯が生える中学生の頃から始める一般矯正とは異なり、体の成長に合わせてあごを拡大するもので、下あごの永久歯の前歯が生え始める七歳頃から乳歯の奥歯が抜ける一〇歳頃までが最も有効です。

コラム

真っ白い歯にしましょう！健康と成功のシンボルです

歯並びがキレイになっていくと、患者さんに欲が出てくるのでしょう。黄色い歯の色が気になりはじめます。当然のことです。人と話をするときに相手の目と口元を見ます。美しい型になった口元から、キレイに並んだ真っ白な歯がちらっと見えたら、ステキなことではないでしょうか。

歯が真っ白で、かつ歯並びのよい人は、そうでない人より積極性があり、健康的な印象を相手に与えます。ご自身も、自信が持てるのではないかと思います。

アメリカでは、歯が白く「ハリウッドスマイル」が健康と成功のシンボルとされています。歯を白くするために、歯を削って人工の白い歯に置き換えては何もなりません。一〇年ほど前から、ブリーチング（漂白）、あるいは白くするという意味から、ホワイトニングと呼ばれる歯を白くする治療方法がアメリカを中心に研究されてきました。

治療としては、診療室で治療をするオフィスブリーチング法と自分で処置をするホームブリーチング法があります。

オフィスブリーチング法の治療原理はいたって簡単で、髪を過酸化水素水・オキシドールを使用して漂白するのと同じです。

歯は髪よりも漂白しにくいのですから、過酸化水素水はオキシドール一〇倍の濃度の薬品を使用します。このままでは液はPH3の酸性なのです。歯はPH5・5以下では溶けてしまいますから、アルカリの薬で中和をさせて、中性にして使用します。強い薬ですから、顔、目、唇、歯肉に薬が触れないようにして治療します。

現在の歯科治療では治療用の材料を固める(重合する)ために光を用います。漂白の場合も、薬をより活性化するために、光を使います。一回の治療に四度ほど漂白します。それを一週間ごとに三~四回漂白します。前歯全体の漂白をすることもありますし、一歯だけが黒くなったので一歯だけを漂白することもできます。

ホームブリーチング法では歯に合うマウスピース(トレーといいます)を作ります。このトレーに漂白剤(過酸化尿素)をのせて、二~三時間歯に接触させます。

漂白する薬は日本では作っていません。自家製を処方するか、アメリカの薬品を個人輸入するしかありません。二〇〇一年からはホームブリーチングの薬は厚生省の認可がおりて、販売される予定になっています。

※この内容は平成一三年一月六日にテレビ東京で放映された「WOMEN」で話したものです。

第2部

あなたはどのケースですか？

——23の症例とお母さんのチェックポイント——

永久歯の名称

上あご

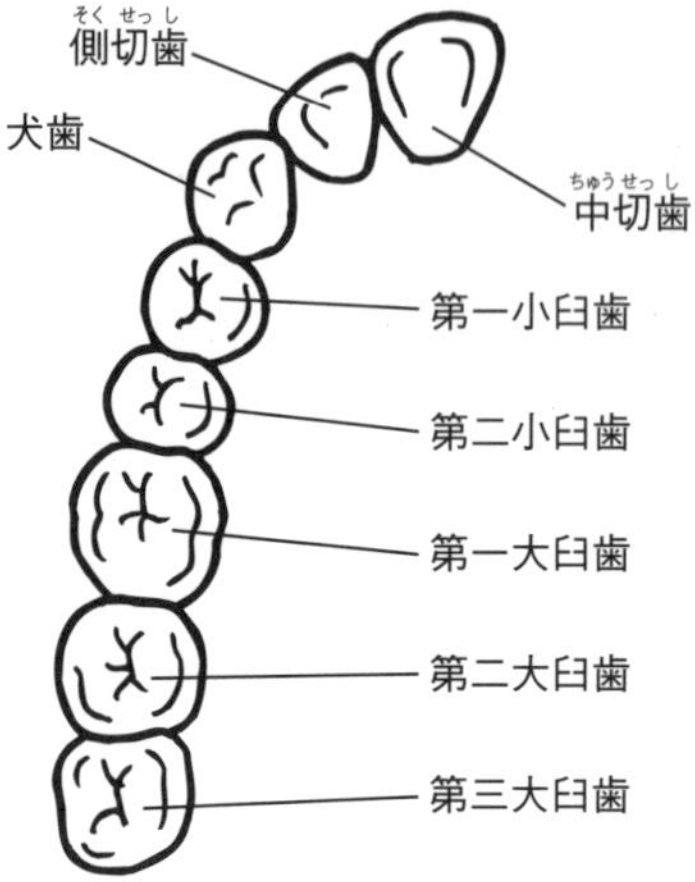

下あご

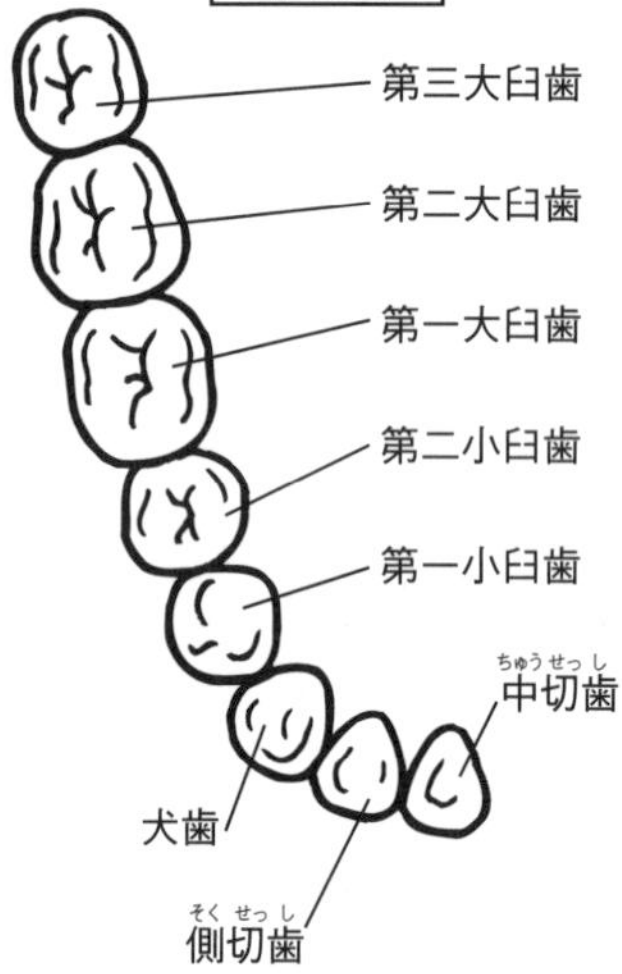

乳歯の名称

上あご

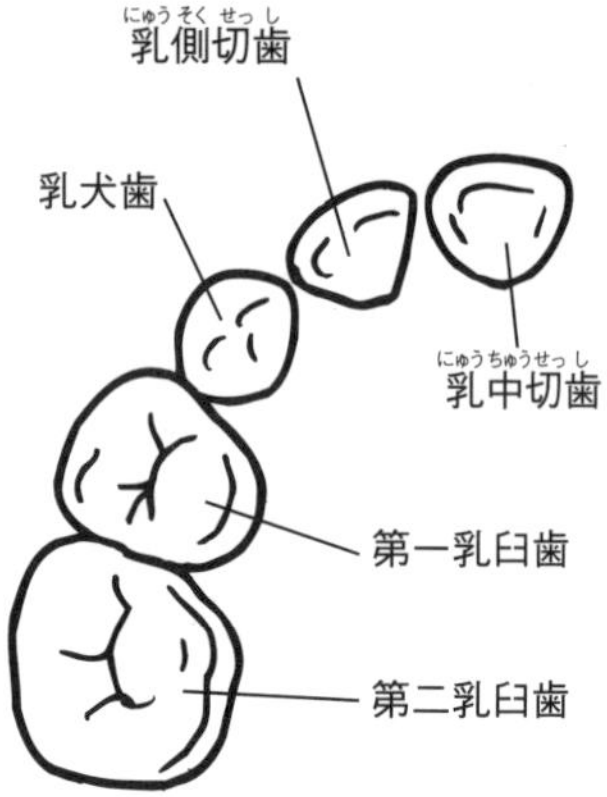

下あご

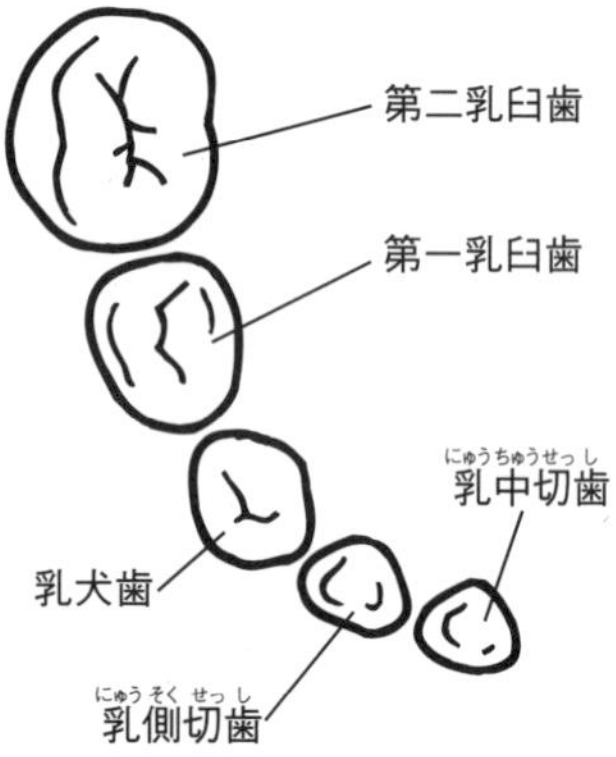

最も多いケースは、叢生《そうせい》（乱ぐい歯、八重歯《やえば》を意味する専門用語）です。

国民の二〇・三％が叢生の歯並びです

患者さんがいちばん気にするのは前歯です。

乱ぐい歯（乱杭歯）、八重歯と一般に呼ばれている歯並びです。前歯でも奥歯でも歯の配列が乱れて凸凹に生えている歯並びです。ちょうど、一本の杭が乱れて並んでいる状態に似ているので乱ぐい歯と呼ばれています。

専門用語では草や木がおおいに茂って密生している状態を意味する「叢生《そうせい》」といいます。叢生はあごのスペースに対して歯が並ばず、重なって歯が生えている状態をいいます。

八重歯は犬歯が歯並びから飛び出して重なった状態です。乱ぐい歯や八重歯は上下のあごの位置に関係なく歯が重なったり、曲がったりする歯並びの状態です。

厚生省の統計では国民の二〇・三％が叢生の歯並びと報告しています。

予防歯科でお金と時間をかけても乱ぐい歯はおこります。なぜでしょう。

歯の大きさの合計とあごの大きさを比べると、あごが小さいので歯が正しい位置に並ばずに乱ぐい歯になるのです。乱ぐい歯になるいちばんの原因はあごが小さいからです。巨大歯という大きな歯も、歯科の教科書には紹介されていますが、これもあごの発育不全が原因です。

そこで小さなあごにあわせて歯を抜くことを考えました。おもにアメリカの矯正学の考えです。一方、**歯の大きさが正しくあごが小さいのならば、本来歯が並ぶ正しい大きさにあごを拡げればいい**と考えるのが、ヨーロッパの矯正学の考えです。

学問的にはどちらが正しい、間違っているということではありません。考え方の違いです。

単純に考えれば、小さなあごにあわせて歯を抜くよりは、あごを正しい大きさにしてあげる治療のほうが、生体にとっては自然だと、私は思っています。

矯正専門医の間でも、歴史的にも、歯を抜いたほうがいい、いや抜かないほうがいいと、議論が揺れています。現在は抜かない治療法に傾いています。

お母さんのチェックポイント

下あごの前歯は五歳半から永久歯に生えかわります。上あごの前歯も七歳までには生えかわります。

このとき、前歯に比べてあごが小さければ歯は並びません。乱ぐい歯がおこる前兆です。歯の生えるスペースがなければ、永久歯は重なるか、本来生えるべき位置より前後か、左右にずれるか、曲がるかしかありません。

歯の生えかわりを注意深く見守ることが大切です。

大きな歯が生えたと心配するお母さんがいらっしゃいますが、**前歯だけが大人の歯でその他は子どもの歯なのですから大きく見えるのは当然です。**お母さんの歯と比べてみてください。同じ大きさのはずです。

永久歯がうまく並ぶか並ばないかは、五歳前後の乳前歯の時期にわかります。

乳歯列の時期にあごは少しずつ発育して、乳歯と乳歯の間にすきまができてきます。これがあれば心配はいりません。むしろ**乳歯の前歯にすきまができていれば、永久歯の生えるスペースがあるので安心です。**これを発育空隙《はついくくうげき》といいます。乳歯がびっしり生えてすきまがなければ永久歯は並びません。あごが正常な発育をしていない証拠です。前歯の生えるスペースがなければ乱ぐい歯になるでしょう。

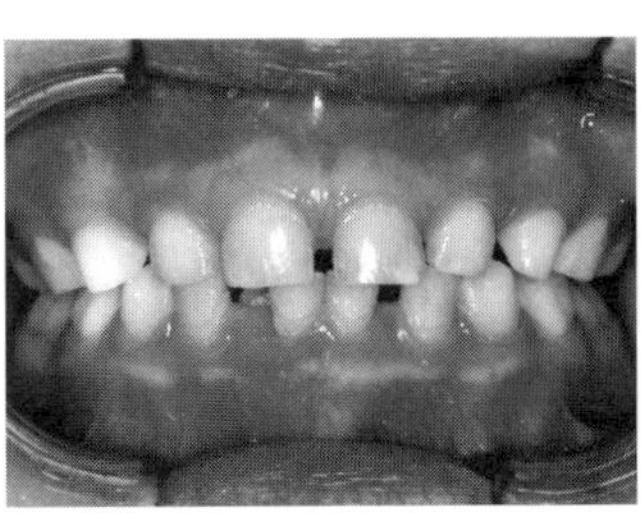

写真1　上あご・下あごとも前歯にすきまがあります。

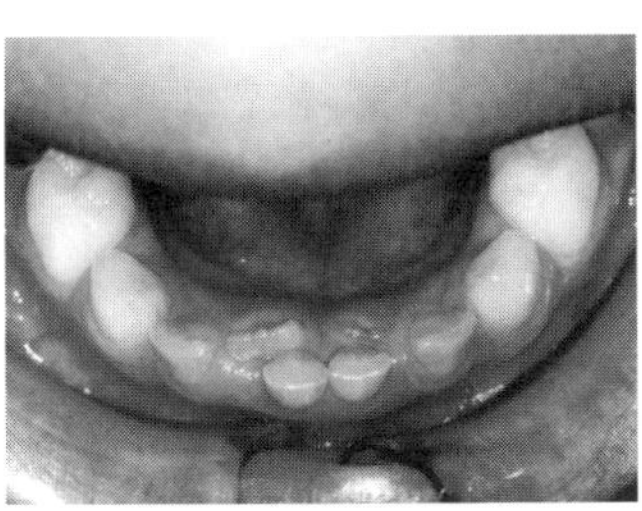

写真2　下の永久歯の前歯が乳歯の後ろから生えてきました。

乳歯の後ろから永久歯が生えてくることがありますが、スペースがあれば、舌の力で歯は前に出てきて、自然に正しい位置に戻ります（写真4）。

ただしこの永久歯との交換の時期は、さほど気にしなくてもかまいません。からだの成長と成熟度によって個人差があって当然です。女性の初潮に個人差があるのと同じです。

しかし、下の前歯が七歳、上の前歯が九歳になっても永久歯に生えかわらない場合は永久歯が欠如しているのか、歯が生えてこないのかの確認のため、レントゲン検査を受けてください。

なぜあごが小さくなったのでしょうか。いつから治療すべきでしょうか

●あごの育成と食事の役割

骨は外力を支えるのにもっとも適した形になっています。噛む外力がなければあごは大きくなりません。基本はお母さんの食事の配慮です。食事は栄養のためばかりではありません。**顔の大半を構成しているあごの骨を育成することも食事の大切な役割です。**

食事の刺激で小さなあごを大きくするだけでは、歯の生えるスピードに間に合わないことがあります。叢生がおこる前兆があれば、あごを床矯正装置《しょうきょうせいそうち》によって機械的に側方に

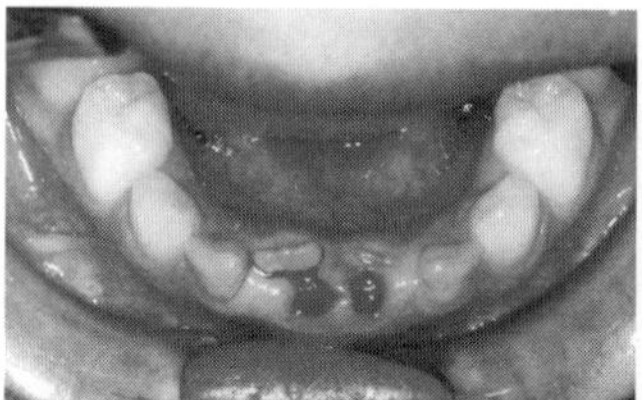

写真3　乳歯を抜きます。

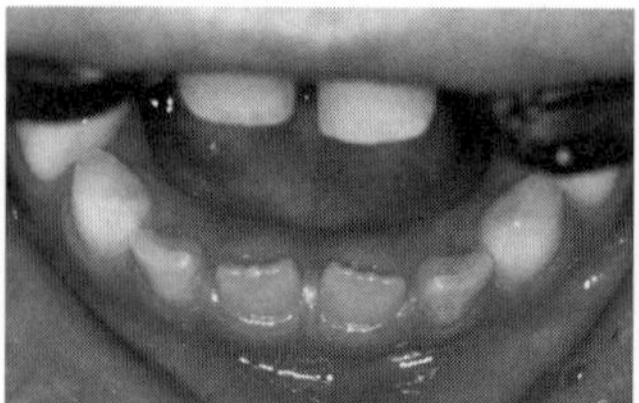

写真4　永久歯が正しい位置に戻りました。

拡大すれば問題はありません。**この時期に治療を終了すれば、装置も一つで終了します。**

装置により、乳犬歯と乳犬歯の間に前歯四本の生えるスペースが確保され、あとは食事と噛む訓練をしっかりすれば、歯は並びます。歯の位置を修正する装置を使用すれば治療は早期に終了します。

ほとんどの前歯の叢生はこの方法で簡単に治ってしまいます。

●注意したい乳犬歯の欠落——八重歯の原因になります

乳犬歯、乳臼歯を虫歯などの理由で早期に抜いたり、抜けてしまったりすることがあります。また、前歯の生えるスペースがないために前から二番目の前歯(中切歯)が生えるときに乳犬歯が自然に抜けてしまうことがあります。抜けた歯のスペースは第一大臼歯が前に移動してスペースを埋めてしまいます。

写真5のように、前から見るときれいな歯並びです。何の問題もないように見えます。とんでもありません。左右の乳犬歯がありません。そのスペースを埋めるために奥歯が前方に移動してきています。このままでは永久歯の犬歯の生えるスペースがありません(写真6)。このときに治療を開始していれば問題は簡単に解決したのです。でもお母さんは、とりあえず前歯はきれいに並んでいるので、「様子をみます」とおっしゃいました。

二年後にお母さんがあわてて来院しました。

後から生える犬歯、小臼歯は生える場所がないために、歯列から飛び出しました(写真7)。

写真5

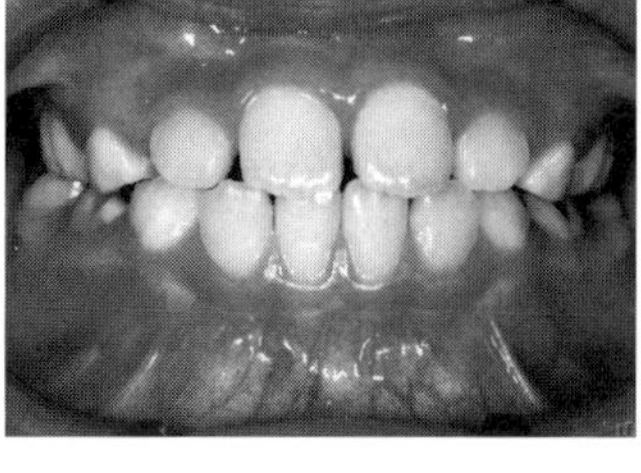

写真6

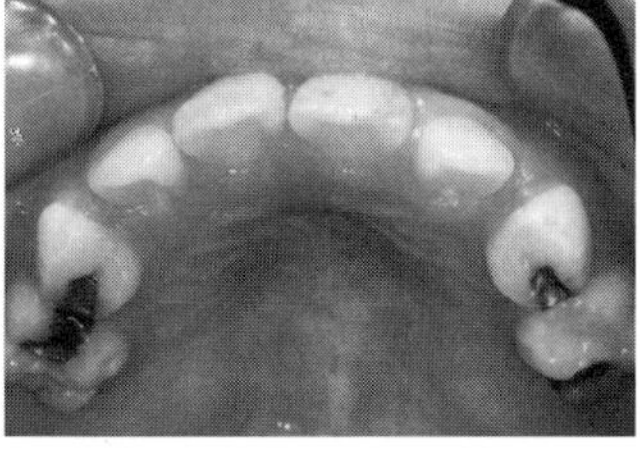

犬歯のほとんどは唇側に生えて八重歯といわれる歯列になります。左の二番目の前歯が犬歯に押されて内側に移動しています。

このままでは、大変な乱ぐい歯（叢生《そうせい》）になります。

早期に治療をしていれば装置一つで治療は終了したのに、**様子をみていたために治療時間も治療費も三倍、四倍もかかってしまいます。**

●八重歯の治療のポイント

治療としては、犬歯・小臼歯の生えるスペースがないのですから、床矯正装置で奥歯を後方に移動して、スペースをつくります。

前歯四本が生えるスペースがないので、曲がったり、重なっている場合に、**乳犬歯を抜くという方法がありますが、できればその治療はしたくありません。**その処置により一時的には前歯のスペースができて、前歯は並びます。その結果、乳犬歯のスペースを埋めるために、奥歯が前に移動します。犬歯の生えるときに犬歯の生えるスペースがなくなり、結果的にはとんでもない八重歯になってしまいます（写真8）。

●歯科医師に「様子をみましょう」と言われたら、何のために様子をみるのか、説明を受けてください

今までの矯正治療は、歯を抜くことで、歯の横幅の合計の長さ（歯周長《ししゅうちょう》）とあごの大きさを一致させて、歯並びを治します。

抜く歯は基本的に第一小臼歯（犬歯の次の奥歯・四番目の歯）です。

写真7

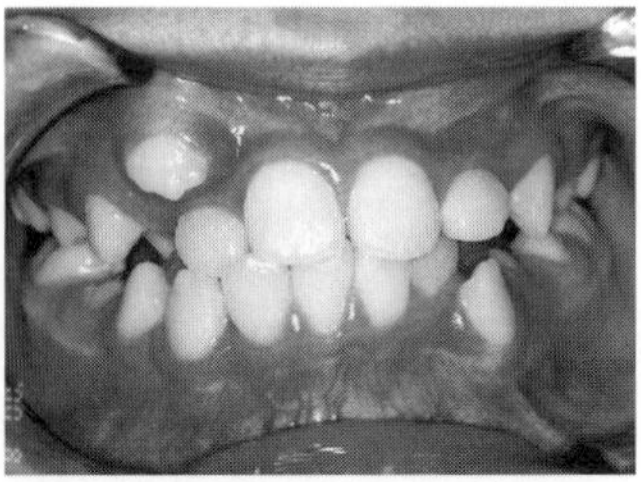

写真8

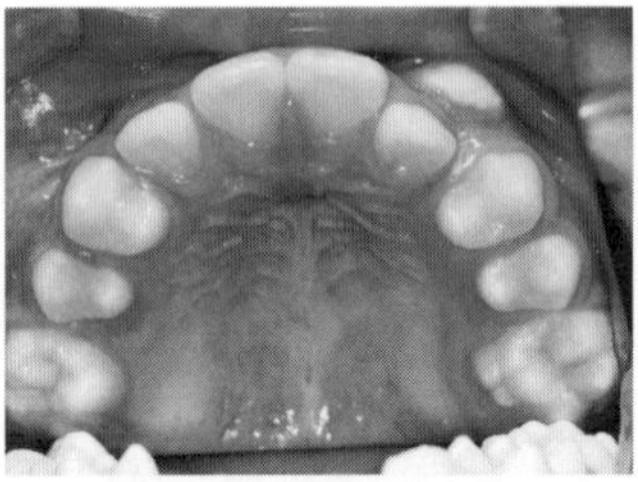

前歯の生える時期には、当然、第一小臼歯は生えていません。そのため、小学校一～三年生の頃に歯科医院に前歯の不揃いを相談すると「様子をみましょう」と言われます。**歯を抜くために様子をみていても結果は悪くなるばかりです。**いろいろなケースがありますから、「様子をみましょう」と歯医者さんに言われたら、何のために様子をみるのかの説明を聞きましょう。

歯の知識に関して専門でないお母さんが何かおかしいと感じているのですから、歯の専門医である歯医者さんは何らかの治療を開始すべきです。**子どもの口腔を守るのはお母さんと歯医者さんです。**

結論からすれば、遅くとも**犬歯が生える一〇歳の後半から一一歳までに治すべきです。**顔を構成するあごの発育から考えれば、少しでも早く治療をして、自然の噛む外力をあごに与えるべきです。

犬歯が生えてしまうと、治療が大変になります

犬歯は一〇歳後半から一一歳までに生えてきます。前歯が正しい歯列になっていれば犬歯は正しい位置に生えてきます。

前歯が叢生になっていれば犬歯は曲がった前歯を基準に生えます。

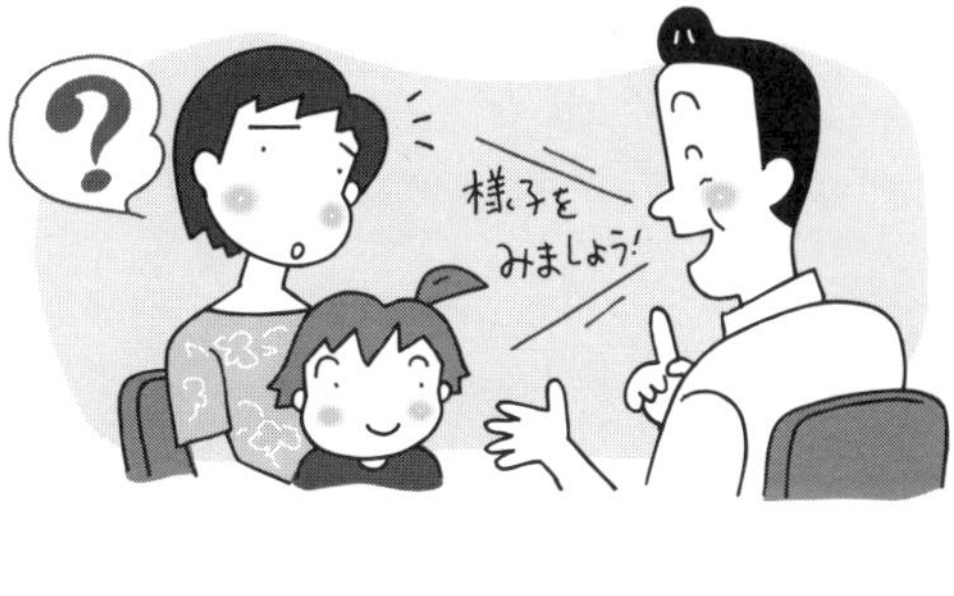

奥歯が前方に移動をしていれば、犬歯は正しい歯列に並ばずに、歯列から前方か、頬側に生えて八重歯になるしかありません。

唇側に生えた犬歯は歯列から飛び出しています。唇の周囲の筋肉（口輪筋《こうりんきん》）の力によって、歯列の中に戻されます。その結果、七八頁の写真8のように、側切歯（前から二番目の前歯）は移動して中切歯（前からいちばん目の前歯）の後ろに押されてしまいます。二番目の歯が歯列の後ろにあるのはそのためです。

結果としては、犬歯は、唇側に飛び出した八重歯になり、側切歯は中切歯の裏側になります。

●噛む運動ができなくなる！

それだけではありません。上あごの前歯は下あごの前歯にかぶさるようになります。上あごの側切歯が犬歯に押されて、中切歯の後ろ側にくると側切歯が下あごの前歯の後ろにきて交叉してしまいます。奥歯は臼歯といいます。**前歯が交叉していれば歯がロックして「うす」のように左右に噛む運動ができません。歯並びだけではなく、噛む機能の障害がおこります。**

噛めなければあごに加わる外力がなくなります。結果的にあごの発育障害をおこしているのです。でもこの変化は少しずつおこるので、子どもは噛みあわせの変化に気がつきません。怖いことです。

症例❶ 簡単な叢生です。早期に治しましょう。

右の二番目の前歯(側切歯)が内側に入りこんでいます。上あごの大きさが狭いからです。様子をみていても状態はよい方向には進みません。かえって悪くなるだけです。

※初診時九歳六カ月の女子。治療期間七カ月。

九歳の女の子です。犬歯が生えていますが、側切歯の並ぶスペースがあります。治療を急ぐ必要があります。二番目の前歯(側切歯)をスクリューで前方に移動します。もしも犬歯が完全に生えていれば、犬歯にぶつかって二番目の前歯(側切歯)をそのまま前方移動させることはできません。犬歯の頭が見えています。治療は急ぐべきです。

※各症例の治療期間は、装置を使って機械的に歯を移動する期間を示しました。患者さんがご自分で噛む機能を高める訓練をする期間は含まれていません。

歯並びがずれると、口の筋肉の力で犬歯は内側に押されます。そして、犬歯が生えてくると、犬歯が二番目の歯を内側に押しこんで、もっと内側に入ってしまいます。唇でおおわれていますから、前から見た感じでは、そんなに目立ちません。装置のスクリューのネジをまわせば内側にある歯は押されて前に出てきます。

一つの装置で治療は終了しました。様子をみていたら大変なことになるところでした。

しっかりと噛む訓練をすることで、上の前歯が下の前歯をさらにきれいにおおってきます。

機械的に歯を動かした後で、自分の機能で治すことが大切です。

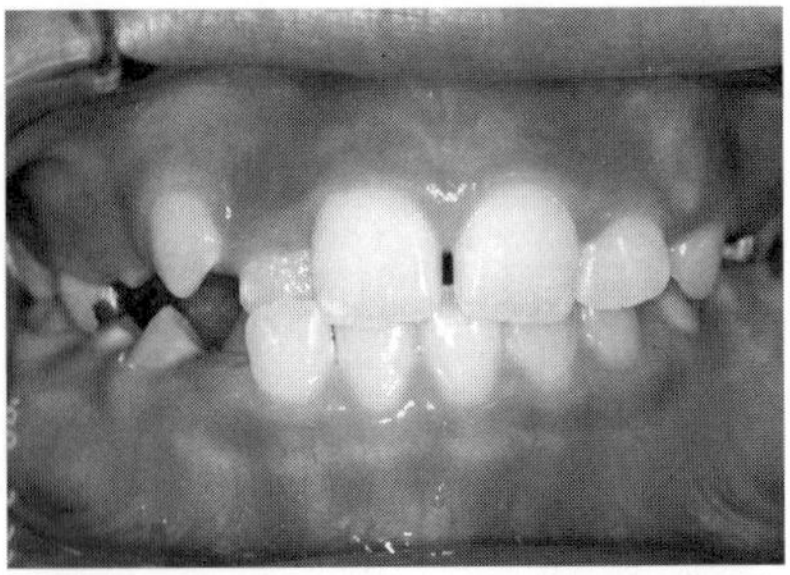

写真①—1（H11年7月）　右側の2番目の歯が内側に生えています。

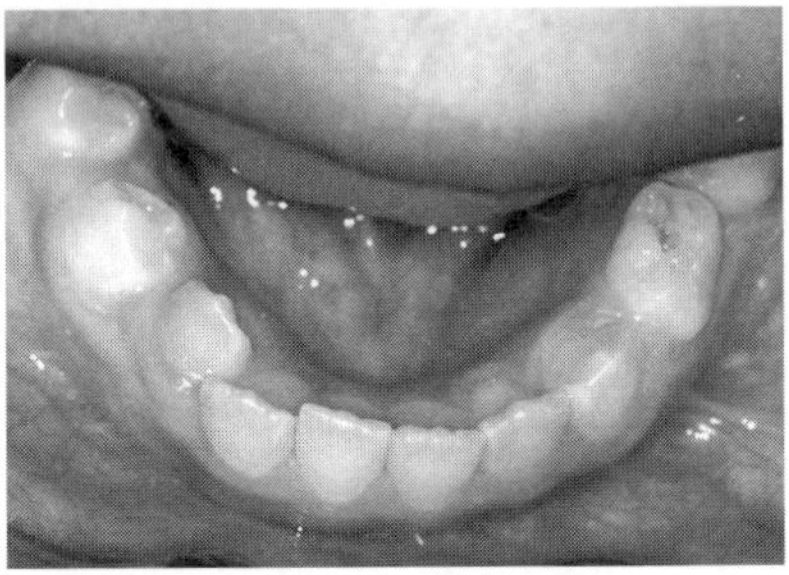

写真①—2（H11年7月）　上の歯に押されて、下あごの犬歯が内側に傾いています。

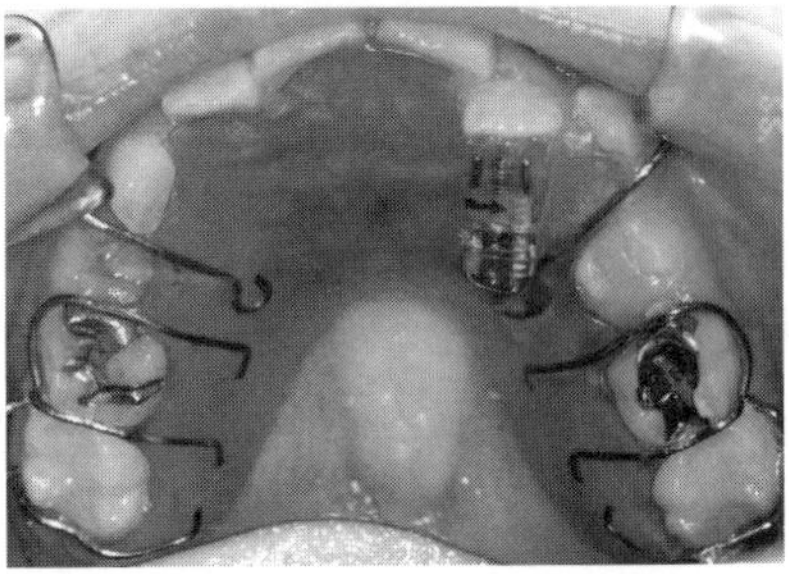

写真①—3（H11年8月）　上あごの犬歯を後ろから押します。

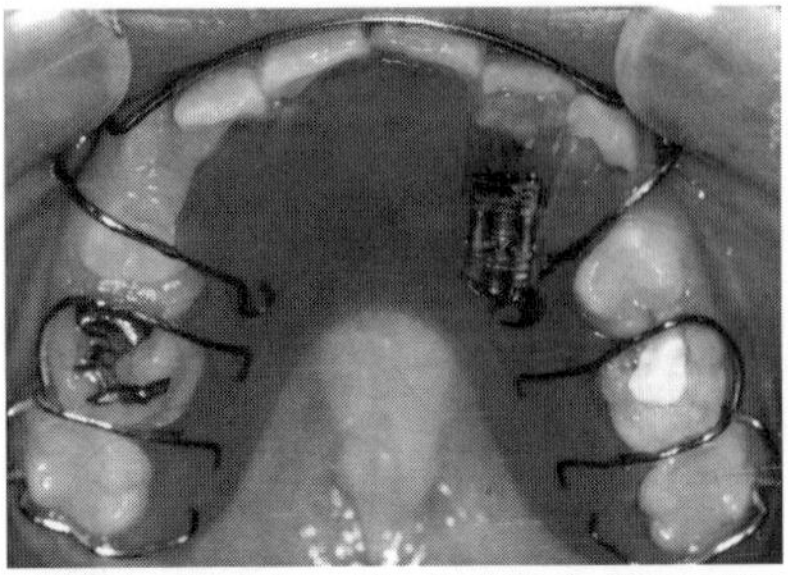

写真①—4（H11年11月）　痛くもなく、簡単に歯は移動します。

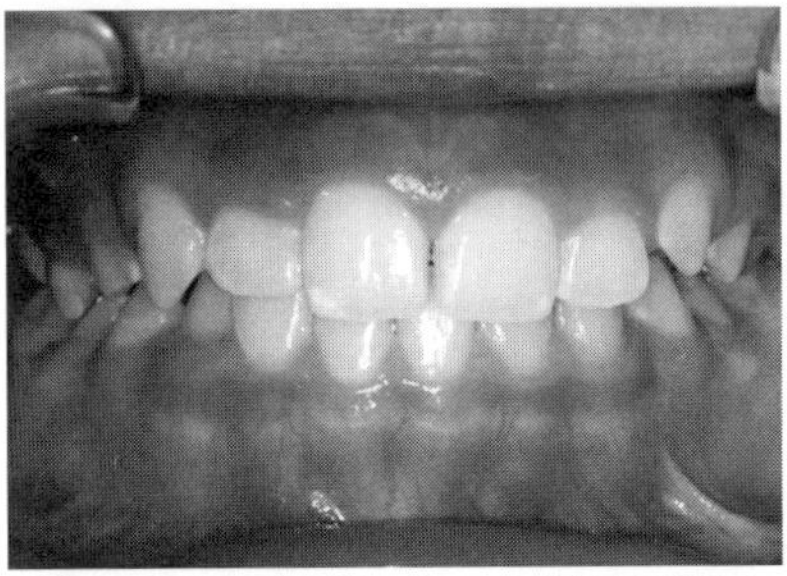

写真①—5（H12年2月）　きれいに歯は並びました。

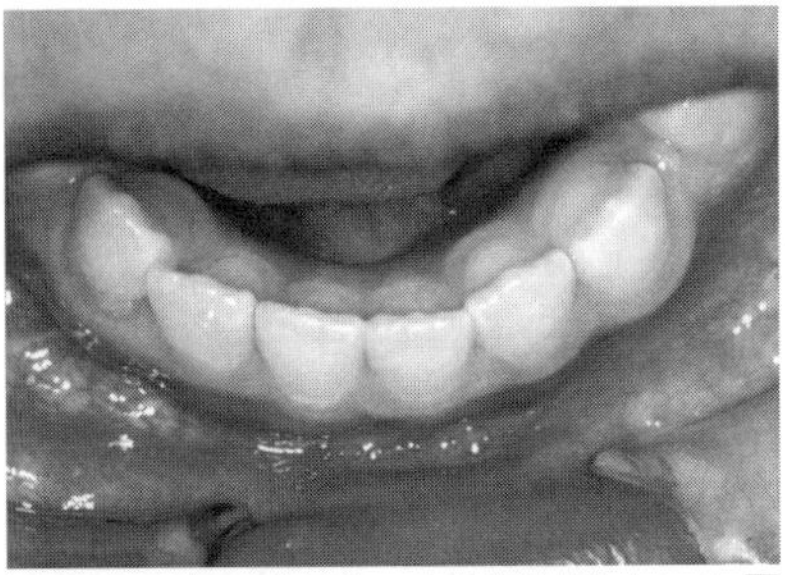

写真①—6（H12年2月）　上の歯を治したので、下の犬歯も自然に並びました。

症例❷　側切歯の並ぶ上あごだけを治したいという本人の希望による治療です。

※初診時二九歳一〇カ月の女性。治療期間九カ月。

上あごの前歯の重なりが気になる二九歳一〇カ月の女性です。重なっている歯の裏は歯石がたまりやすく、前のほうはすぐに茶渋がついていつも気になります。仕事の関係上、ワイヤーの矯正はできません。「治療してほしいのは上あごの歯だけで、下あごは見えないので気になりませんので治療したくありません」と患者さんが要望しました。

ヨーロッパの矯正治療である床矯正は、患者さんの望む上あごだけの治療も可能です。ひどい歯列不正の場合は、噛みあわせの関係上、上下の治療をせざるをえない場合もあります。

床矯正は、仕事の関係で就業中は使用できないので、それ以外の時間に装着しました。上あごの歯が並ばないのは、上あごが小さいためなので、側方に拡げます。二番目の側切歯が後ろにあるので、歯の後ろからスプリングで同時に押します。

治療期間は、装置を入れている時間が短かったので九カ月かかってしまいましたが、一つの装置で治療は終了しました。

患者さんからすれば、歯列不正といっても、その状態に慣れているので、楽に感じますから、機能を改善しなければ、たとえ、歯列を正しくしても、元の歯列不正に戻ってしまいます。噛む機能も噛む訓練によって矯正をする必要があります。

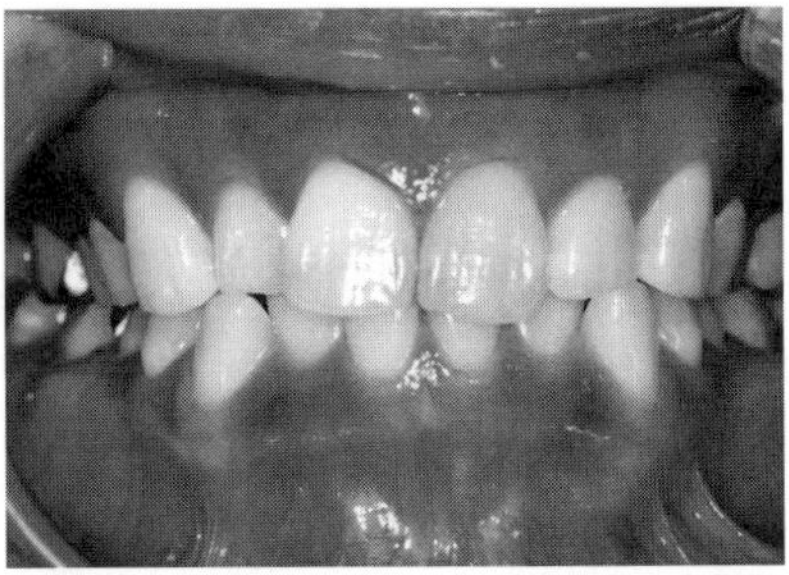

写真②—1（H12年3月）　右の側切歯と中切歯（写真では左側）が少し重なっています。

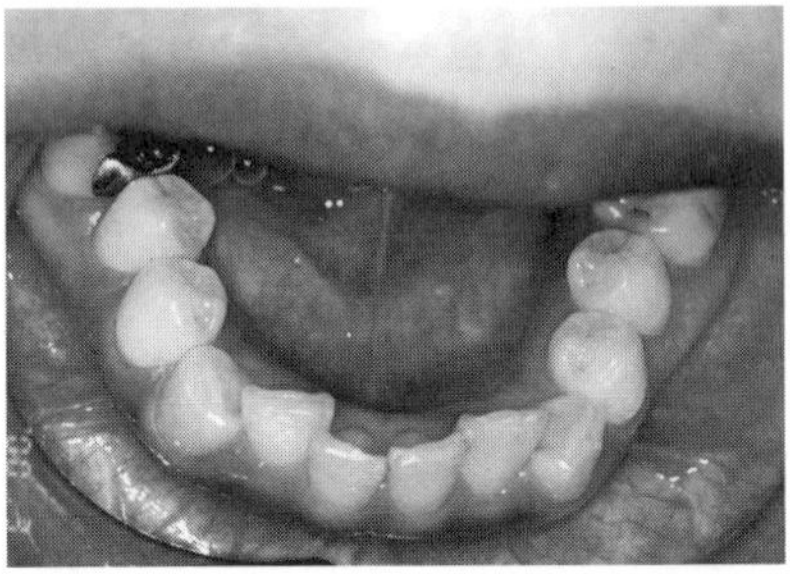

写真②—2（H12年3月）　下の歯もでこぼこがあります。

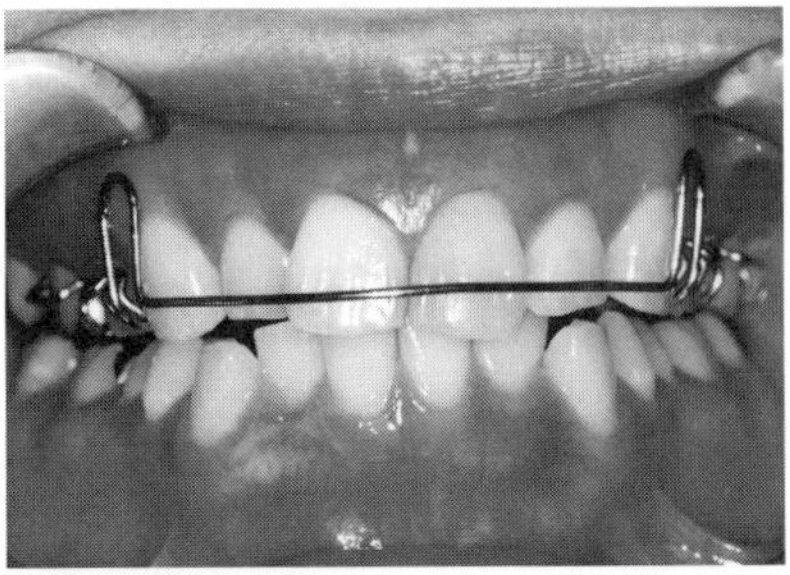

写真②—3（H12年3月）

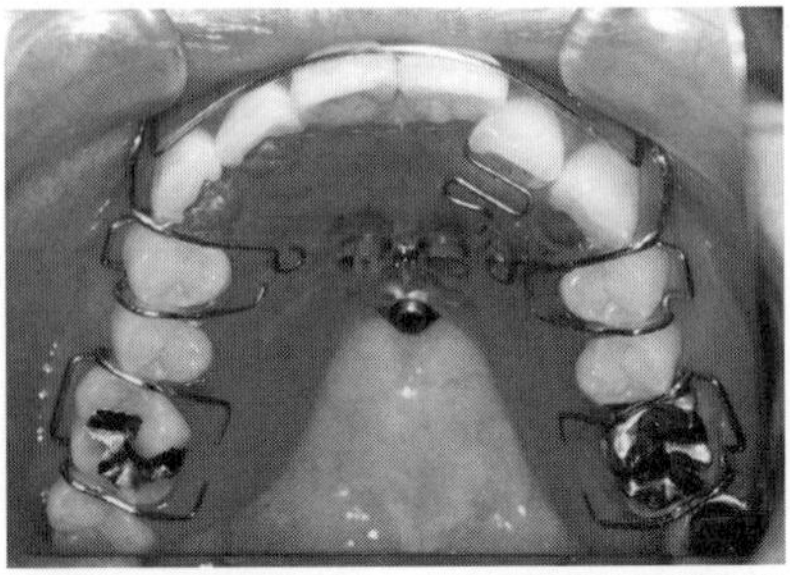

写真②—4（H12年3月）　上あごを拡げながら側切歯を後ろから押します。

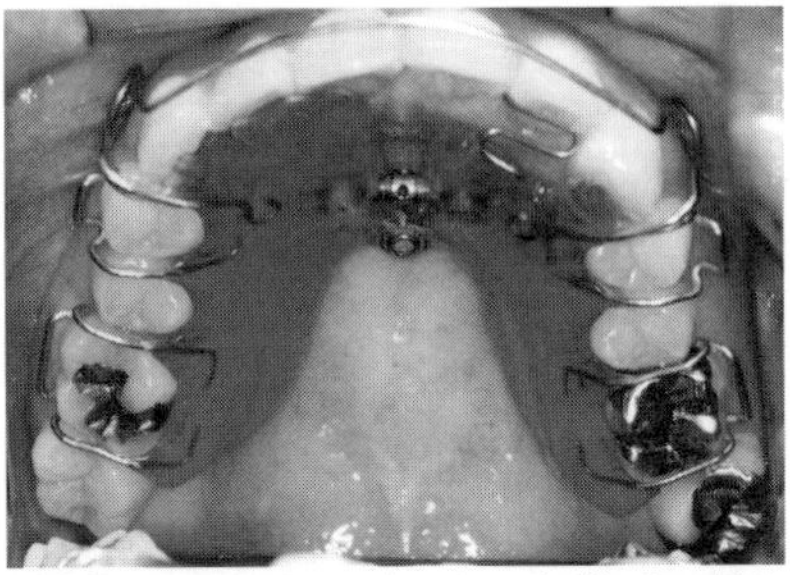

写真②—5（H12年12月）　上あごは拡がり、前歯も前に出ました。

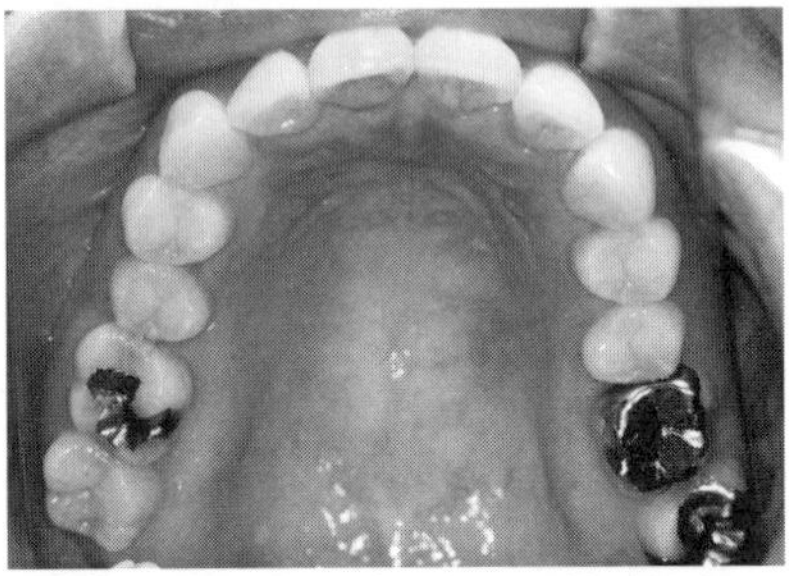

写真②—6（H12年12月）　きれいに並びました。

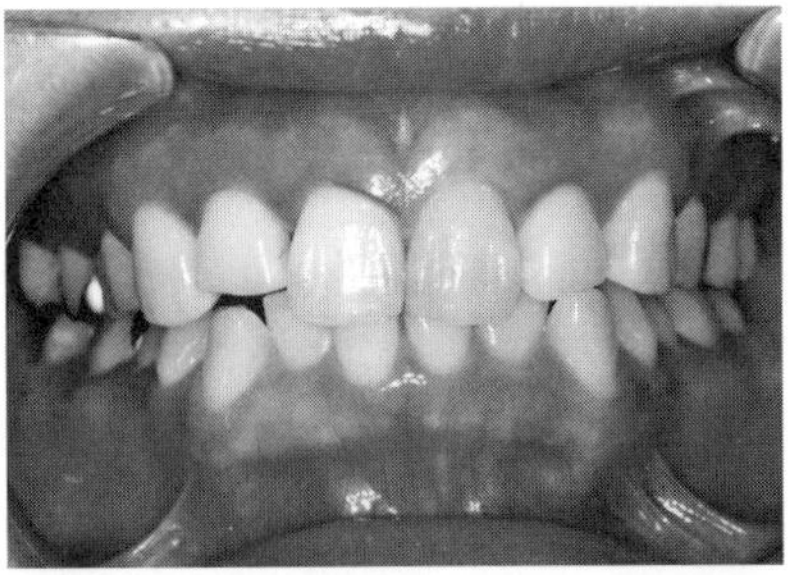

写真②—7（H12年12月）

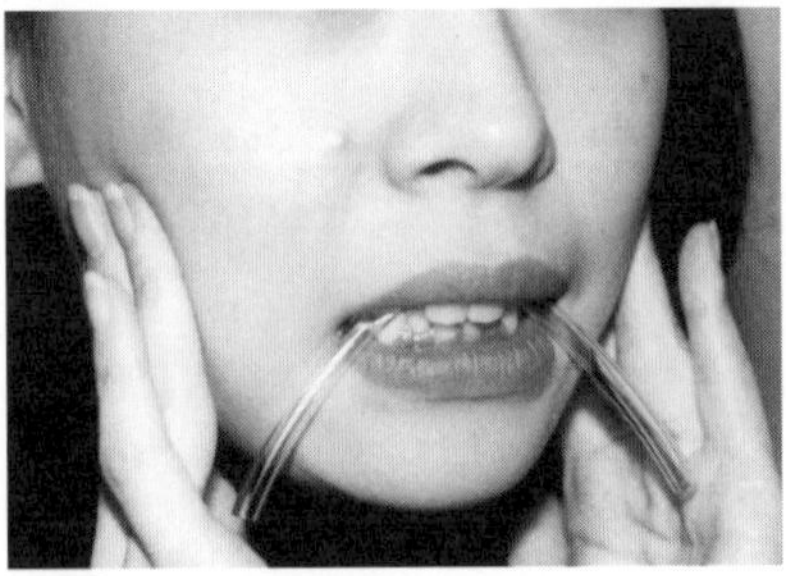

写真②—8（H12年12月）

お母さんのチェックポイント

第1部でお話したように、人間の歯は欠損した歯があるとそのスペースを埋めるために歯は前方に移動します。

乳歯だからといって抜きっぱなしにしてはいけません。もし、乳歯を抜歯したならば、大臼歯が前方に移動しない装置を歯医者さんに作ってもらいましょう。何本も乳歯を抜いた場合は、乳歯用の入れ歯もあります。

あごが狭い場合は、乳犬歯が自然に抜けてしまうケースもあります。前歯と第一大臼歯の間には乳犬歯と二本乳臼歯があります。これらの歯は小学五年生頃に抜けかわります。この時期まで、乳歯が抜けていないかを注意してください。

症例❸ 奥歯の叢生（三例）

1 大臼歯が前方に移動して小臼歯が生えるスペースがありません。

このまま放置していると叢生になるのは明らかです。様子をみていても何の解決にもなりません。早期に大臼歯を後方に移動する必要があります。スペースができれば、場合によってはワイヤーで歯の位置を修正します。治療としては一〇カ月で終了しました。すべての歯が生えてからでは治療は複雑になります。

※初診時九歳一カ月の女子。
治療期間一〇カ月。

1

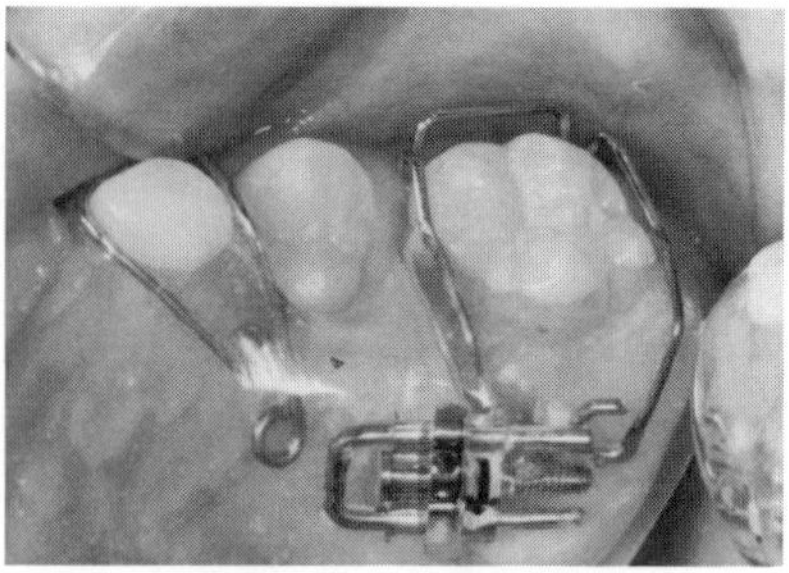

写真③—1（H9年3月）　小臼歯の生えるスペースがありません。大臼歯を後方に移動します。

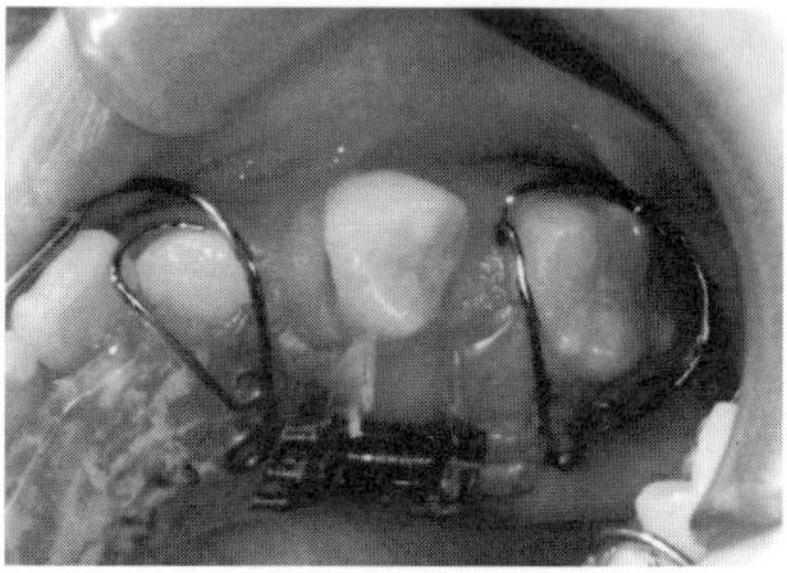

写真③—2（H9年7月）　後方の移動が終了しました。

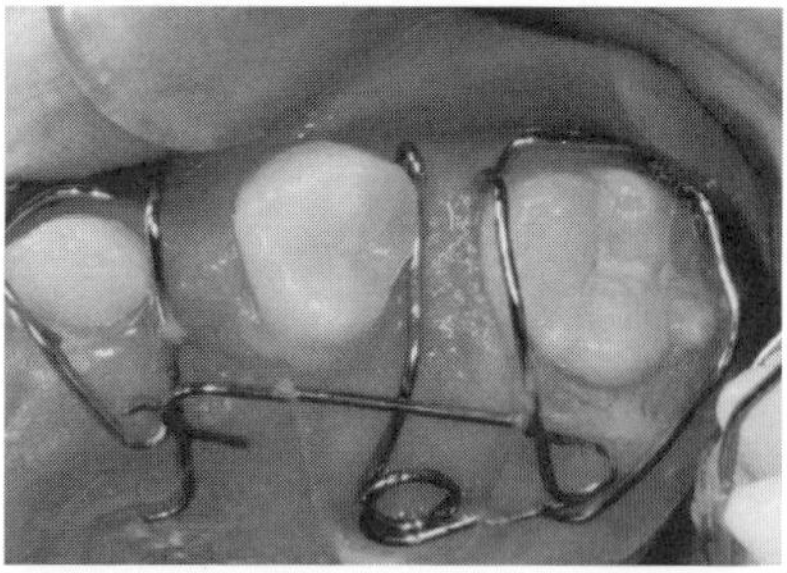

写真③—3（H9年7月）　スプリングで小臼歯を移動しました。

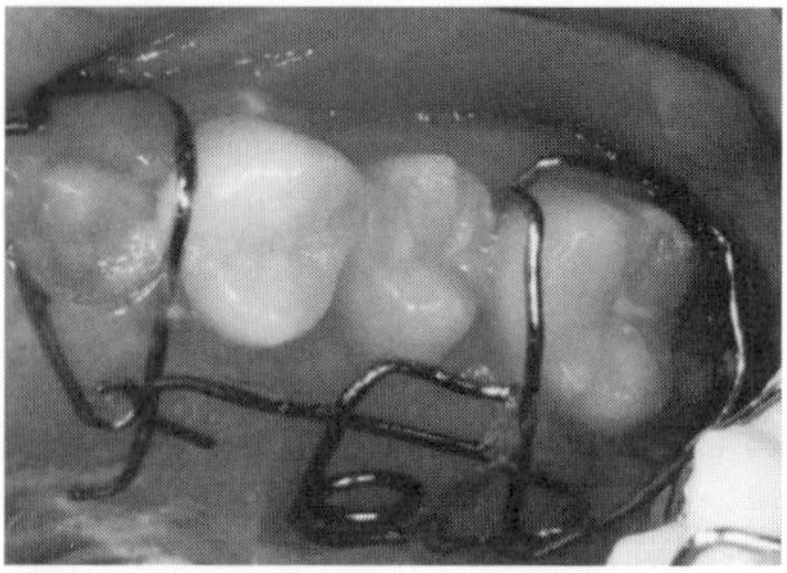

写真③—4（H10年1月）　小臼歯はきれいに並びました。

2

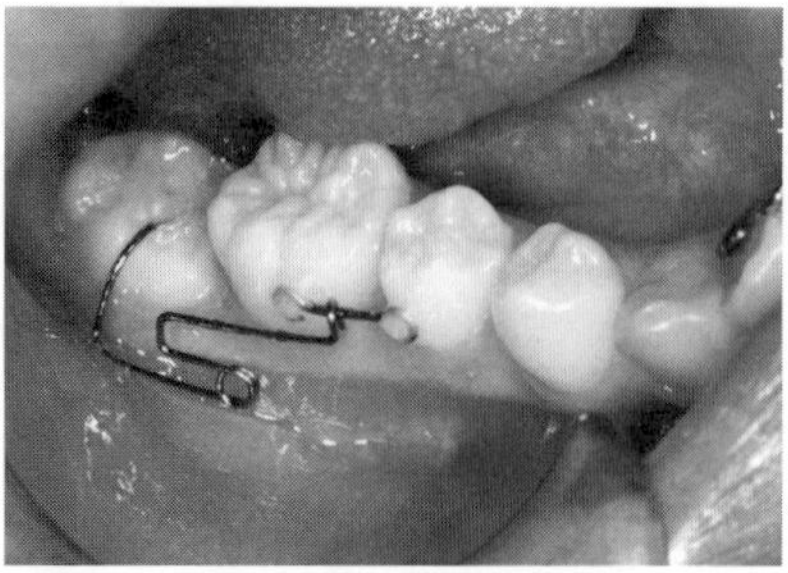

写真③—5（H10年4月）　奥歯が引っかかっています。

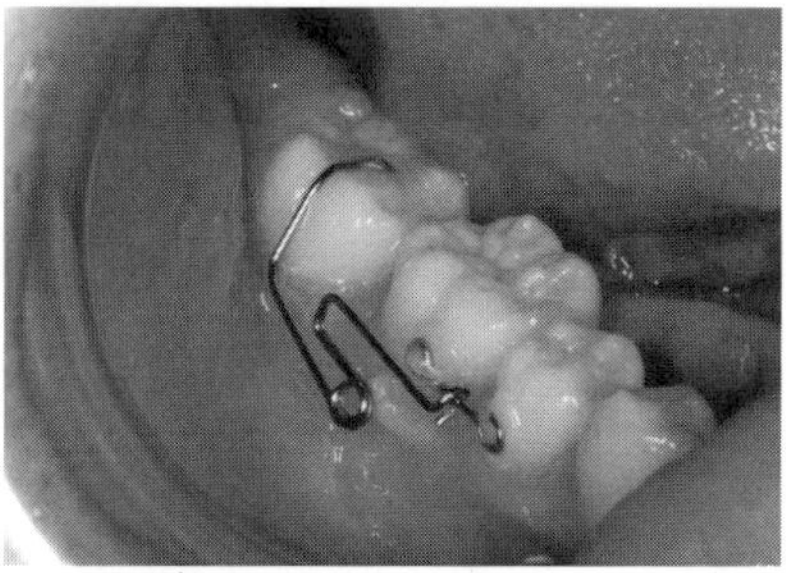

写真③—6（H11年5月）　奥歯をスプリングで起こします。

3

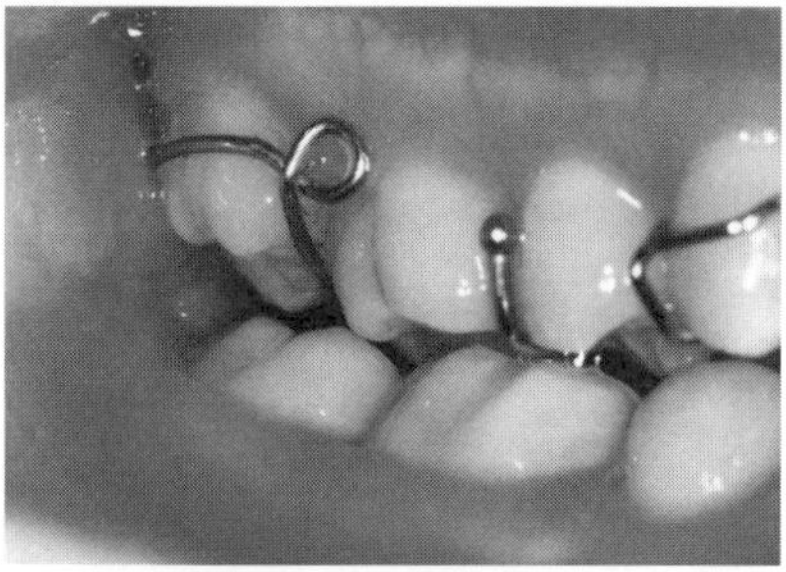

写真③—7（H10年5月）　奥歯が横を向いています。

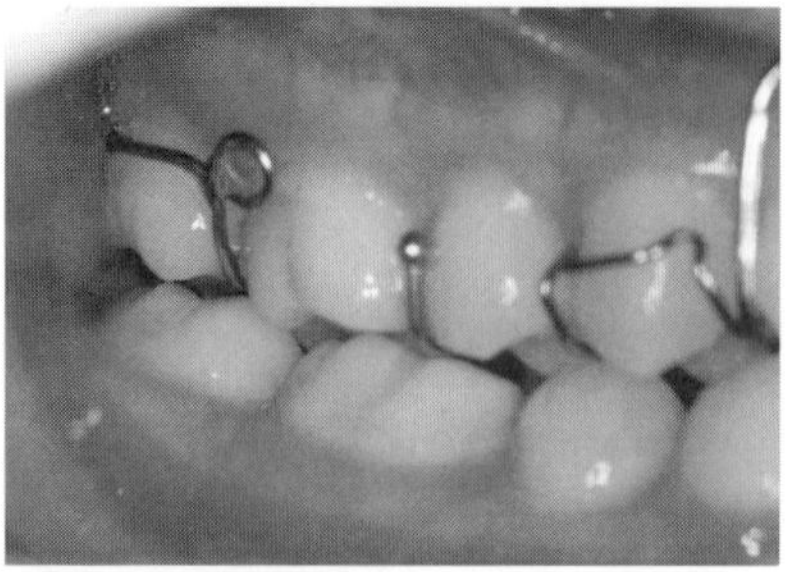

写真③—8（H10年11月）　スプリングの力で、歯は元の歯並びに戻ります。

2　下あごの第二大臼歯が傾斜をして、前の第一大臼歯に食いこんでいます。

※初診時一三歳三カ月の男子。治療期間一年一カ月。

第二大臼歯は引っかかったままです。このままにしたら食べ物が詰まり、将来は早期に虫歯になることは目にみえています。下の歯が曲がっているのですから、上あごの歯も噛みあう歯を求めて伸びるなど、変化してしまいます。

写真③―6のようにワイヤーの装置を使って、第二大臼歯を正しい位置に戻します。

3　上あごの第二大臼歯が頬側にずれています。

※初診時一二歳四カ月の女子。治療期間六カ月。

奥歯をスプリングを使用した装置で正しい位置に戻します。下あごの大臼歯の場合は、舌側に傾斜するケースが多くみられます。歯と歯が噛みあう前だと、数カ月で治療は終了します。様子をみていて、上と下との歯が伸びてしまい、ぶつかってしまうと、相手側の歯に引っかかって、歯を引き起こすのが大変になります。

歯の見えている部分を歯冠といいますが、実は歯の根は歯冠の二倍もあるのです。数ミリメートルの傾斜を治すには、歯根をセンチメートル単位で動かす必要があります。そのため治療期間が一年以上かかってしまいます。

症例❹ 抜くのがイヤで来院した乱ぐい歯のケースです。治療が必要な上あごだけを処置しました。

※初診時一二歳二カ月の男子。
治療期間一年五カ月。

抜かなければ歯を並べることはできないと、矯正の専門医に説明されました。どうしても歯を抜きたくないというので、来院しました。

この程度の乱ぐい歯で歯を抜くことはありません。

前歯が重なっているのはあごのスペースが狭いからです(写真④—1)。あごを拡げましょう。それで問題は解決です。臼歯の噛みあわせは良好なので、扇型に上あごを側方拡大します(写真④—2)。一般的には、一回の矯正で〇・四ミリ、週二回で〇・八ミリ、一カ月で三・二ミリ拡大します。このケースでは、九カ月かかって一つの装置で七ミリ拡大しました(写真④—3)。

ここでちょっと、歯の動き方ということを考えてみましょう。

抜歯をしてワイヤーで歯を動かすケースと、あごを拡げて歯を動かすケースとでは歯の動き方が違います。

抜歯によってスペースをつくったケースでは、他の歯は動いた経験がありません。そう、歯だって経験をカテにするのです。動いたことのない歯を無理に動かすから、大変です。**抜歯をしてワイヤーを装着した日の食事は、ほとんどの患者さんがお粥になります。痛くて噛めないからです。**

床矯正であごを拡げた後にワイヤーを装着した場合は違います。あごは拡大したのですから、拡大装置をはずせば元に戻ろうとします。この戻ろうとする力と形状記憶合金の力とで歯を正しい位置に移動するので、痛みは少なく、歯の移動がスムーズになるのです。スペースが拡がった後に、ワイヤーで歯をきれいに並べます（写真④—4、5）。歯の自然な動きを邪魔しないように臼歯のワイヤーをはずしました（写真④—6）。

このケースでは、下あごは治療していません。上下セットでないと治療できないということはありません。上下両方に装置が入るなんて、どう考えても不自由ですよね。**私は患者さんにとって、できるだけ楽な治療がいいと考えています。**

さて、歯並びがよくなったと安心してはいけません。**大切なのは、歯並びが悪くなった原因を考えることです。**

そう、噛む機能がないのであごが発育できなかったのです。歯並びが悪いと思っているのは患者さんと歯医者さんだけです。悪い噛む機能からすれば、悪い歯並びがいちばんいい状態、自然な状態なのです。機能を治さなければ、歯並びは元に戻ってしまいます。矯正治療で「後戻り」と呼ばれるものです。

形だけを見ていては、問題の本当の解決は見つかりません。機能が正しくなることが肝心です。正しい歯並びにするには、正しく噛む機能にする練習が必要です（写真④—7、8）。

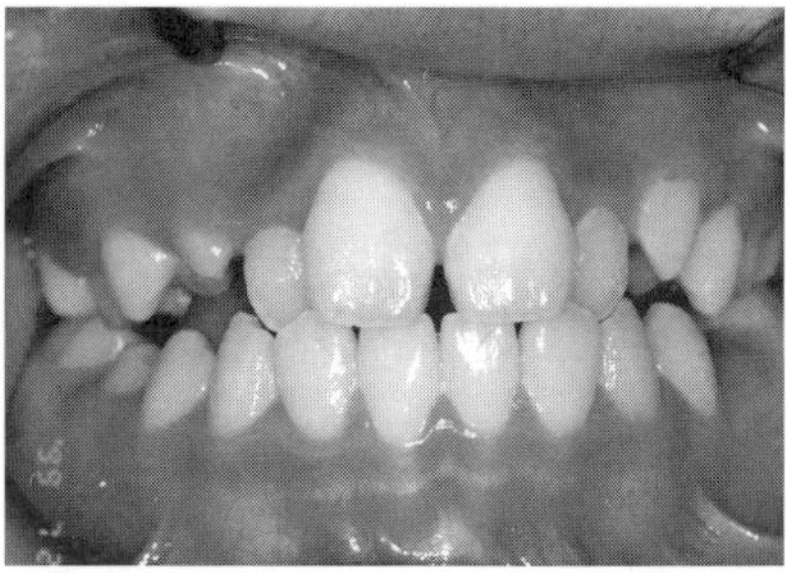

写真④—1（H11年7月）

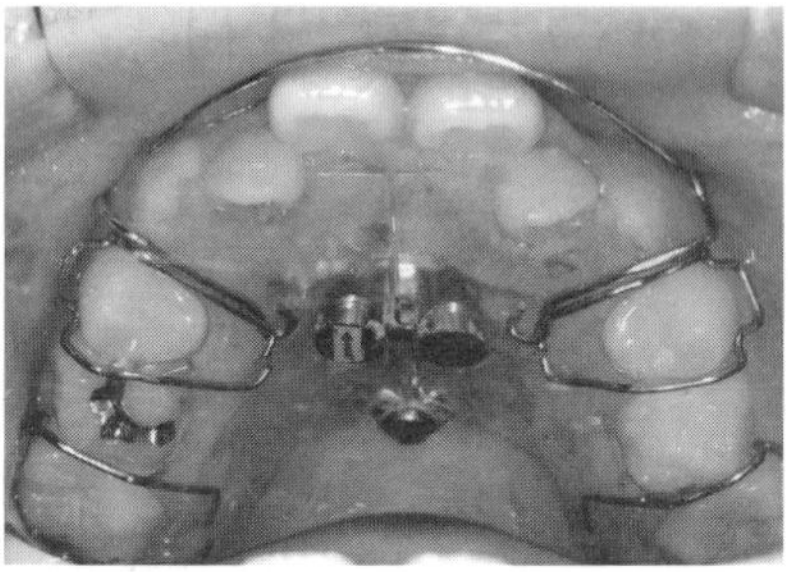

写真④—2（H11年7月）

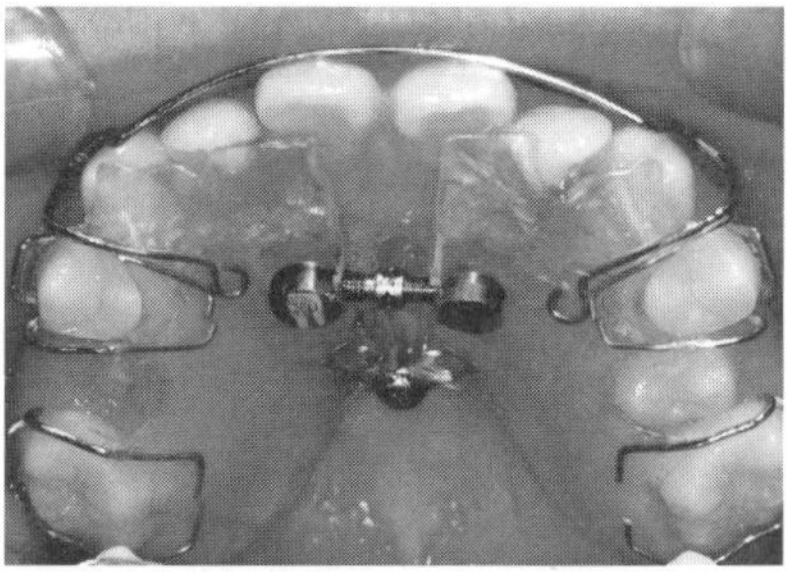

写真④—3（H12年4月）

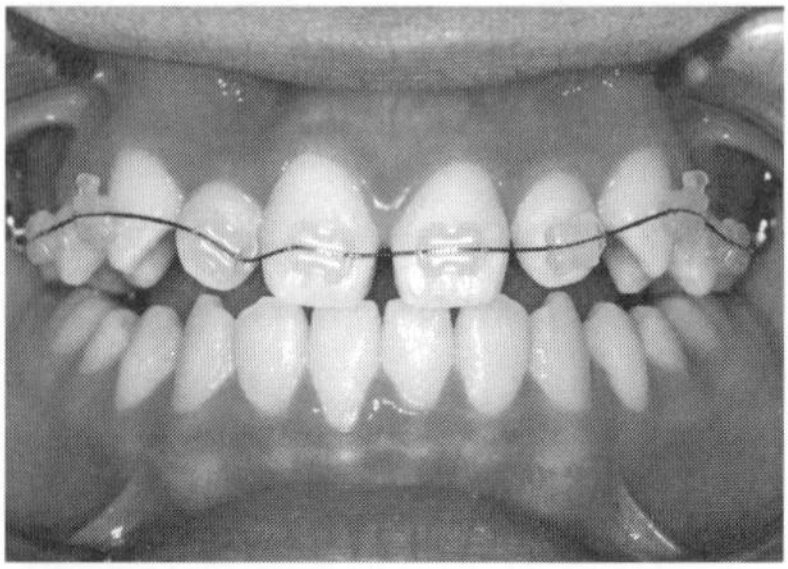

写真④—4（H12年4月）

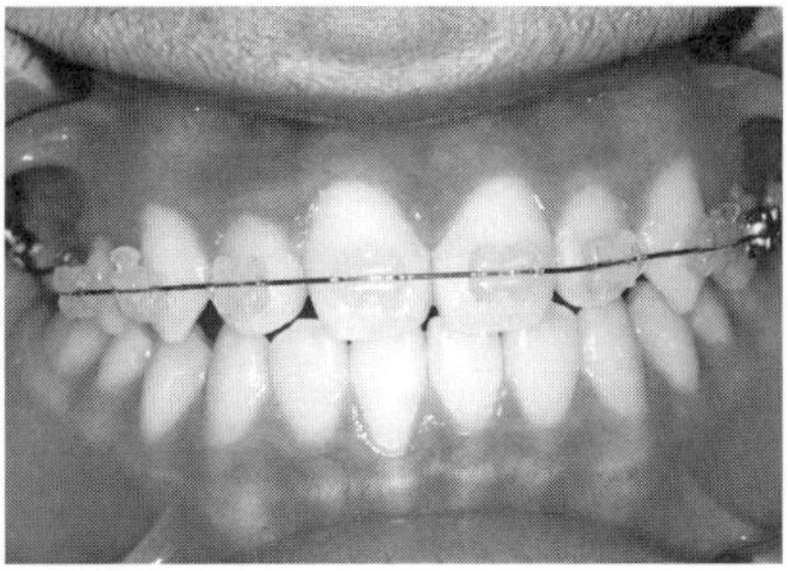

写真④—5（H12年9月）

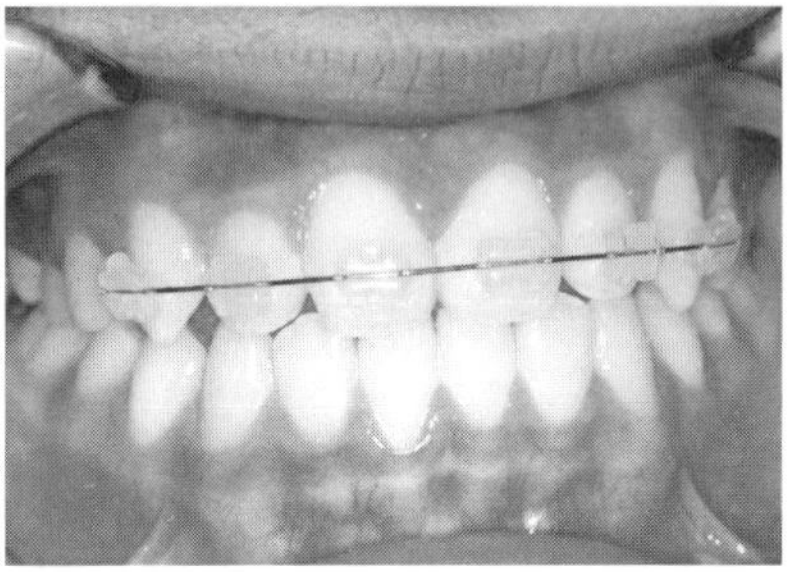

写真④—6（H12年10月）

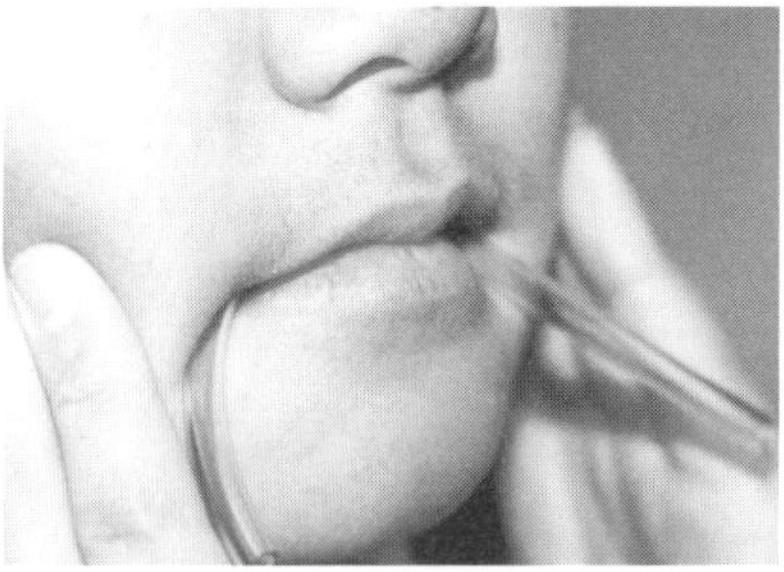

写真④—7（H12年10月）

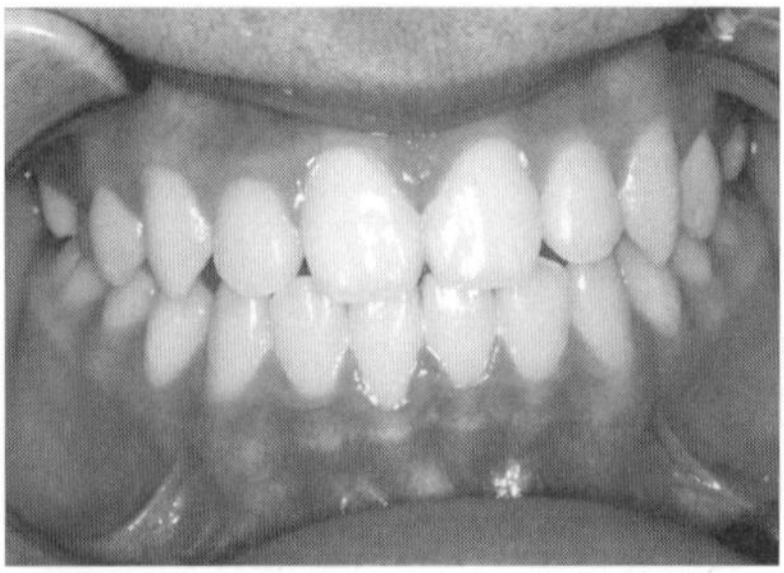

写真④—8（H12年12月）

症例5 形状記憶合金で八重歯を治療してみます。もちろん歯は抜きません。

※初診時一〇歳八カ月の女子。
治療期間二年三カ月。

一〇歳の女の子です。矯正の専門医のところで抜歯するしか治療の道はないと言われ、「何とかしてほしい！」と、訪れました。

犬歯が八重歯になっていて、前歯が四本並びません（写真⑤—1）。下の歯並びはきれいなので、いじりません（写真⑤—2）。前歯が並ぶまで上あごを側方に拡げます。四カ月であごは拡がり、前歯が並ぶスペースができました（写真⑤—3、4）。**歯を抜く必要はありません。**

これだけでは上あごと下あごのバランスがくずれてしまいます（写真⑤—5）。これ以上上あごを拡げることはできません。奥歯の噛みあわせを悪くします。だから奥歯を後ろに移動させる必要があります。

まず片側だけの奥歯を後方に移動します（写真⑤—6）。さらに一日一ミリずつ奥歯を後方に移動し（写真⑤—7）、残りの奥歯（小臼歯）をゴムで牽引して移動します（写真⑤—8）。

奥歯の移動が終了し、犬歯の入るスペースができました（写真⑤—10）。

ここからは形状記憶合金の働きを利用して、細いワイヤーで痛みなく歯を移動します（写真⑤—11、12）。

歯を抜かなくても、前歯も奥歯もきれいに並びました（写真⑤—13〜16）。

ここからは、訓練によって噛む機能を回復させることが大切です。

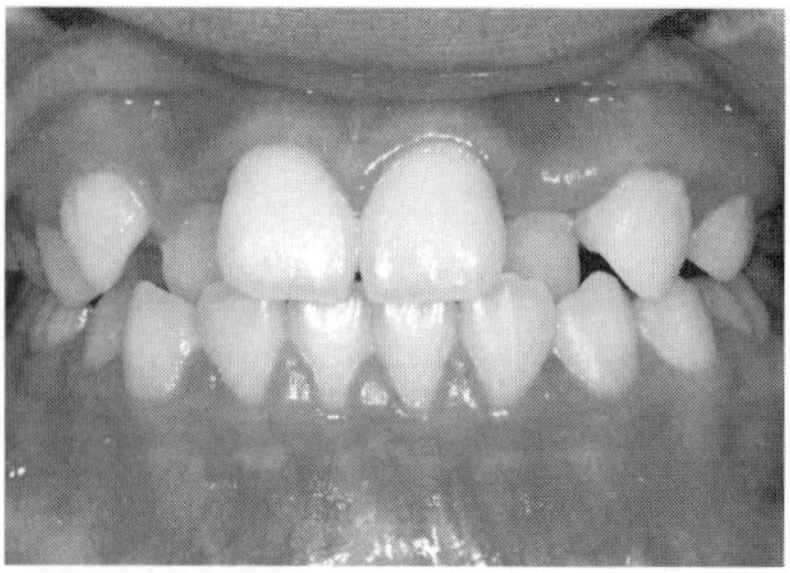
写真⑤—1（H9年11月）

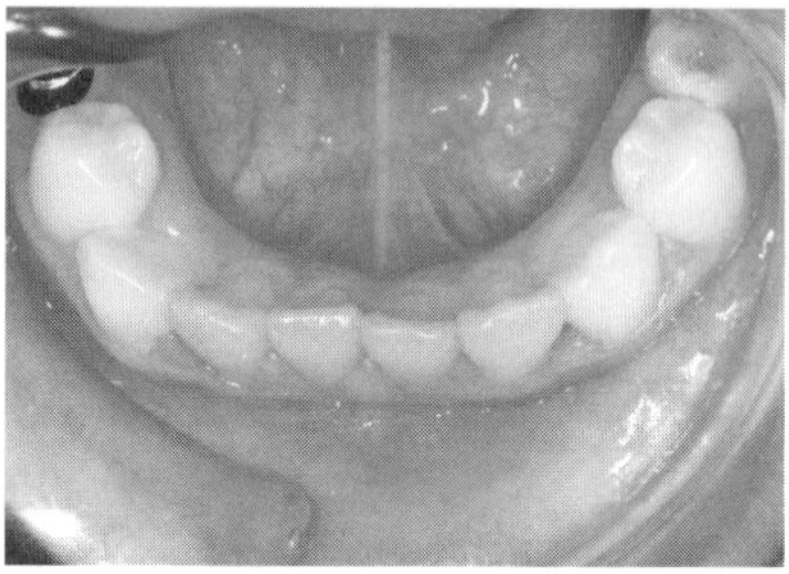
写真⑤—2（H9年11月）

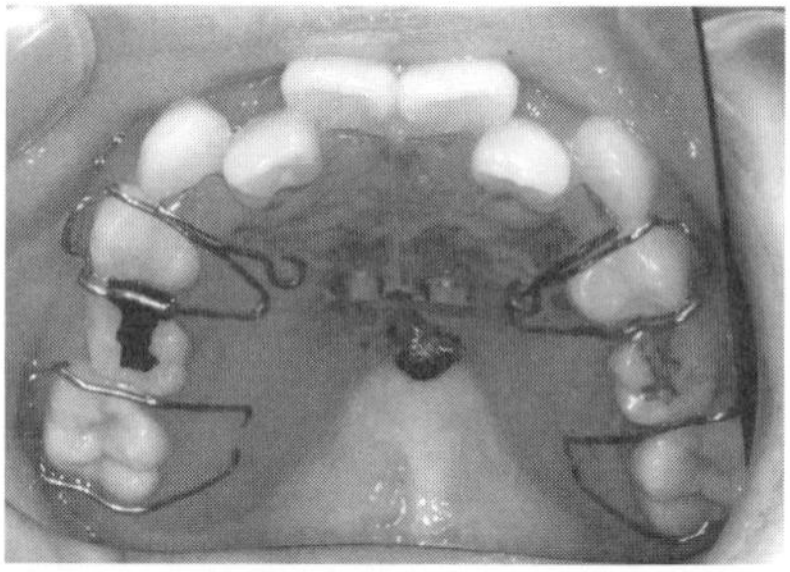
写真⑤—3（H9年12月）

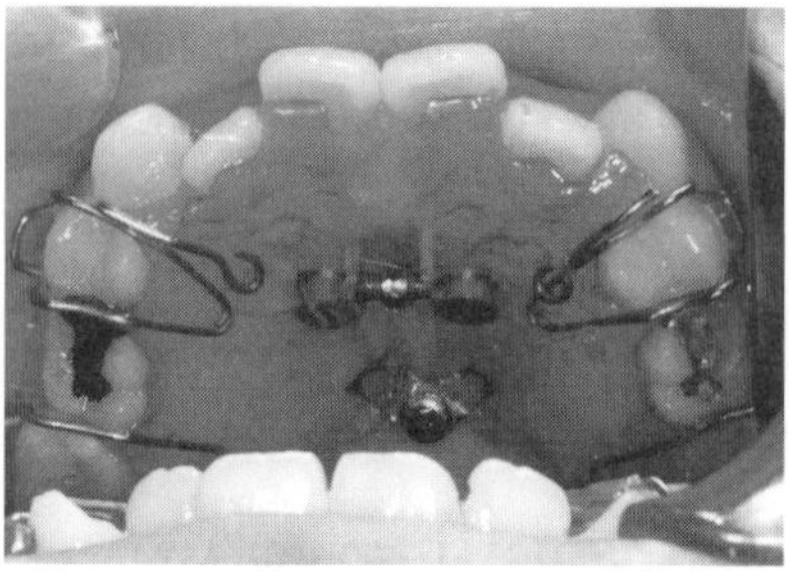
写真⑤—4（H10年3月）

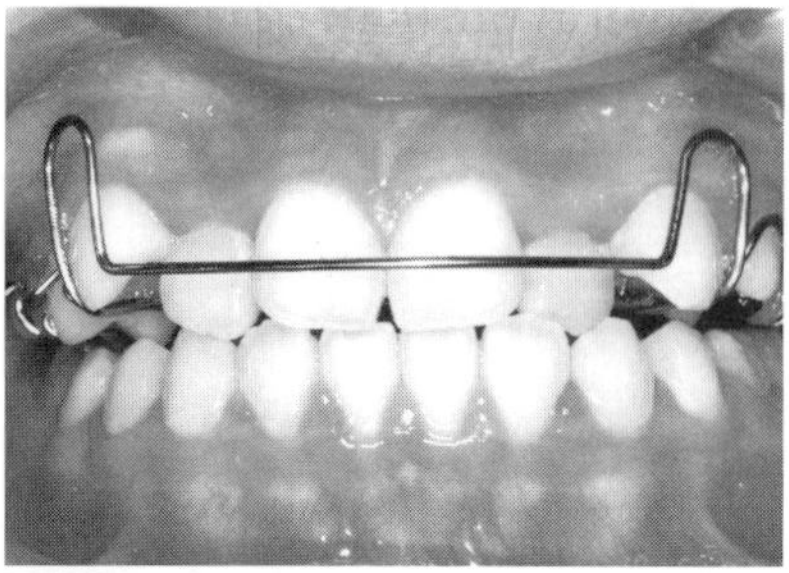
写真⑤—5（H10年5月）

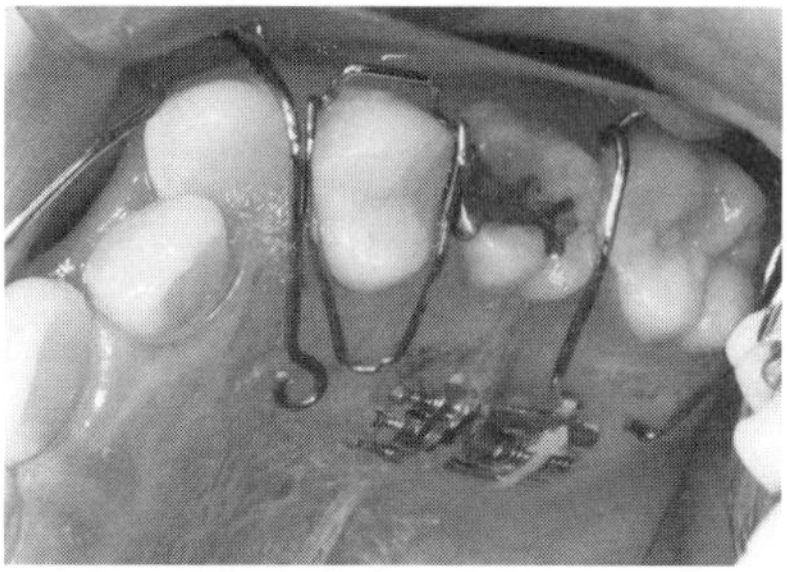
写真⑤—6（H10年5月）

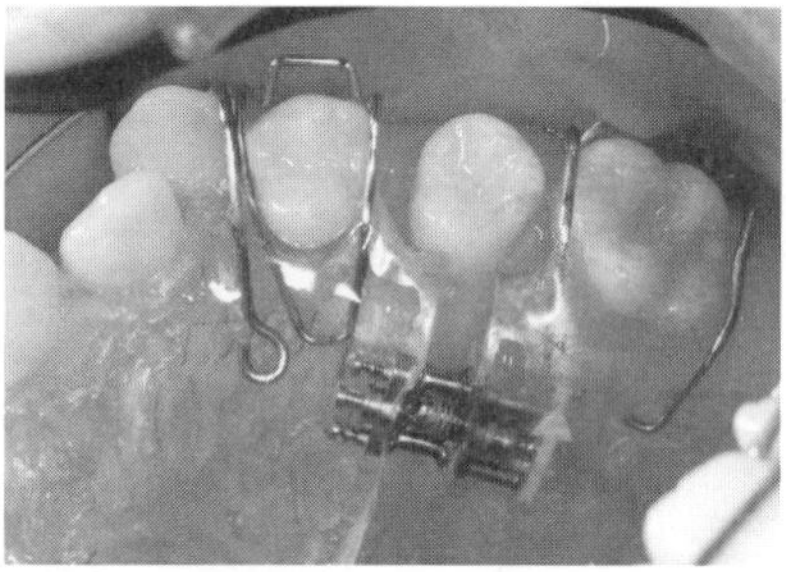
写真⑤—7（H10年8月）

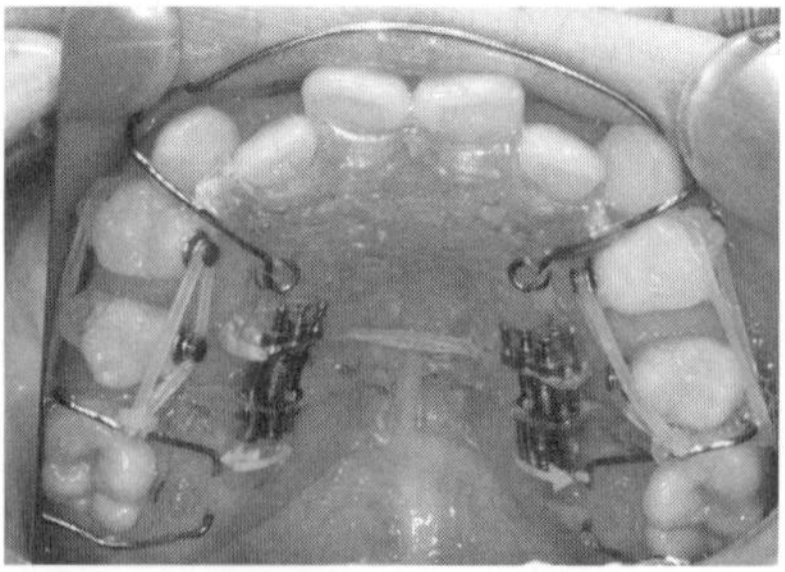
写真⑤—8（H10年9月）

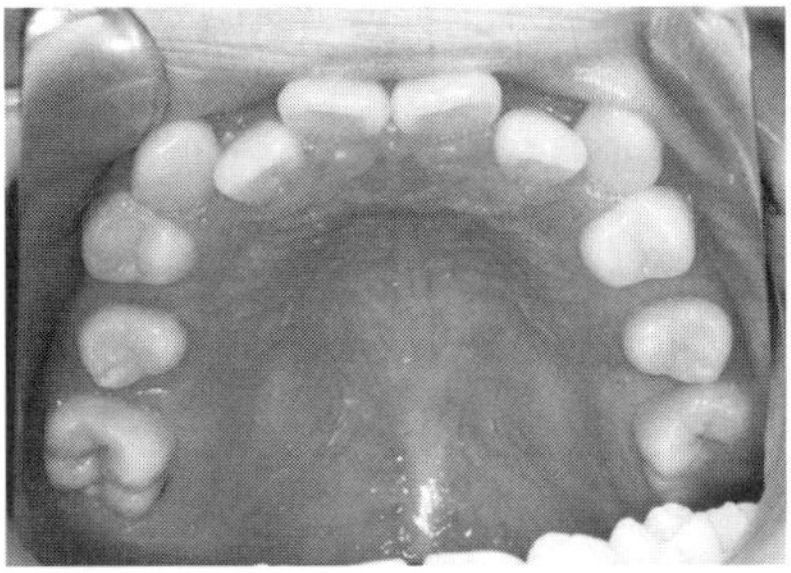
写真⑤—9（H10年11月）

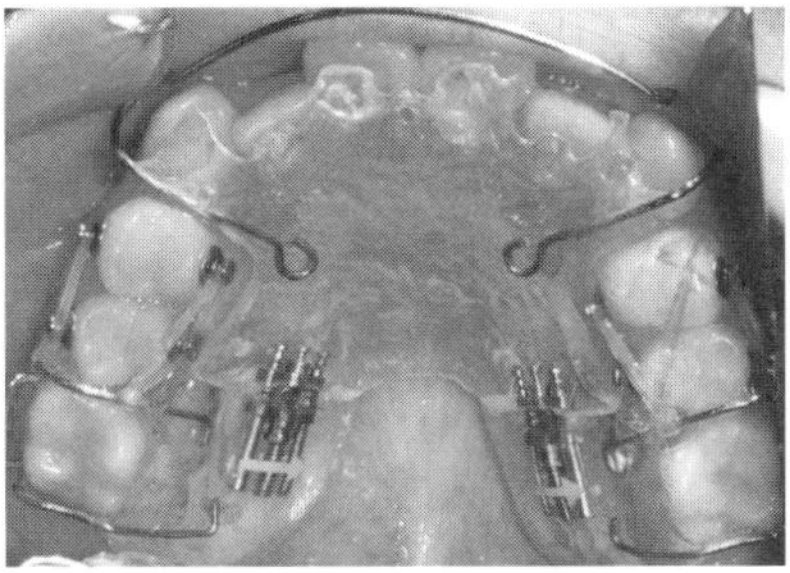
写真⑤—10（H11年4月）

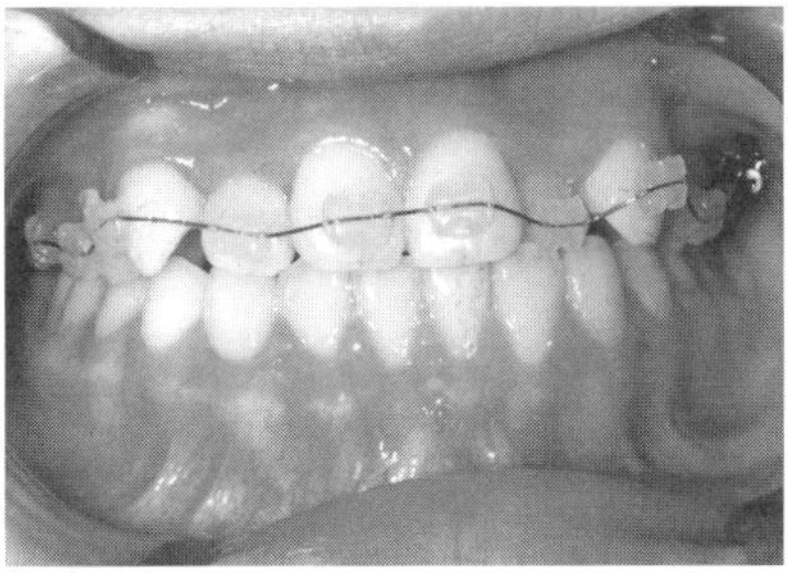
写真⑤—11（H11年4月）

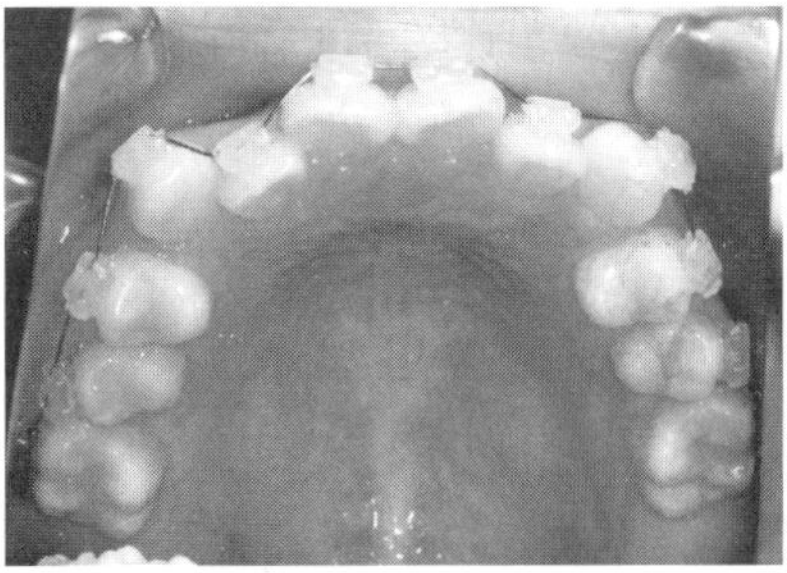
写真⑤—12（H11年4月）

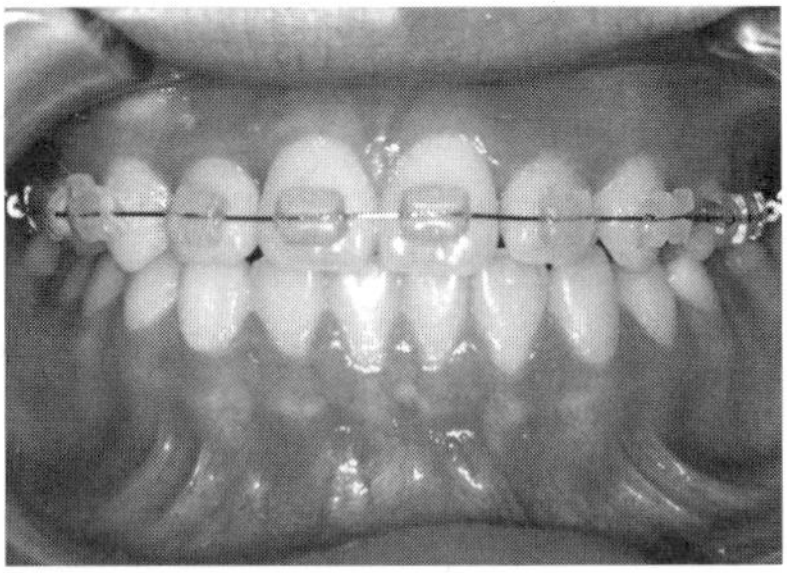
写真⑤—13（H11年8月）

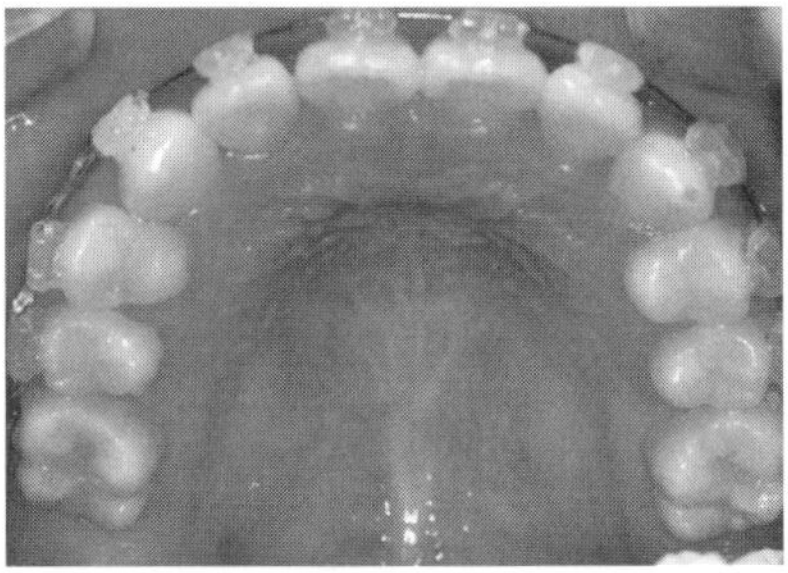
写真⑤—14（H11年8月）

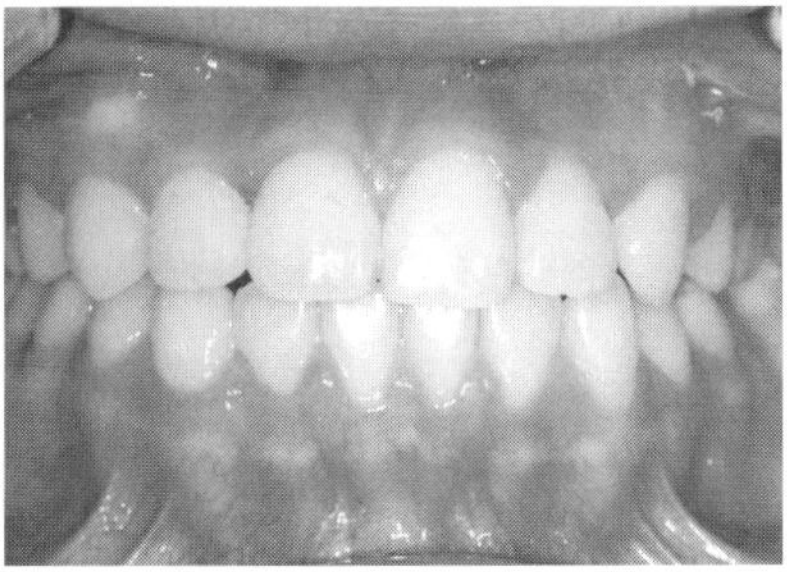
写真⑤—15（H12年2月）

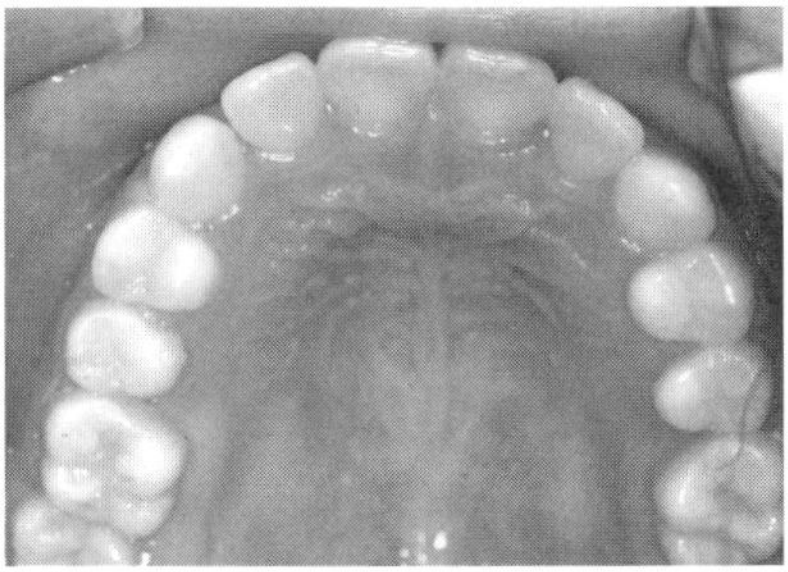
写真⑤—16（H12年2月）

症例6　下あごの乱ぐい歯です。

一七歳の男の子です。上の歯並びはきれいです(写真⑥―1)が、下の前歯四本が並びません。スペースがないので一本の前歯が歯並びから飛び出して内側に並んでいます(写真⑥―2)。

下あごが小さいので歯が並ばないのですから、あごを側方に拡げれば(写真⑥―3)、問題は解決します。**歯が並ばないからといって歯を抜くことはありません。**

四カ月で下あごが拡がりましたが、まだスペースが足りません(写真⑥―4)。そこで二つ目の装置を使って、側方拡大を終了させました(写真⑥―5)。スペースができたので内側からスプリングで押して歯軸を修正します(写真⑥―6)。

三つの装置で治療は終了し、下あごの歯並びはきれいになりました(写真⑥―7)。早く治療を開始していれば下あごの拡大だけの一つの装置で処置できたはずです。この場合もやはり、様子をみていれば歯並びはどんどん悪くなります。

下あごを二回拡げたのですから、約一〇ミリ拡がりました。ここから後は、噛む訓練です。しっかり噛んでいると、上あごは下あごにつられて自然に拡がりました(写真⑥―8)。

すべてのケースで自然にあごが拡がるわけではありませんが、歯科医師による床装置を使った機械的治療だけではなく、自分の能力で機能を改善する生物学的治療(バイオセラピー)が大切なのです。

※初診時一七歳六カ月の男子。治療期間一年六カ月。

上あごと下あごは違います

口は食べ物を砕く器官です。砕かれた食べ物は上あごの歯肉に当たります。痛いでしょうか？　痛くありません。それは上あごの歯肉は厚みがあるからです。

下あごの舌側には食べ物が入りません。食べ物は舌の上にのるからです。そのために下あごの歯肉は薄いのです。

下あごの装置は薄い歯肉の上にのっているので、上あごの装置よりも痛みを感じることがあります。装置を調整すれば痛みはとれます。痛い時はがまんせずに、すぐ先生に連絡しましょう。

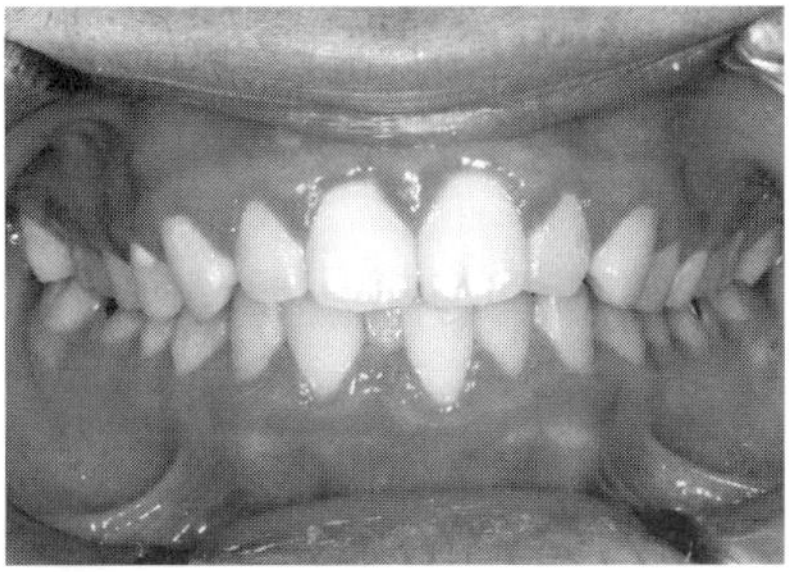

写真⑥—1（H11年2月）

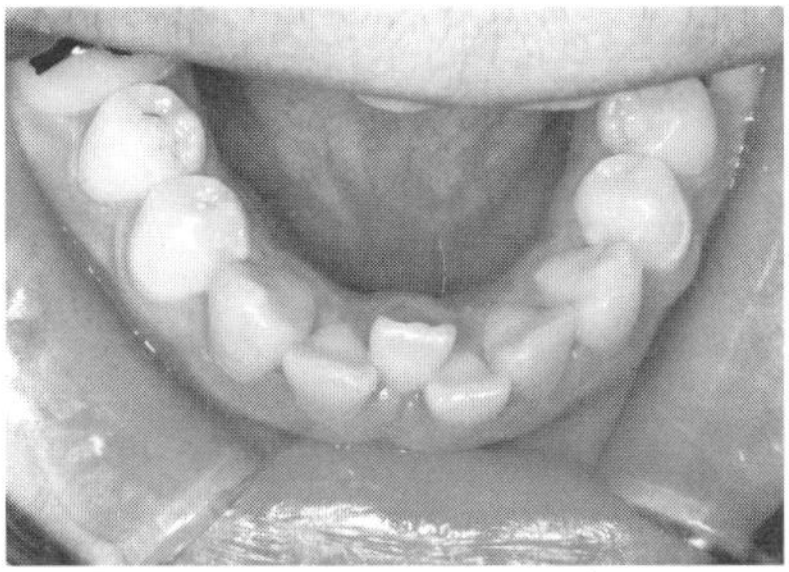

写真⑥—2（H11年2月）

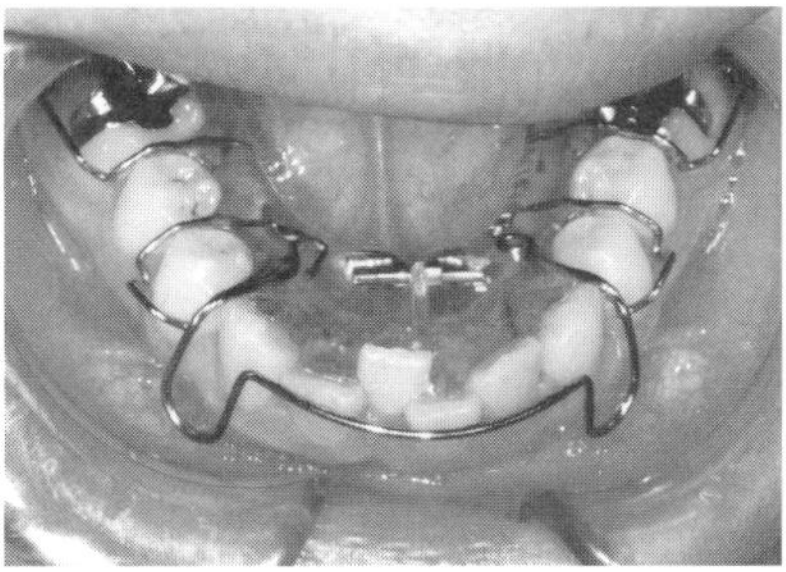

写真⑥—3（H11年2月）

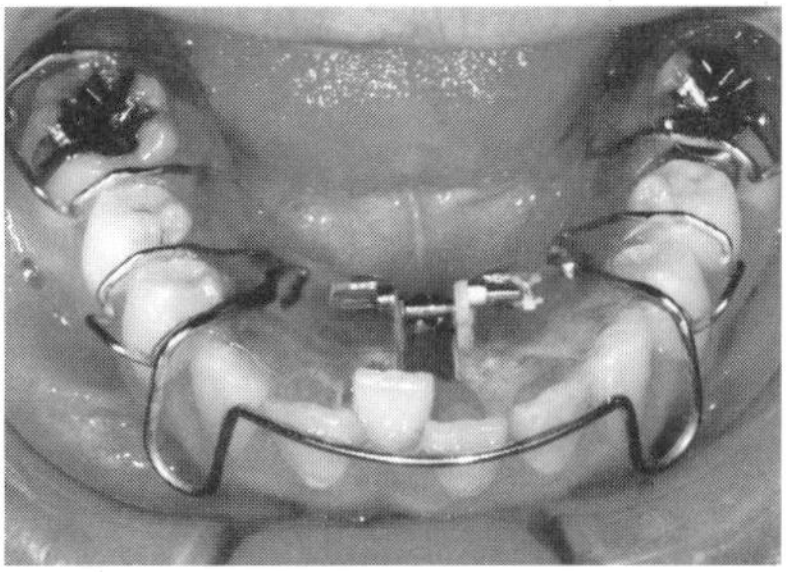

写真⑥—4（H11年6月）

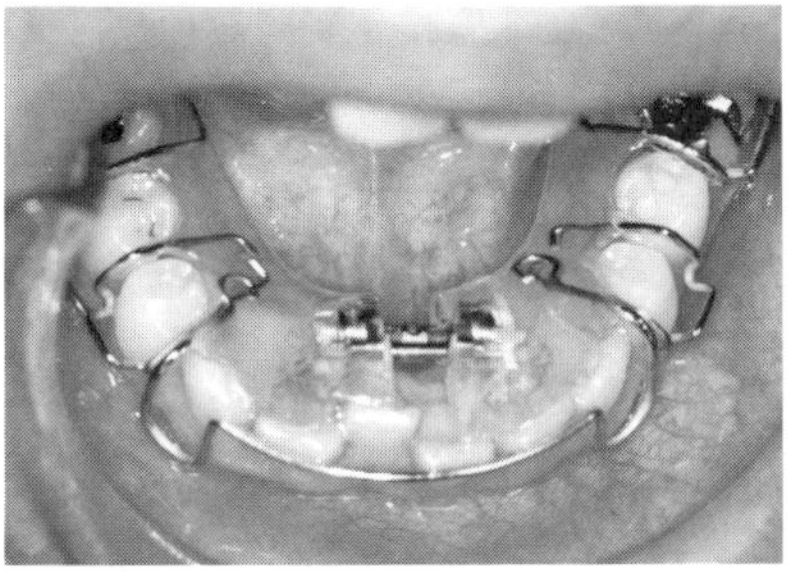

写真⑥—5（H12年1月）

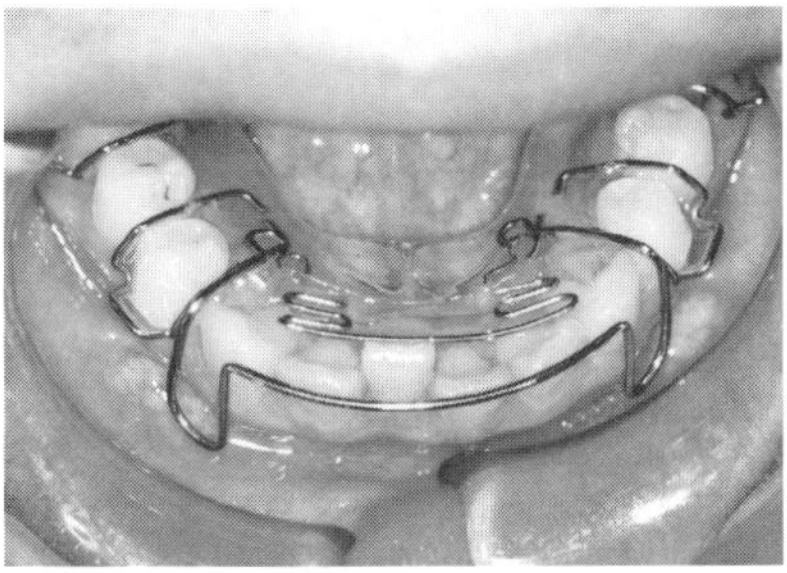

写真⑥—6（H12年1月）

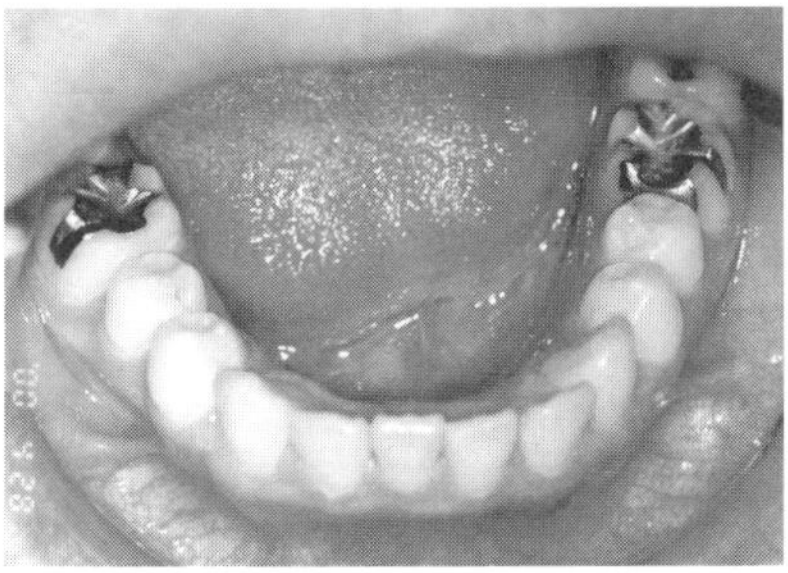

写真⑥—7（H12年4月）

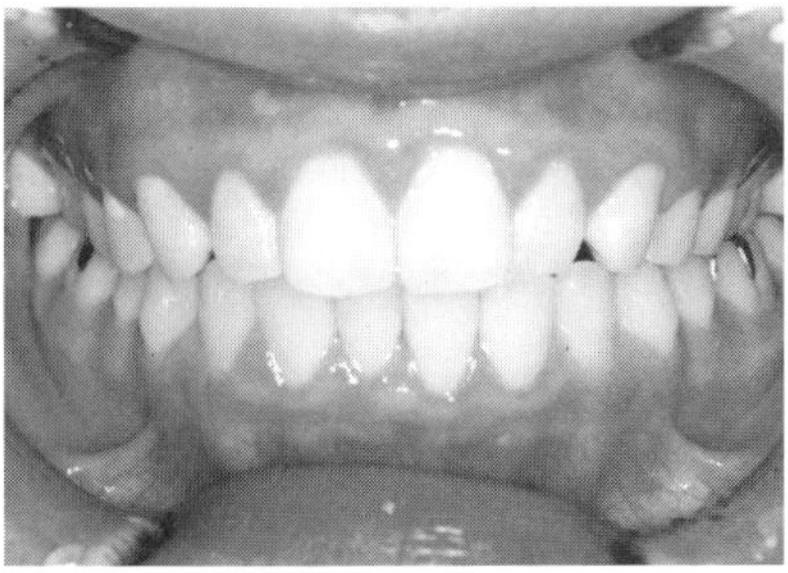

写真⑥—8（H12年8月）

症例❼ 下あごの乱ぐい歯です。親知らずのことも考えてみましょう。

※初診時九歳一カ月の女子。治療期間一年八カ月。

初診時です。下あごの前歯はとても並びません（写真⑦―1）。前歯四本が並ぶように、下あごを側方に拡げました（写真⑦―2）。犬歯が八重歯になっているので、これ以上拡げても犬歯の入るスペースはできません（写真⑦―3）。上下の噛みあわせも悪くなります。

レントゲン写真を見ると、親知らずが骨の中に潜っていますが、まだ歯の根ができていないので、抜かなくても大丈夫（写真⑦―4）。臼歯の後方への移動の邪魔になることはありません。臼歯を後方に移動させます（写真⑦―5）。

左右とも臼歯の後方移動が終了しました（写真⑦―6）。ここから、形状記憶合金のワイヤーを装着しました（写真⑦―7）。歯は下あごにきれいに並びました（写真⑦―8）。

症例❻のように前歯の重なりが少なければ、下あごを側方に拡げてあげればいいのですが、このケースのように、犬歯が八重歯になって前方に移動している場合には、奥歯を後方に移動しなくてはならなくなります。それだけ治療が複雑になり、治療時間も費用もかかってしまいます。

下あごの前歯は六歳までに生えてきます。その時に歯が並ぶか並ばないか、判断できます。歯が並んでいないのに様子をみていたので、このような状態になったのです。

親知らずについて一言

このケースでは、親知らずはまだ生えていなかったのですが、仮に親知らずが生えている場合はどうでしょうか？

患者さんは親知らずが邪魔をして奥歯は移動できないと心配になります。親知らずを抜くことを考えますか？いえ、そのままにしておきます。

大丈夫、歯は後方に移動できます。保存の考え方では悪さをしていないならば、放置します。まだ二一世紀になったばかりです。歯科の学問はもっと進歩するでしょう。将来、虫歯で七番目の歯を抜くことになった場合、八番目の親知らずを七番目に移動することができる可能性があります。

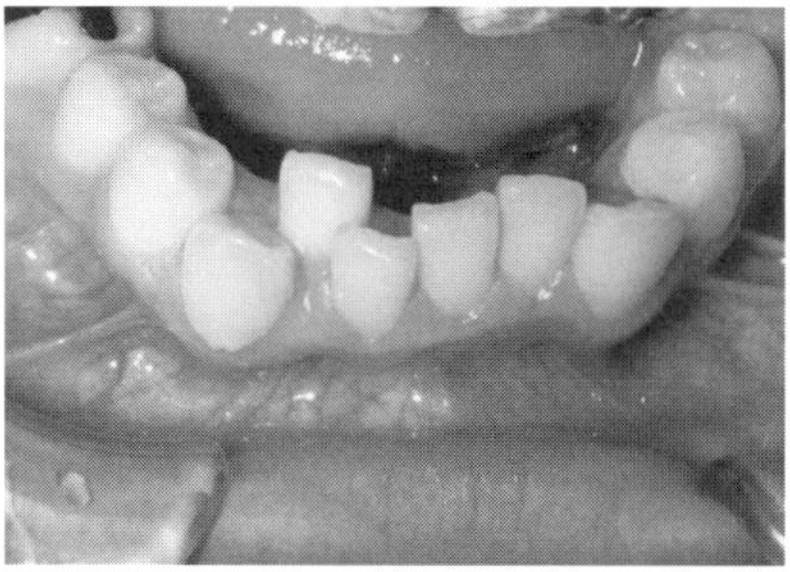
写真⑦—1（H10年2月）

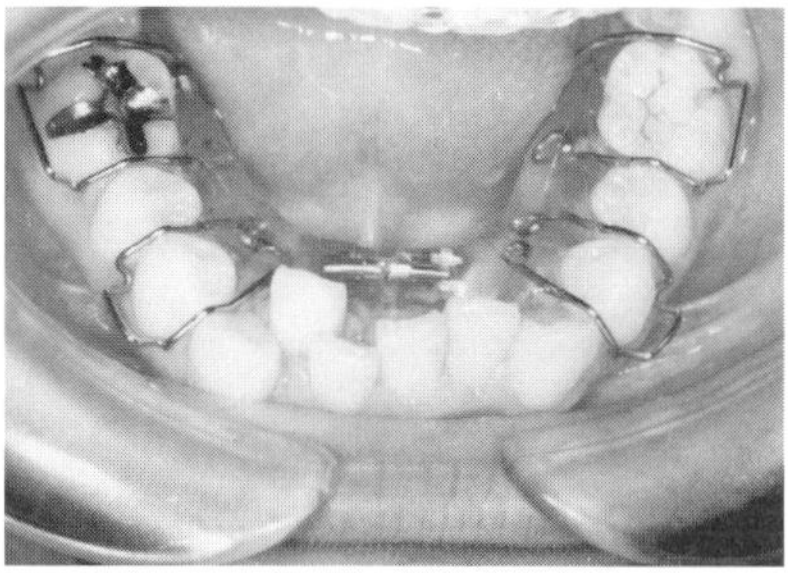
写真⑦—2（H10年2月）

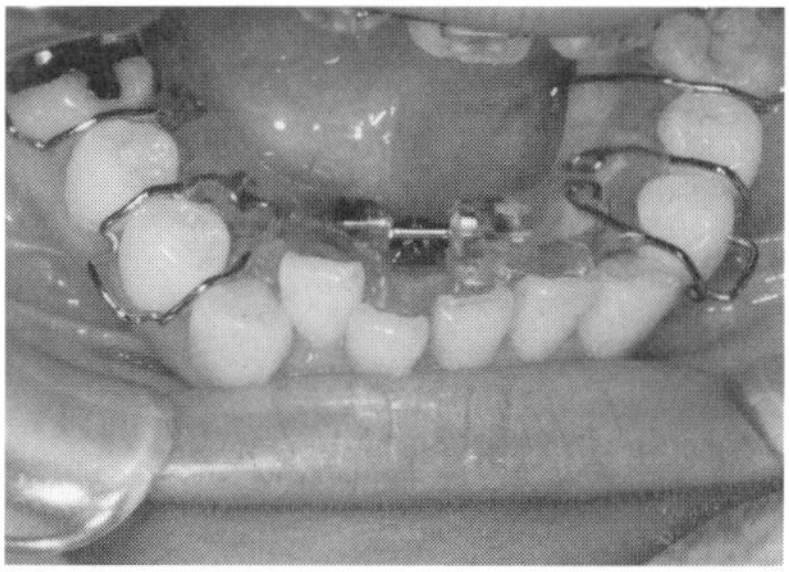
写真⑦—3（H10年10月）

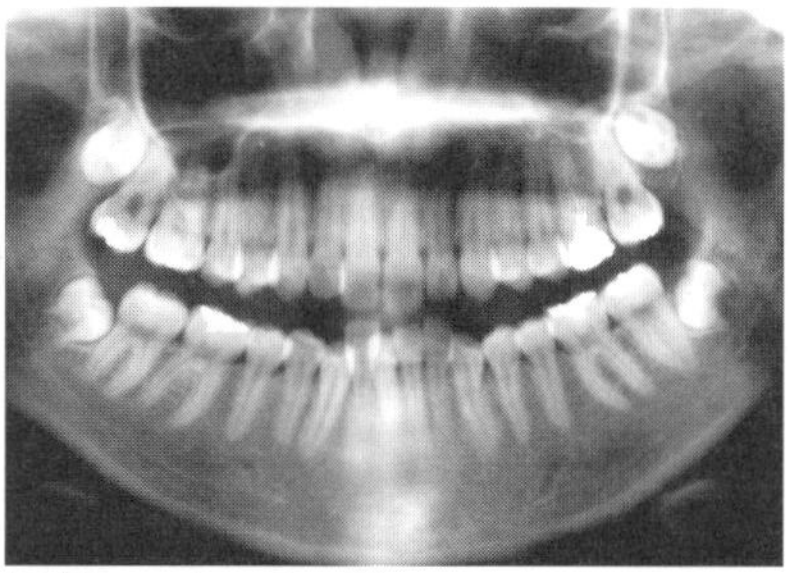
写真⑦—4（H10年10月）

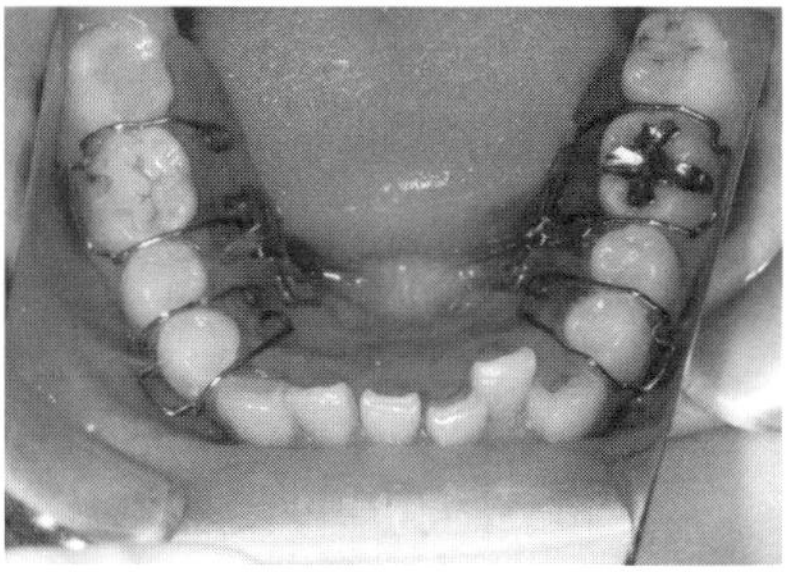
写真⑦—5（H10年10月）

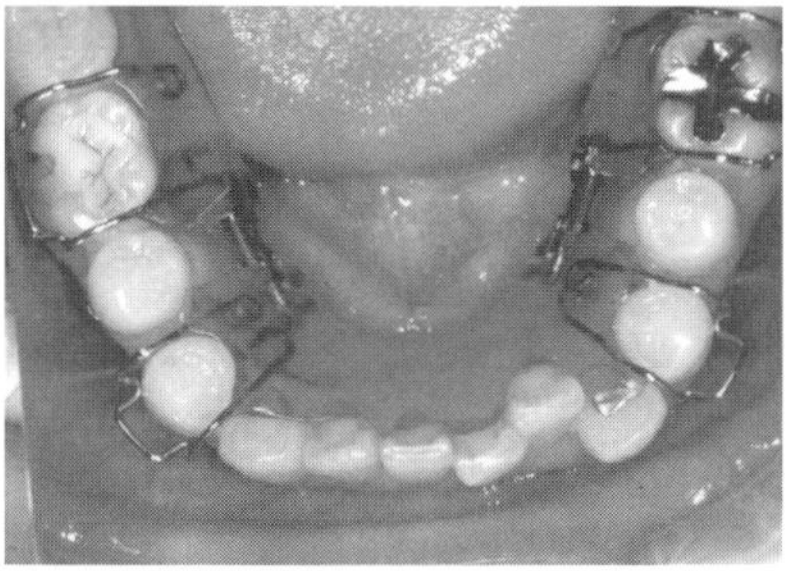
写真⑦—6（H11年2月）

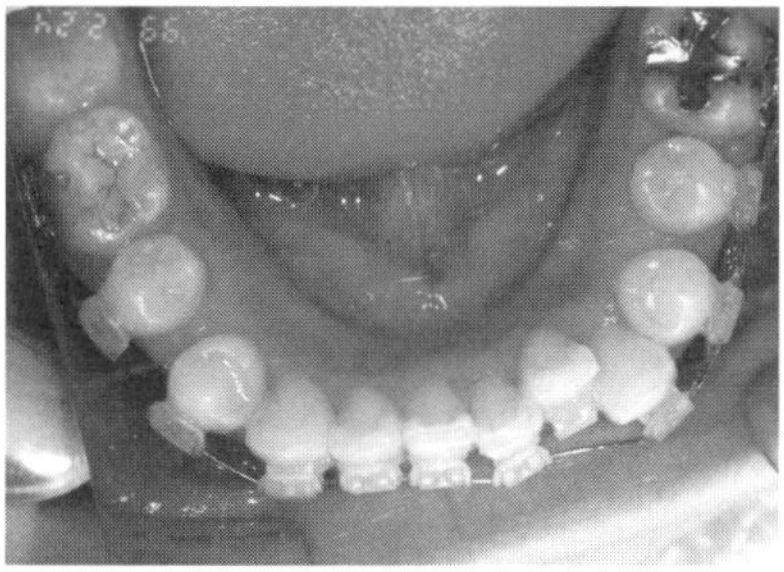
写真⑦—7（H11年2月）

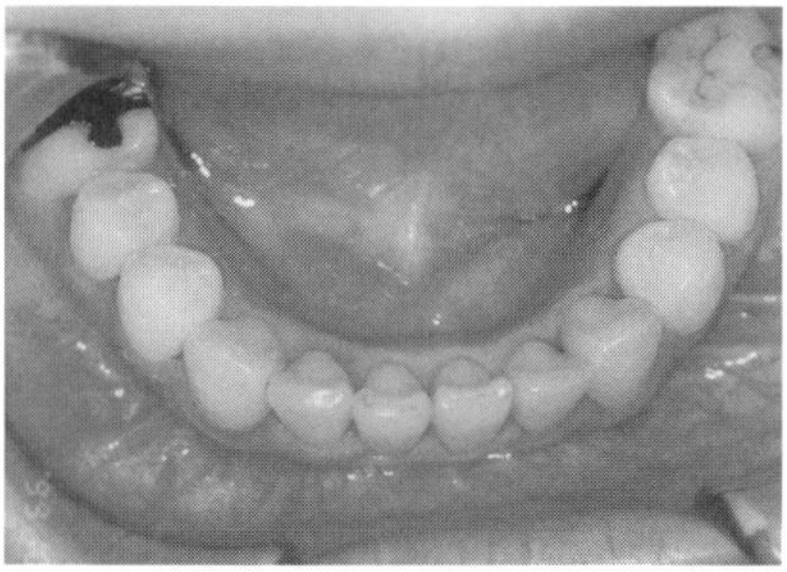
写真⑦—8（H11年10月）

症例 8
どうしてここまで放置していたのでしょう。あきれるほどとんでもない歯並び。

床矯正は歯やあごを横に押す、前に出すなど、一方的にしか動かせません。形状記憶合金のワイヤーを使用すれば三次元的に理想的に歯を移動できますが、あごを拡げることはできません。このケースでは、二つの治療方法を利用しました。

どう見ても歯が並ぶスペースがありません。信じられない神様のいたずらです（写真⑧―1）。スペースがないので歯がバラバラに生えたのです。あごを拡げましょう。

下あごも乱ぐい歯になっています（写真⑧―2）。くどくどしい説明の必要もないほどひどい状態ですから、このような患者さんは早く治療を進めてほしいと希望しています。

床矯正の治療はあくまで患者さん本位です。医師の望むように装置をきちんと入れてくれない、ネジを巻いてくれないこともあります。ある意味でこの治療法の欠点ともいえます。

ひどい状態の患者さんのほうが、一生懸命に装着し、ネジも巻いてくれます。結果的に早く治療が終了することがあるのは、そのためです。

乱ぐい歯（叢生《そうせい》）になったのはスペースがないからです。上あごを拡げて歯の並ぶスペースをつくります（写真⑧―3～6）。

歯を抜かずに歯の並ぶスペースができたのでワイヤーを装着します（写真⑧―7、8）。こ

※初診時一〇歳一カ月の男子。
治療期間一年八カ月。

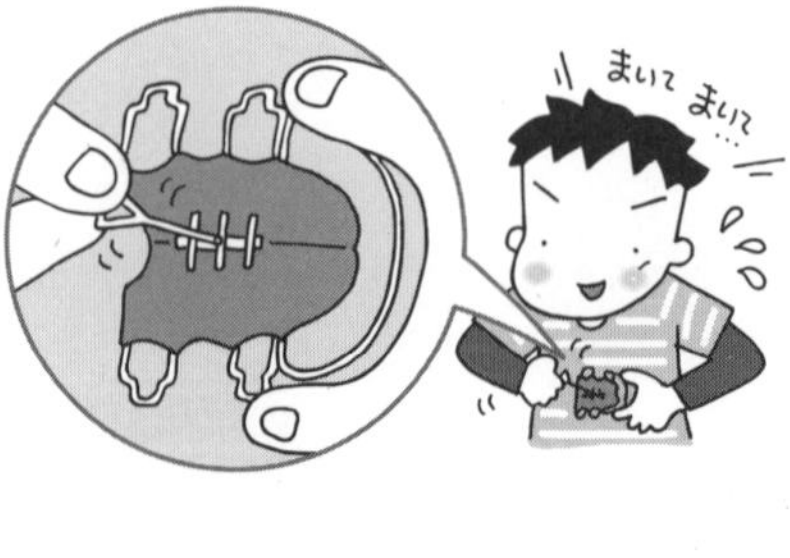

こからはワイヤーの形状記憶合金の力で、歯はきれいに並びます。歯を抜いていないので、短期間で正しい位置に並びます（写真⑧―9）。臼歯のワイヤーをはずして噛む訓練をしました（写真⑧―10）。

上あごに床装置がなくなったので、ここからは下あごを拡げる治療にします（写真⑧―11、12）。下あごが拡がったのでスプリングで下の歯を修正します（写真⑧―13）。

ここからは噛む訓練をします。

初診時の歯並びがうそのように、上あごも下あごもきれいになりました（写真⑧―14〜16）。

犬歯が生えてきたらもっと大変なことになったでしょう。上あごが三つの装置、下あごが二つの装置で治療が終了しました。とんでもない歯並びでも、あきらめずに治療することが大切です。

上下同時の治療も可能です。当然治療時間は短くなります。片方ずつの治療にするか、上下同時に進めるかを決めるのは患者さんです。床矯正装置は取りはずしが可能ですから、患者さんが装置を入れてくれなければ治療は進みません。どうしても治療を急ぐならば、一つの装置を装着して一ヵ月後に、もう一つの装置を装着するかを患者さんが決めます。

こんな場合にはワイヤーを使用します。

床矯正装置は二次元的にしかあごを動かすことができません。

一度にすべての歯を三次元的に動かしたい時に、形状記憶合金のワイヤーを使います。

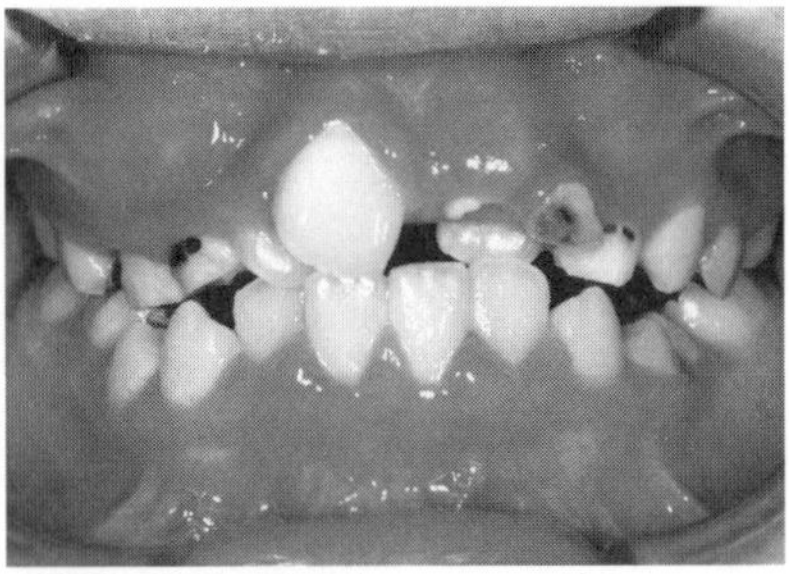
写真⑧—1（H11年5月）

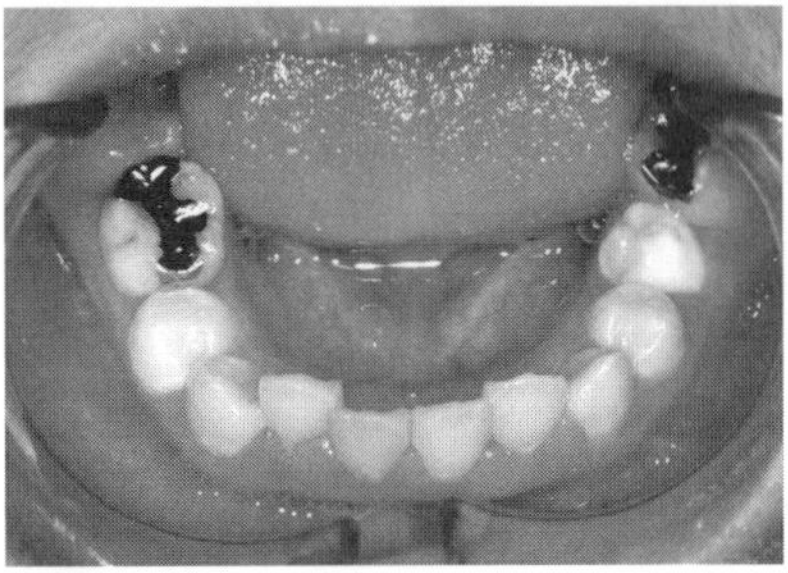
写真⑧—2（H11年5月）

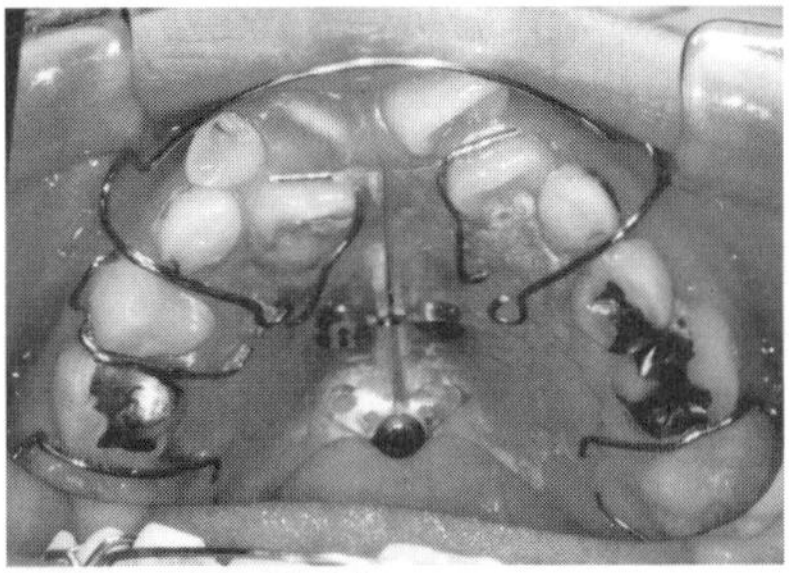
写真⑧—3（H11年5月）

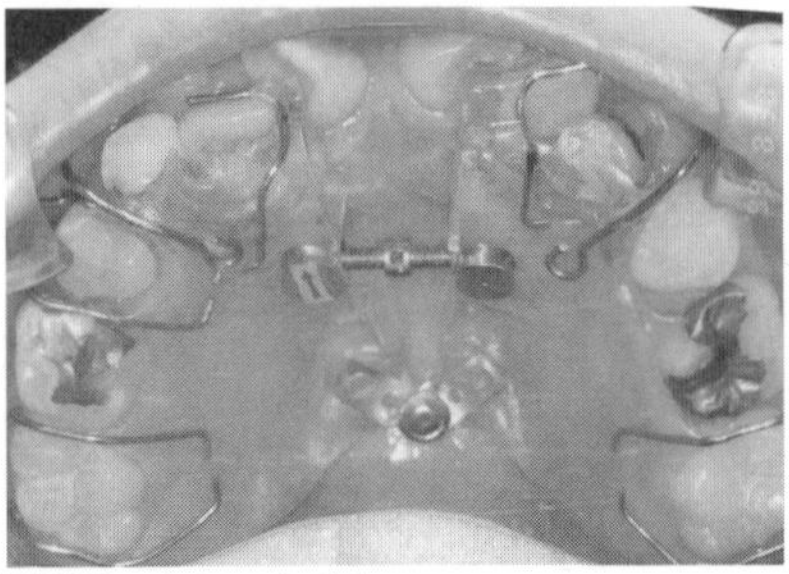
写真⑧—4（H11年8月）

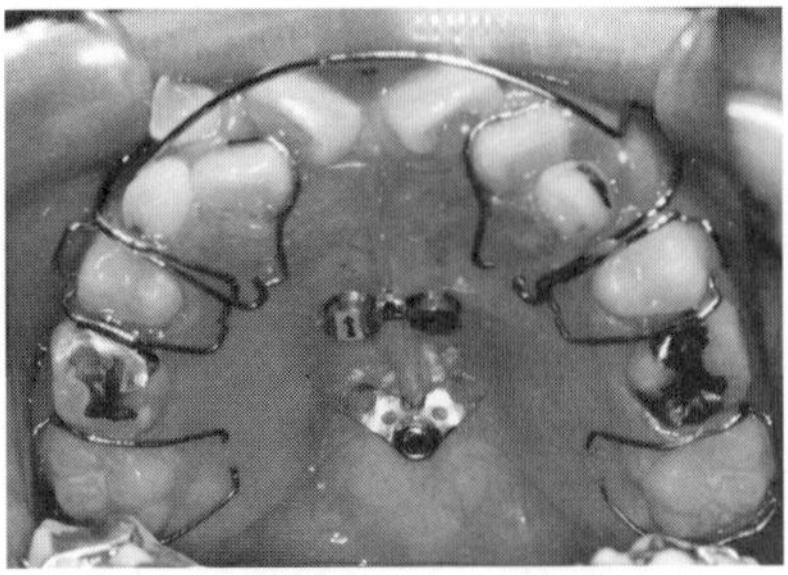
写真⑧—5（H11年8月）

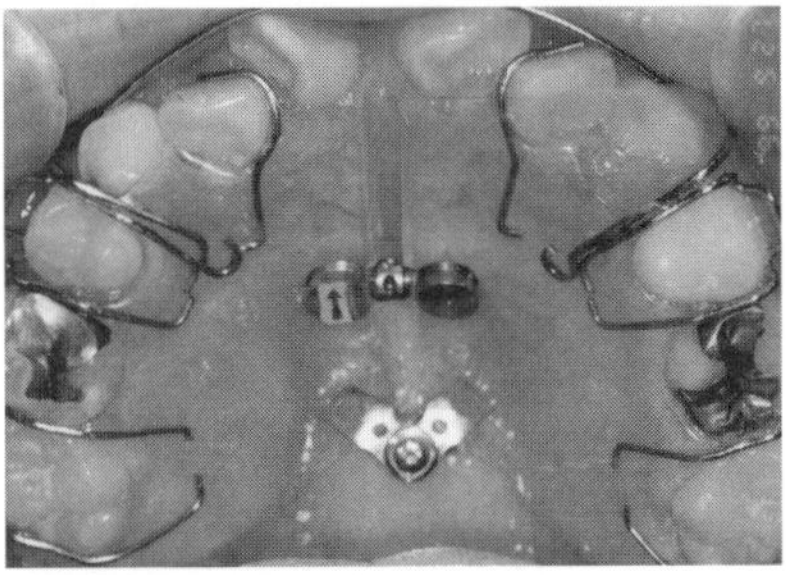
写真⑧—6（H11年9月）

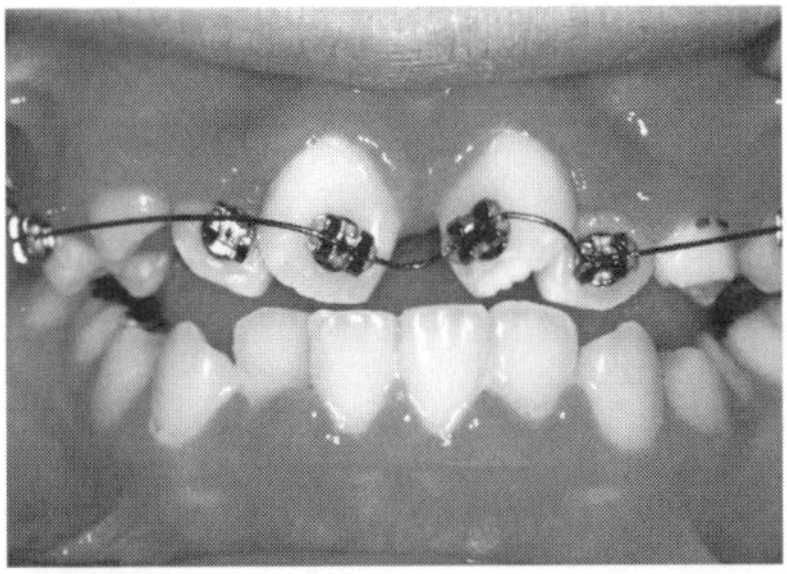
写真⑧—7（H11年9月）

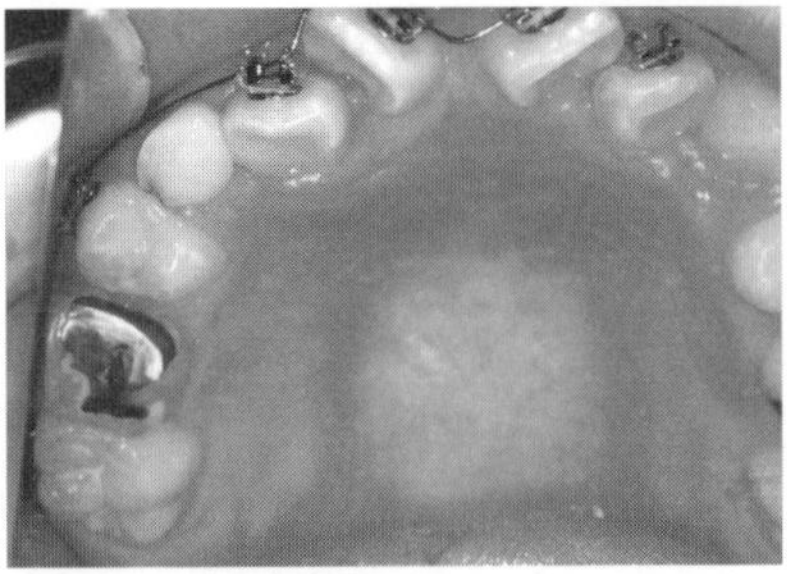
写真⑧—8（H11年9月）

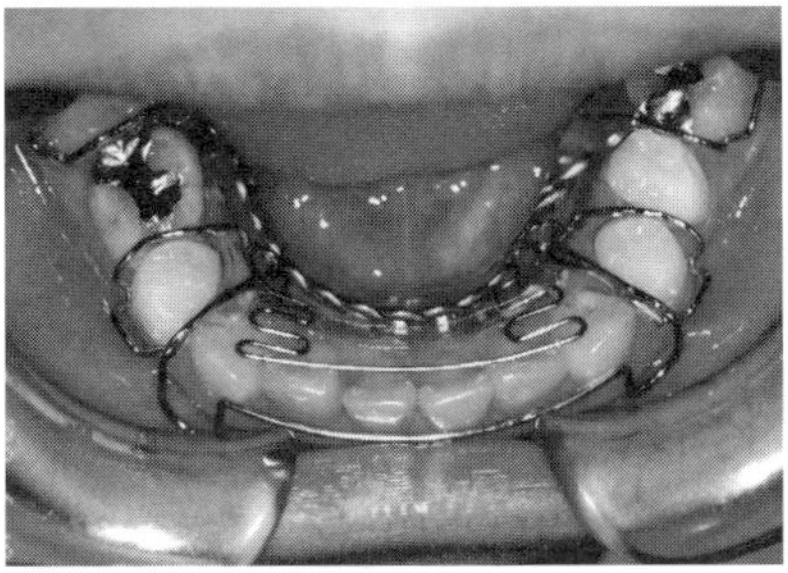

写真⑧―13（H12年8月）

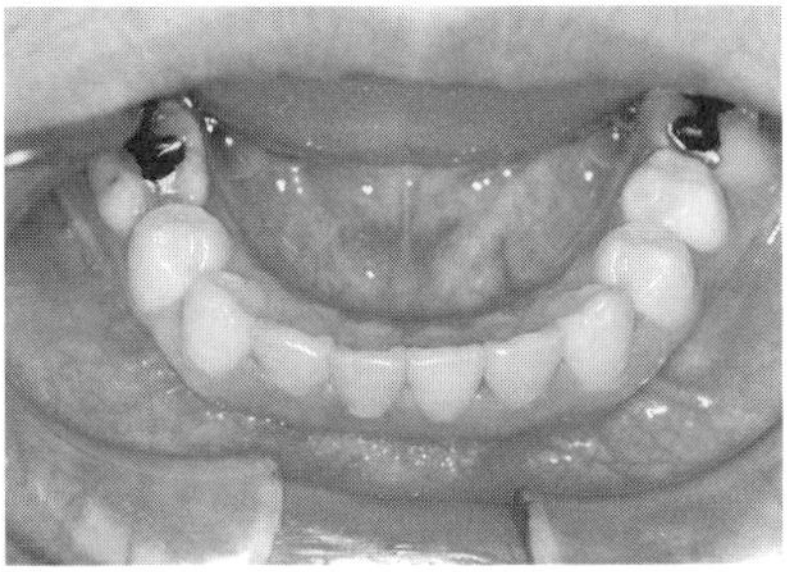

写真⑧―14（H13年1月）

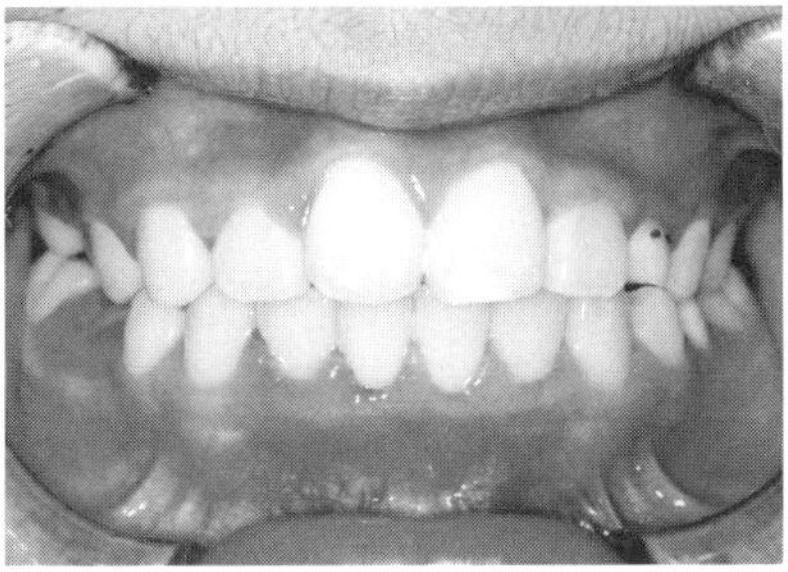

写真⑧―15（H13年1月）

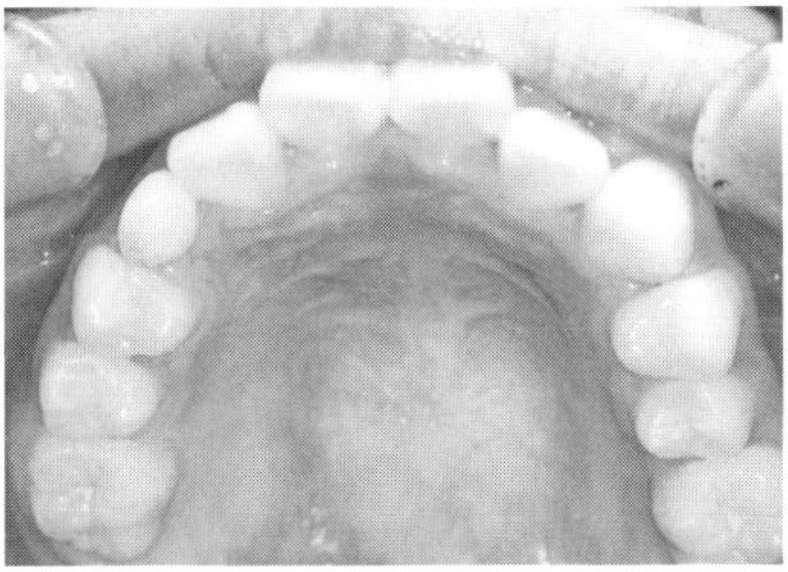

写真⑧―16（H13年1月）

症例 ❾ 成人の乱ぐい歯です。子どもの頃に治していないのでかなりひどい状態でした。

※初診時二四歳五カ月の女性。治療期間二年四カ月。

子どものときから歯並びが悪く、コンプレックスをもっていましたが、家の経済的な事情から、親には治療をしたいと言えませんでした。社会人になり、自分の収入で治療ができると考え、矯正専門医に治療の相談にいきました。治療費はローンを組むことを勧められ、一応の金銭的メドはたったのですが、治療方法は上下四本の抜歯しかないと言われショックでした。

友人の紹介で歯を抜かない治療もあると聞き、私のところに来院しました。

上下左右の噛みあわせがひどい状態です（写真⑨―1）。

自分で「治したい」という治療目的がハッキリしているだけに、治療の経過は幼児よりも良好です。

装置によって機械的に押された歯の骨は体内に吸収され、その歯の反対側に新しい骨ができてきます。

※歯が動く仕組みについては、一九九頁を参照してください。

骨の吸収は年齢に関係なくおこりますが、高齢になると骨のでき方が遅くなります。骨折をした場合に高齢者は幼児よりも治癒が遅れるのと同じです。

六〇代の方でも、歯周病などの歯を支えている組織に病気がなければ矯正治療はしています。子どもの治療を見て、「私も治療をしたい」と希望する親御さんも多いのが現状です。

子どもの治療と比べて特に変わることはありません。

抜歯による矯正治療は、歯を抜くダメージがあるので、治療期間は二年から三年はかかりますが、床矯正治療は生体へのダメージが少ないので、早期に治療が終了するケースがほとんどです。このケースは治療が終了するまで二年四カ月かかりましたが、患者さんからの希望があれば、上あごと下あごを同時に治療することも可能です。そうすればもっと治療時間は短縮できます。ただしあくまで、自分に合わせて。無理することはありません。

上あごを拡げるのに四カ月、下あごを拡げるのに五カ月かかりました（写真⑨—2〜6）。歯を抜くことを考えれば、短い治療期間だと思います。

ワイヤーで歯を動かす治療は六カ月で、あとは噛む訓練をして、歯は抜かずにきれいに並びました（写真⑨—8）。

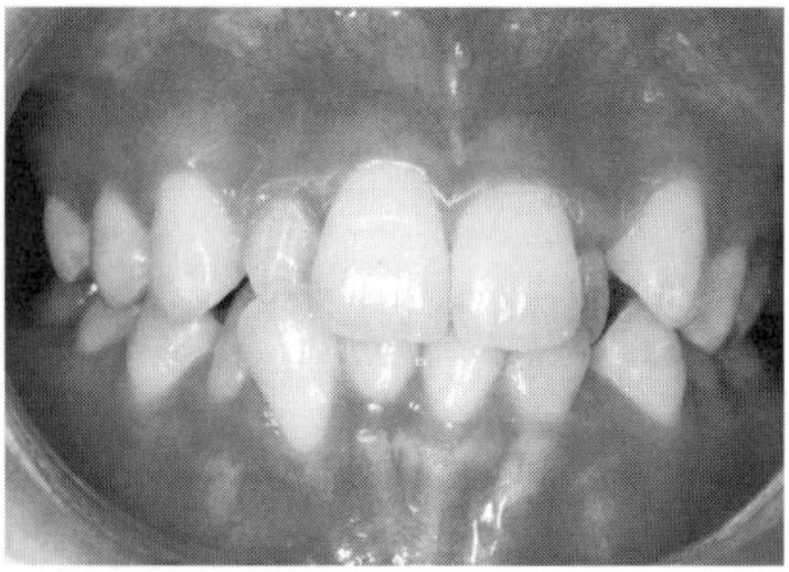
写真⑨—1（H10年4月）

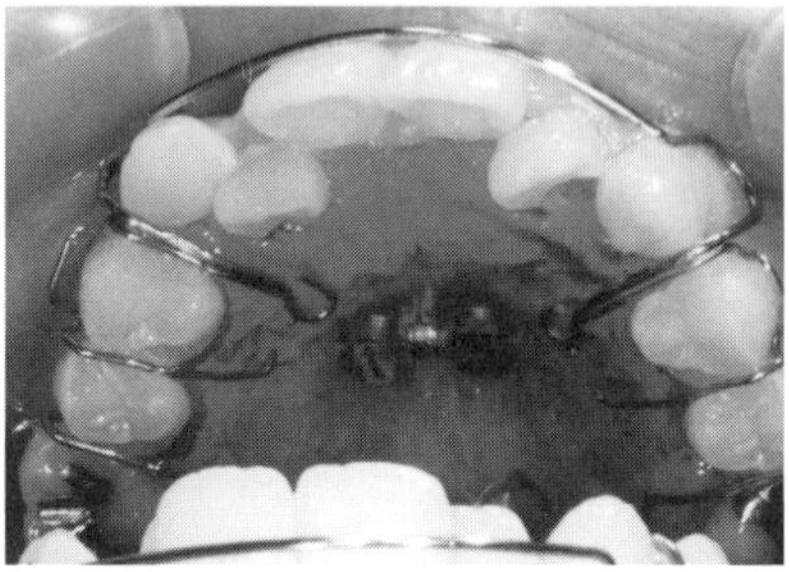
写真⑨—2（H10年4月）

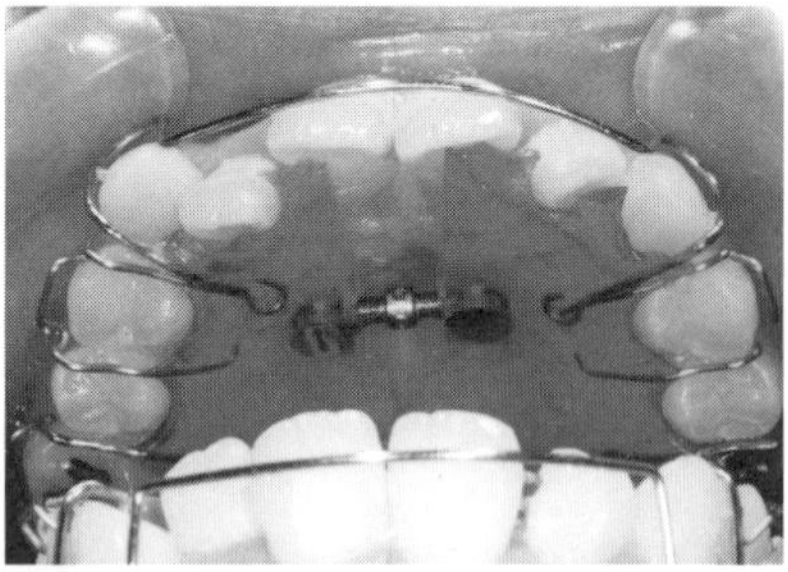
写真⑨—3（H10年8月）

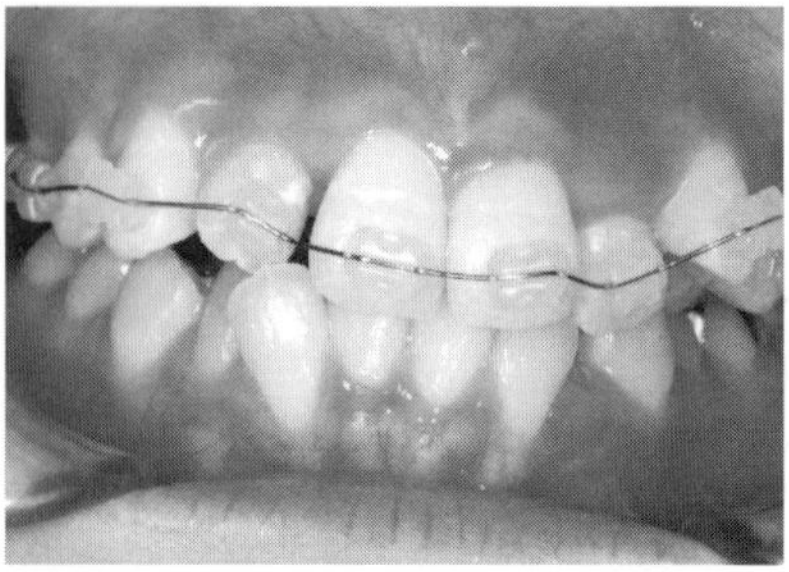
写真⑨—4（H10年8月）

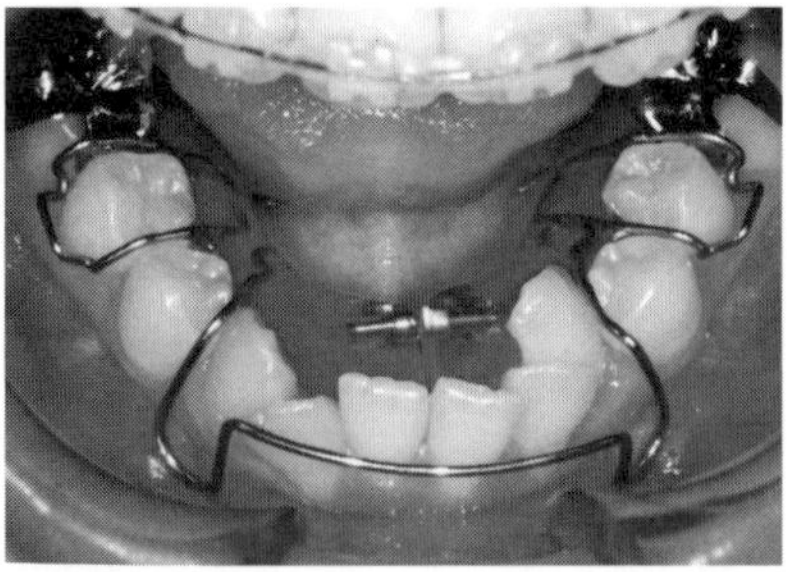
写真⑨—5（H10年10月）

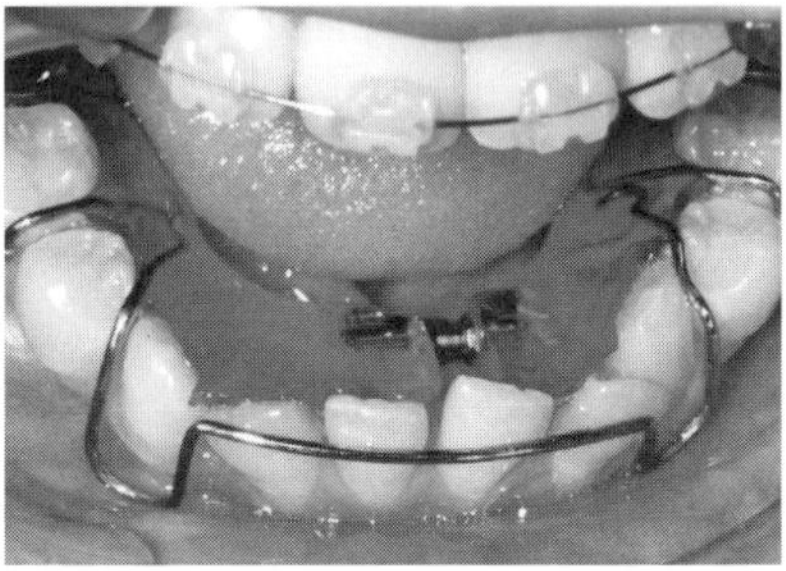
写真⑨—6（H11年3月）

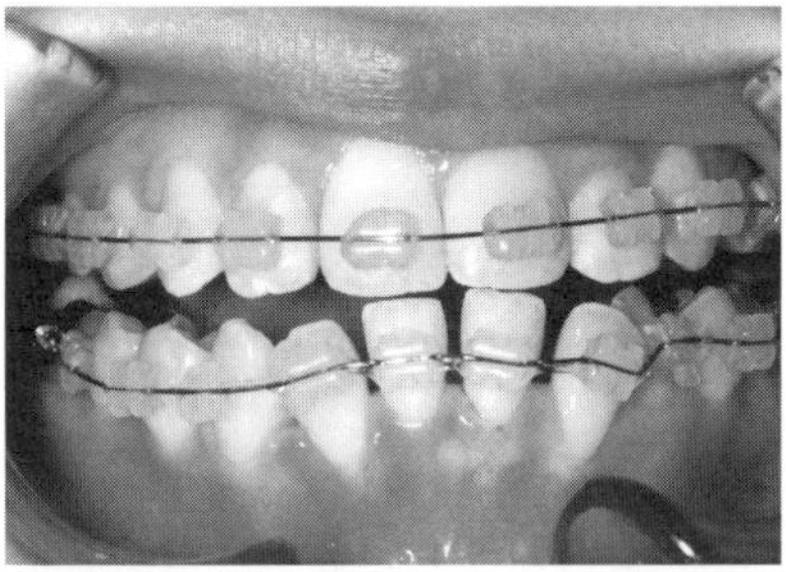
写真⑨—7（H11年3月）

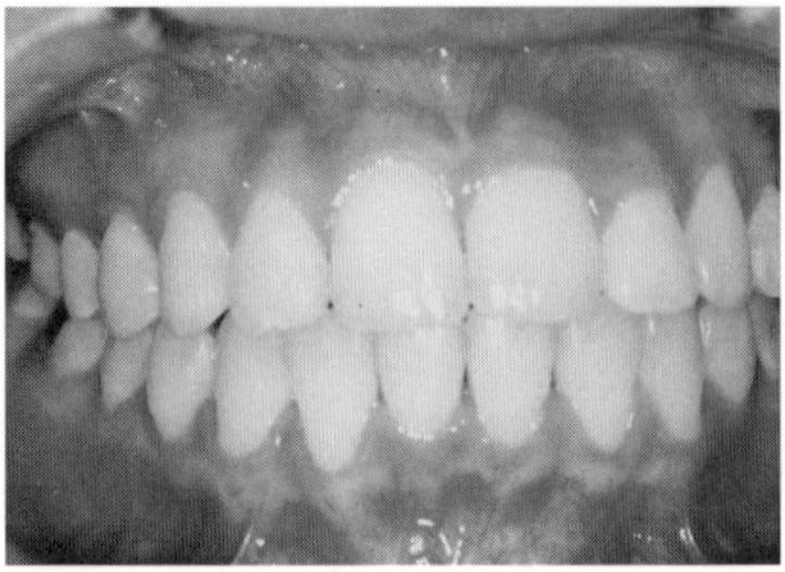
写真⑨—8（H12年8月）

出っ歯・反《そ》っ歯（前突《ぜんとつ》）──二種類あるので、チェックしましょう。

出っ歯、反っ歯といわれている歯並びについてです。

正しい歯並びでは、上の前歯と下の前歯を噛みあわせると、上あごの前歯は下あごの前歯の前にきて、上半分をおおっています。出っ歯の噛みあわせでは上あごの前歯が下あごの前歯と噛みあいません。ひどい場合は下あごの歯が上あごの歯に当たらず、歯肉を噛んでいるケースもあります。

厚生省の調査では一二歳から二〇歳の三一・四二％の人が歯が前に出ていると報告しています。

患者さんは前歯が出ていると判断しますが、実は二種類の出っ歯があるのです。

一つは上下のあごの位置関係は正しいのですが、上あごの前歯だけが出ている、いわゆる「出っ歯」のケースです（アングル一級の出っ歯──次頁のイラスト1）。

アングルの分類

アメリカの矯正医のアングルという先生が、奥歯の噛みあわせから見た上下のあごの位置関係を一級から三級に分類しました。

一級は正常な奥歯の噛みあわせで、上あごの第一大臼歯が下あごの第一大臼歯の後方に位置しています。

二級は下あごが後退していて、下あごの第一大臼歯が上のそれよりも後退している場合をいいます。

三級は下あごが過成長になって前に伸び、結果として、下の第一大臼歯が正常の場合よりさらに前に出ているケースです。

もう一つは上あごの前歯の位置は正常なのですが、上下のあごの関係で下あごが後退し、下の第一大臼歯が後ろに位置しているために相対的に上あごが前に出ているように見えるケースです（アングル二級の出っ歯――イラスト2）。

歯は口の筋肉の機能のバランスのとれたところに並びます。正しい口の機能があれば歯は正しい位置に並ぶはずです。逆の考え方をすれば、**出っ歯になった原因には歯が並ばない悪い機能、悪習慣があるはずです。**それをまず探すべきです。

お母さんのチェックポイント

お母さんが子どもが出っ歯かなと感じたら、まず、上下のあごの位置が正しいか、観察しましょう。**第一大臼歯の上下の位置を観察します。**

正常の場合は下あごの第一大臼歯は上あごの第一大臼歯の少し前に生えています。奥歯の噛みあわせ、すなわちあごの上下の位置関係は正常でも、上あごの前歯だけが出ている「出っ歯」のケースもあります。

一方、下あごの第一大臼歯が上あごの第一大臼歯より後退しているか、上下の第一大臼歯が揃って噛んでいる場合は下あごが後退しています。この下あごの後退はあごの関節の位置、噛む筋肉の運動によって生じたものですから、治療するとしたら大変です。歯だけ

イラスト1

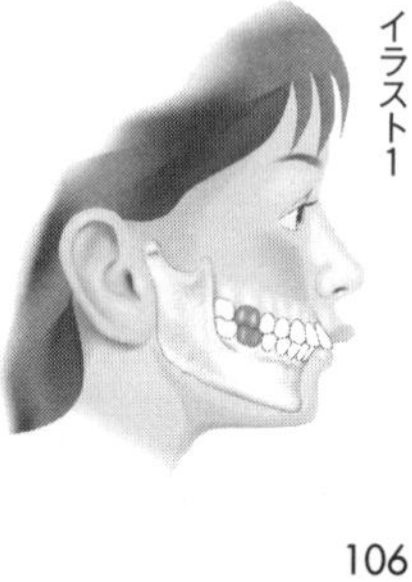

アングル1級で、上下のあごの位置は正しいのですが、前歯だけが出た出っ歯です。

イラスト2

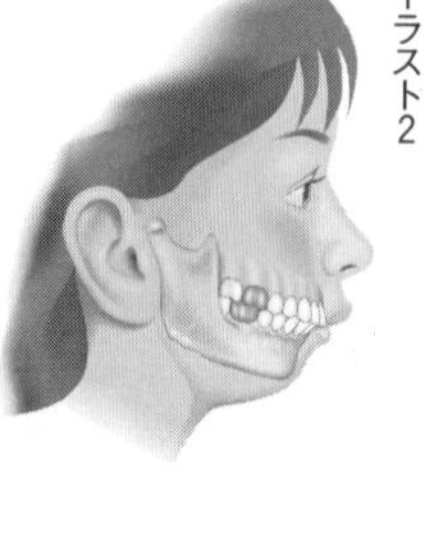

アングル2級で、下あごが後退しているので出っ歯に見えます。

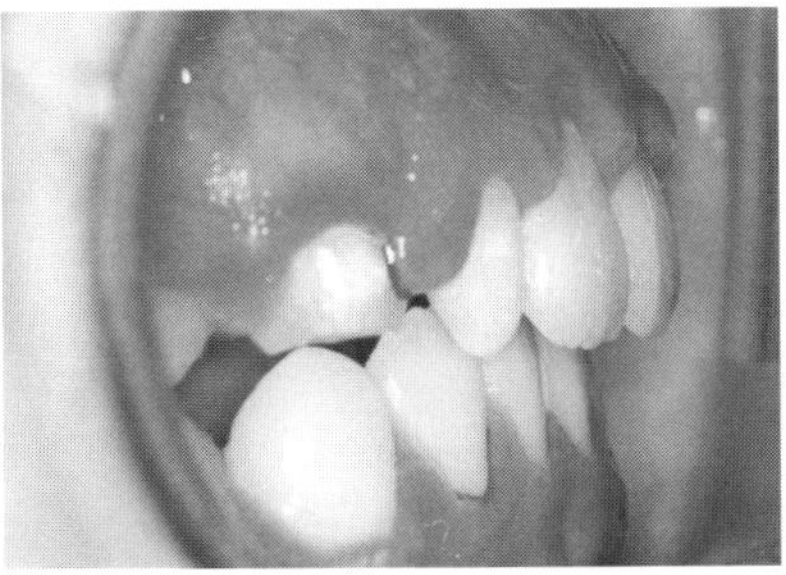

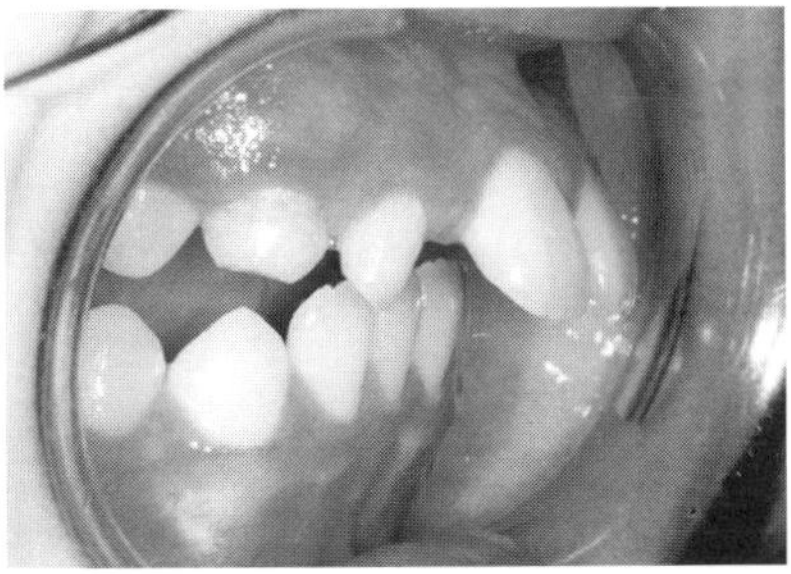

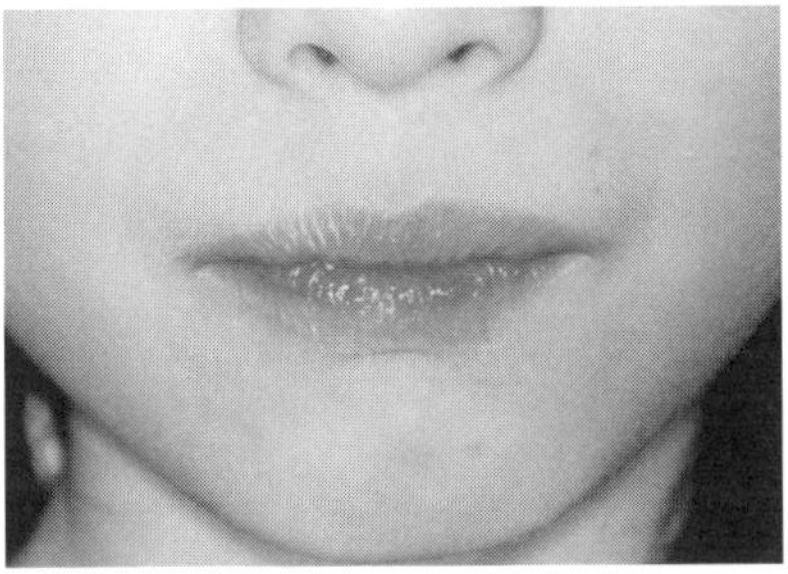

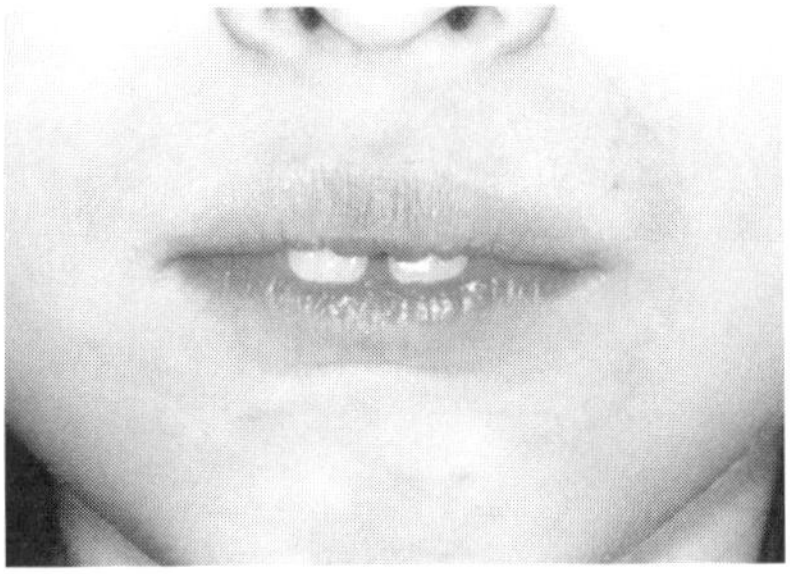

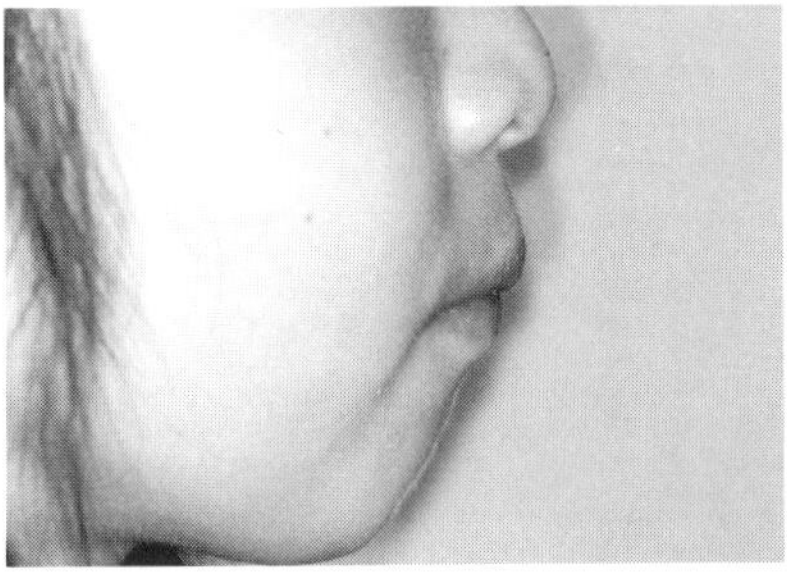

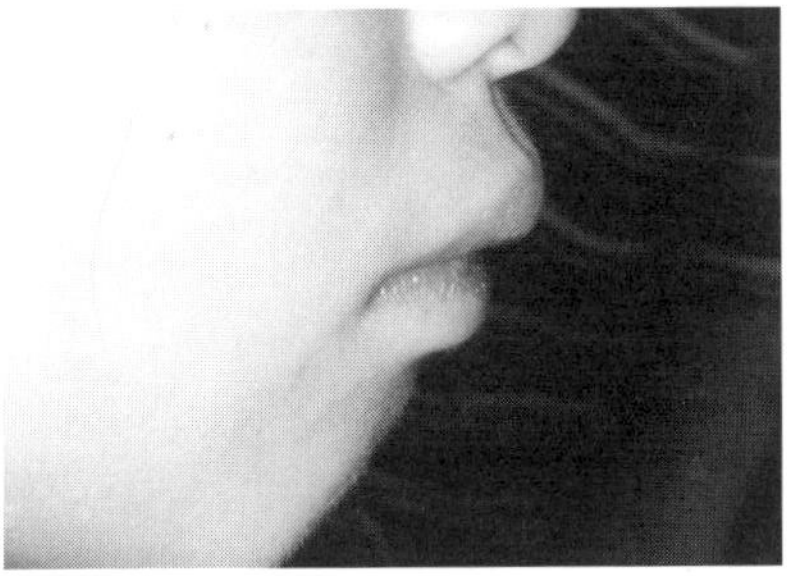

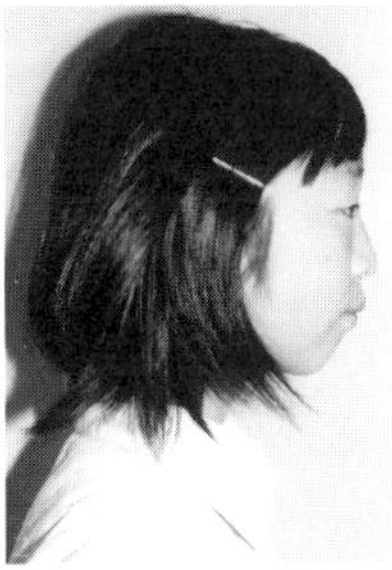

自然と正しい姿勢になりました。しっかりした様子に変わりました。

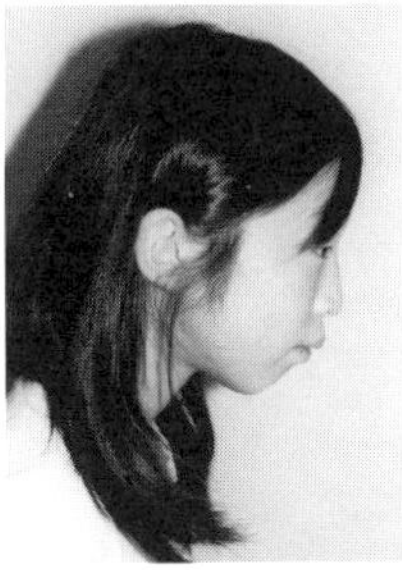

姿勢も前かがみです。自信のない様子です。

出っ歯の治療例。右列が治療前、左列が治療後。

の問題ではなく、日常の噛む位置を正さなくてはいけません。

出っ歯は顔を大きく変えてしまいます。精神的トラウマも大きいでしょう。子どもたちの性格も大きく変わってしまいます。

治療が進むにつれて明るい服を着てくるようになり、心の内に自信が出てきたことがわかります。歯の外観の治療は、心の内側の治療でもあります。

上あごの前歯だけが出ている、いわゆる「出っ歯」のケースです

歯は口の筋肉が正しく働いていれば正しい位置に生えます。奥歯は舌と頬の筋肉のバランスのとれたところに生えます。

食事のとき、歯と歯の間にある食べ物は、噛むことで頬と舌側に分かれます。次に口をあけた瞬間に、頬側に落ちた食べ物は頬筋によって、舌側に落ちた食べ物は舌の筋肉によって、奥歯の噛む面に戻されます。

この繰り返しが咀嚼運動です。頬の筋肉や舌の筋肉が食べ物を押しているから食事ができるのです。それは頬と舌の筋肉が歯を押していることにほかなりません。

前歯は口の周囲の口輪筋《こうりんきん》と舌のバランスがとれたところに並びます。このバランスのく

ずれから、前突は発症します。つまり、前歯を前に押し出す悪習慣があるはずです。**前歯が出ているのは、前歯が前に出ざるをえない力が働いているからです。**お母さんはこの間違った習慣をチェックする必要があります。**正しく歯が並ばないのは必ず何かの原因があるはずです。**

写真（一〇七頁）の女の子の出っ歯はなぜおこったのでしょうか。舌が前歯を突き出したのです。たったそれだけの原因であれだけ前に出てしまうのです。

お母さんのチェックポイント

❶ 指しゃぶりをしていませんか？

指ばかりではありません。鉛筆を噛んでいても、布を噛んでいても外側に歯を引っ張れば、同じ現象がおこります。

前歯を外に押し出そうとする力が慢性的に加われば、前歯は外側に押し出されます。矯正治療でワイヤーを使用する場合でも一〇〇グラム以下の力で歯を移動するのです。問題となる指しゃぶりは、指に吸いだこをつくるような強さ、頻度、期間などの強度のものです。

乳幼児期の指しゃぶりは、むずかしい用語でいうと吸啜反射《きゅうてつはんしゃ》という本能的なものです。

三、四歳をすぎれば、ある程度の聞き分けができますから、お母さんが神経質になるのも考えものです。一度、無意識のうちについてしまった習慣は、大人でもなかなか直すことは大変です。指しゃぶりをやめさせる方法はいろいろと考案されてはいますが、絶対というものはありません。

小学校に就学する頃までには、ほとんどの指しゃぶりはなくなりますが、習慣が残っている子どもでも、床装置を口に装着することで口腔の環境が変わるので、装置の装着と同時に習慣はなくなります。

悪習慣を無理に矯正することは、子どもの精神的抑圧につながります。何が何でもやめさせる必要はありません。本能的行為を抑制することで目をパチパチしたり、頭、首などを繰り返しピクピクと動かす心因性チック症状を発症することもあります。

❷ 舌、唇や爪を噛んでいませんか?

何もしていないときにちょっと子どもの口元を観察してください。舌を上下の前歯で噛んでいませんか? 下唇を噛んでいませんか?

その場合は下唇がはれています。唇をなめている子どもの口元はただれています。唇、舌のちょっとした習慣の慢性的外力が悪さをして、歯を前に押し出しているのです。

床装置を口腔に装着すると口腔環境が変わり、ほとんどのケースで前歯を前方に押し

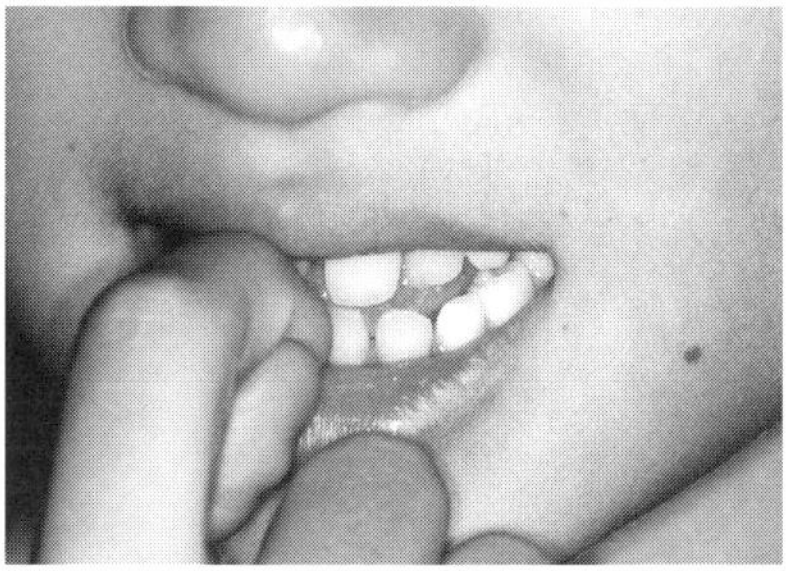

写真（B）─1　指をいつも噛んでいます。

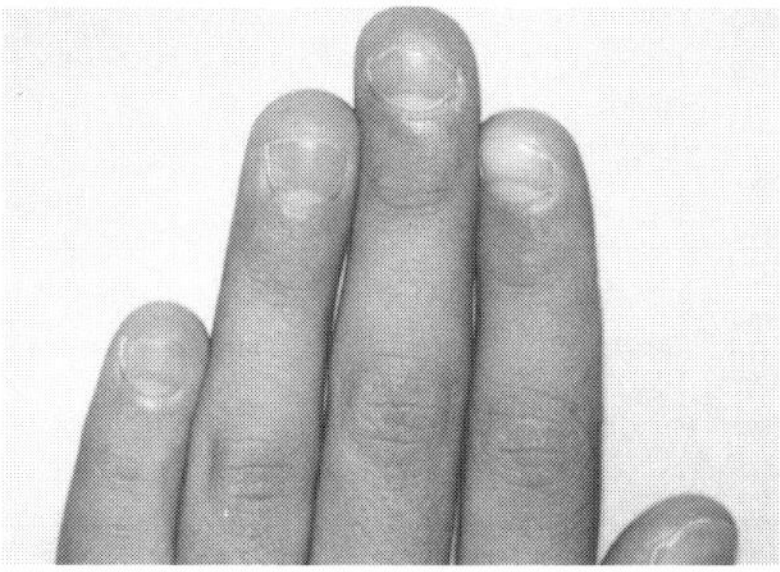

写真（B）─2　爪が伸びていません。

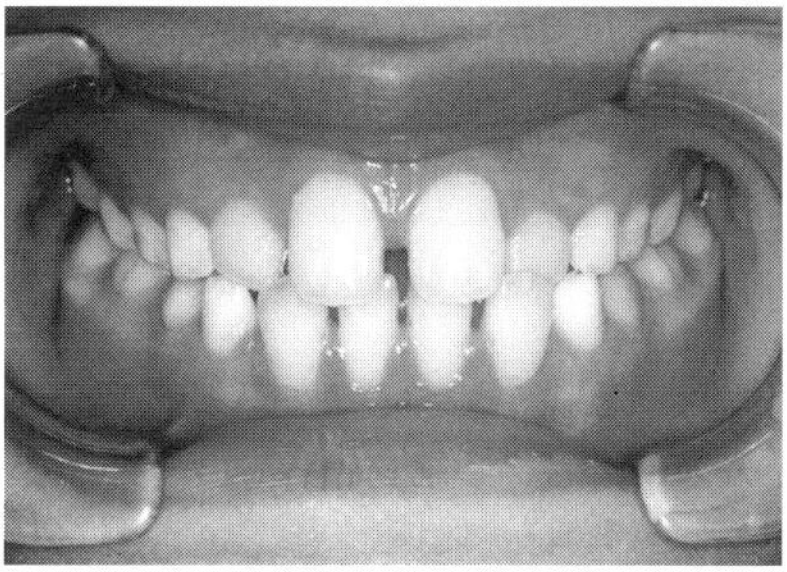

写真（B）─3　爪の力で歯が前に出てしまいました。

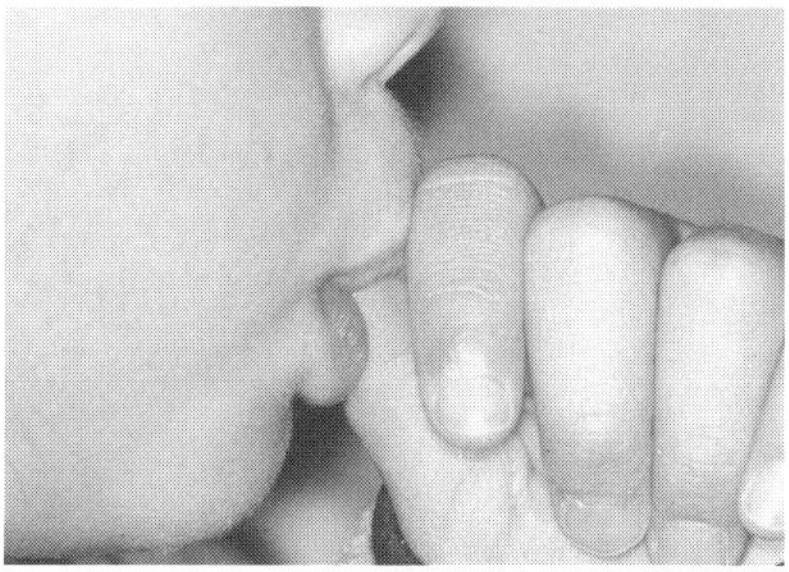

写真（A）─1　ただの指しゃぶりと思っていますが口の中ではとんでもないことがおこっています。

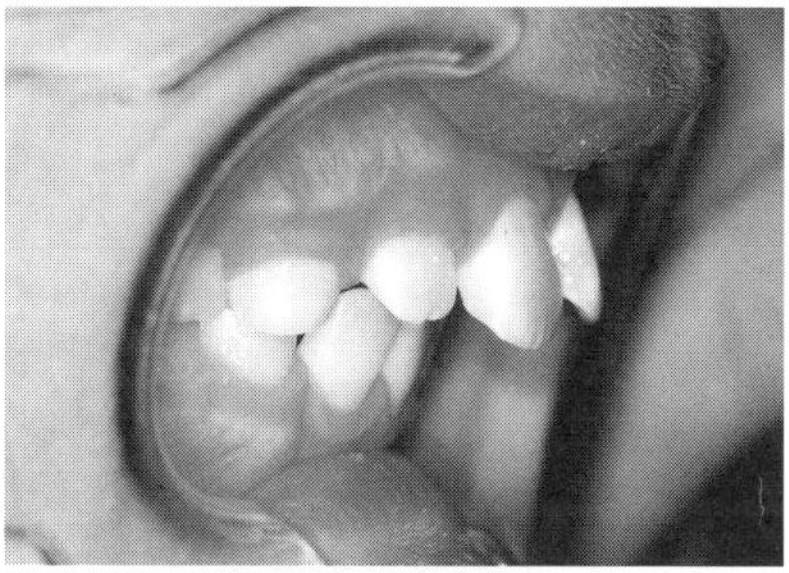

写真（A）─2　前歯がこんなに出てしまいました。

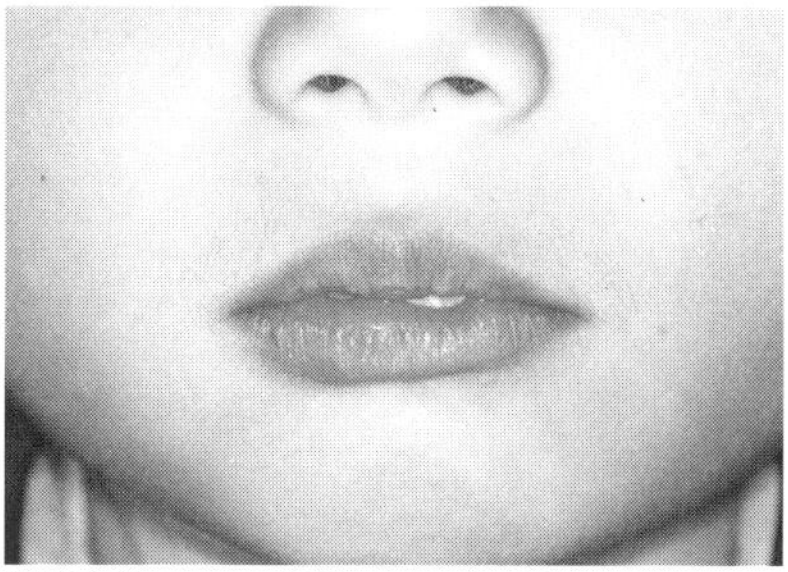

写真（A）─3　口を閉じても、歯が出ています。

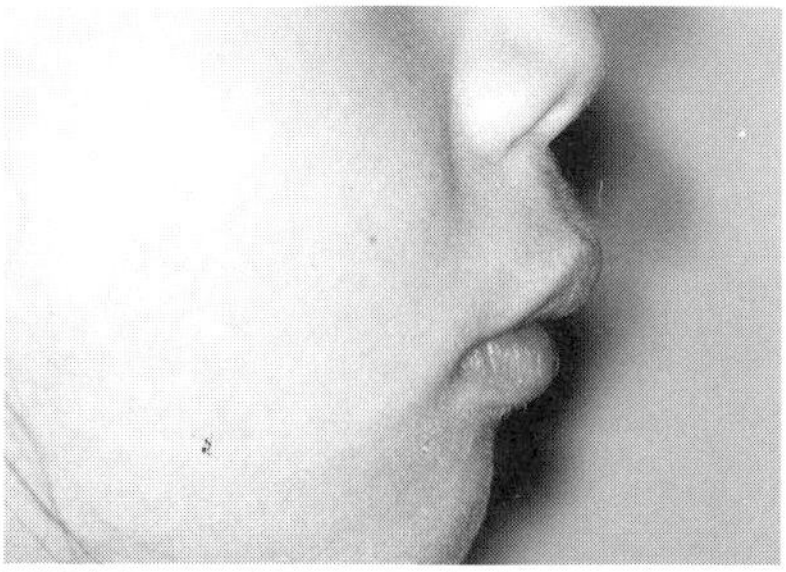

写真（A）─4　上唇がめくれ上がっています。

出す悪習慣はなくなります。

治療としては、前歯を装置によって後方に移動します。左右の犬歯の間が狭く、前歯四本の入るスペースがなければ、上あごを床装置で側方拡大してスペースをつくります。前歯を後方に移動する装置と、あごを拡大する装置を一つの装置に組みこむことができます。

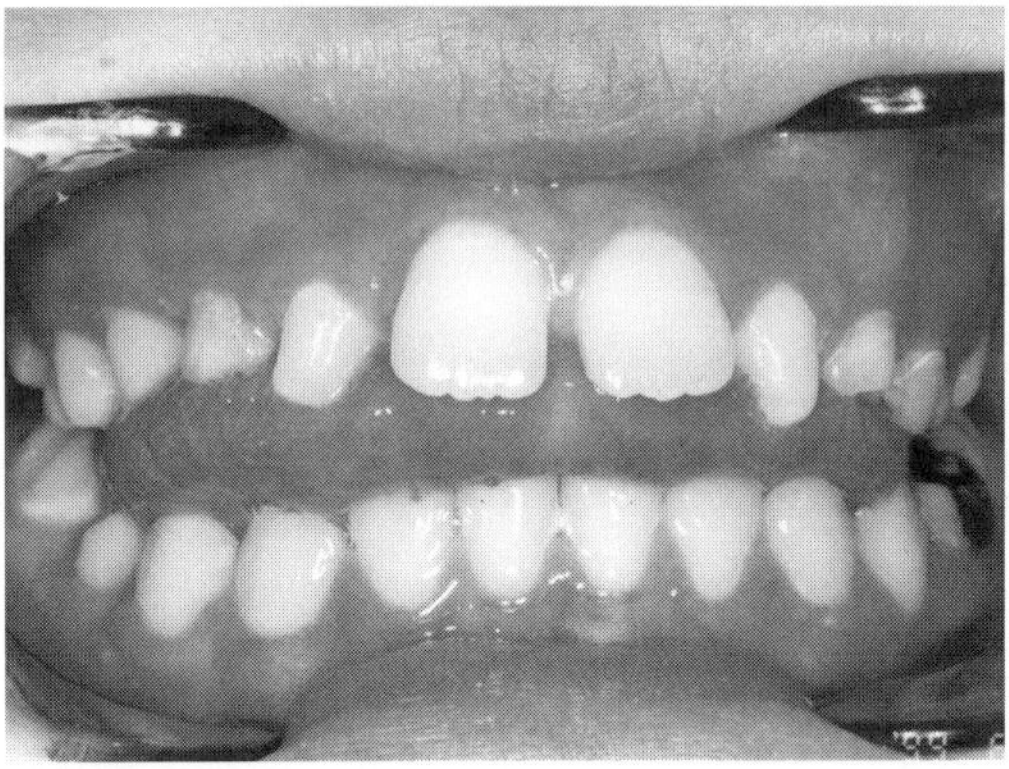

写真(C) 舌を噛んでいます。前歯も奥歯も舌が入りこんでいます。前歯が出るのは当然です。

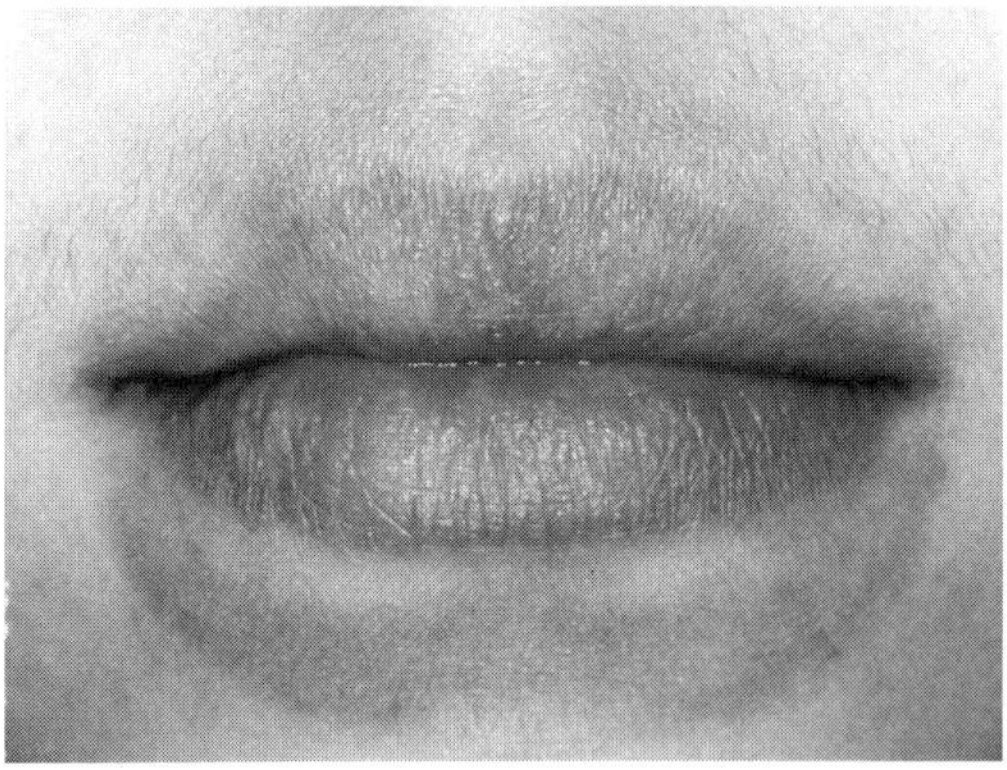

写真(D) 唇なめで口のまわりがカサカサです。

症例⑩ 唇を噛む悪習慣で出っ歯になったケースです。

※初診時九歳九カ月の女子。
治療期間三カ月。

唇を噛む悪習慣で前突《ぜんとつ》（出っ歯）になったケースです（写真⑩―1）。下唇をいつも噛んでいるので、赤くはれています。指しゃぶりでも、歯を前に押し出す力が加われば、歯は簡単に前に出てしまいます（写真⑩―3、4）。

ちょっとした悪習慣がとんでもない歯並びや顔を作ってしまいます。お母さんは日常お子さんのしぐさを観察して、悪い癖をやめさせるよう注意してください。

前歯四本が並ぶには、犬歯間のスペースが不足しています。上あごを拡大し、前歯の歯軸のずれは、床装置の前歯の前についているワイヤーで内側に調整します（写真⑩―5、6）。

一つの装置で前歯の開離も出っ歯も治りました（写真⑩―7）。下唇も普通の状態になりました（写真⑩―8）。

治療後は、唇のはれや色が正常に戻っています。それは唇を噛む習慣がなくなったことで是正されたからです。

床装置を口に入れることで口の環境が変わります。そうすると舌や唇の筋肉の動きが変わり、結果的に悪習慣が自然に治ってきます。

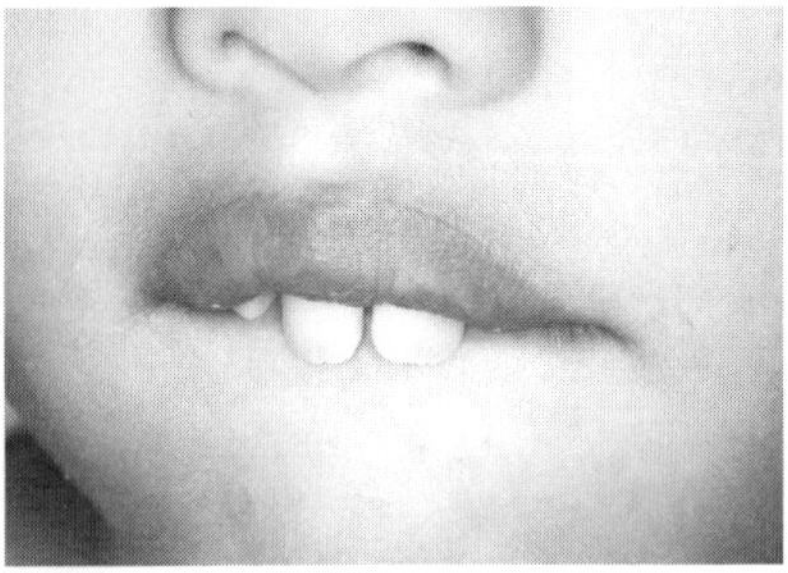
写真⑩—1（H10年5月）

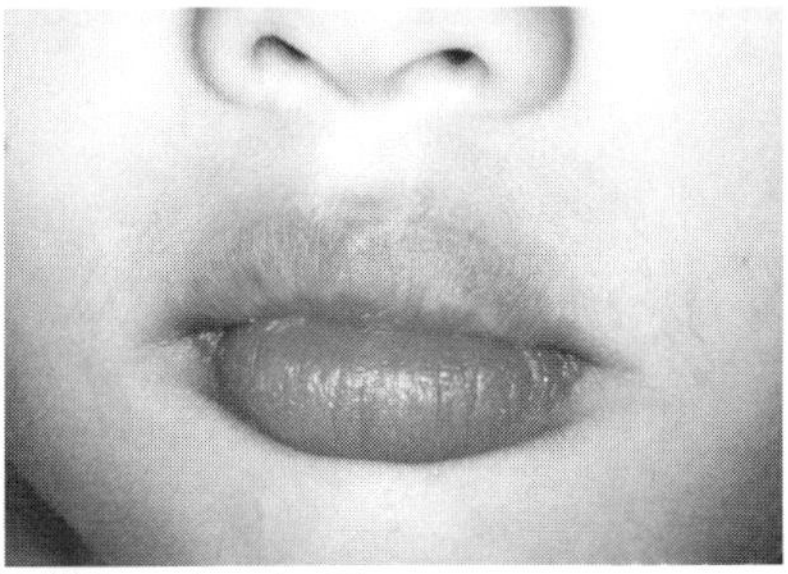
写真⑩—2（H10年5月）

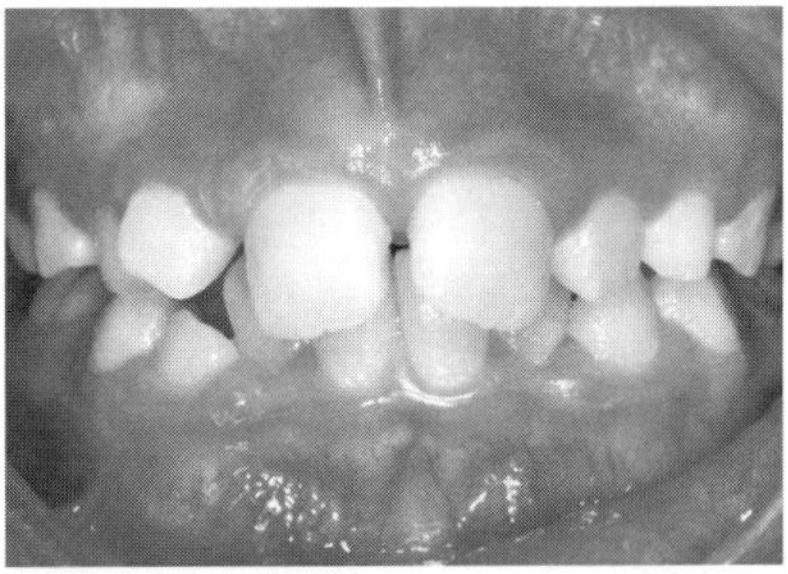
写真⑩—3（H10年5月）

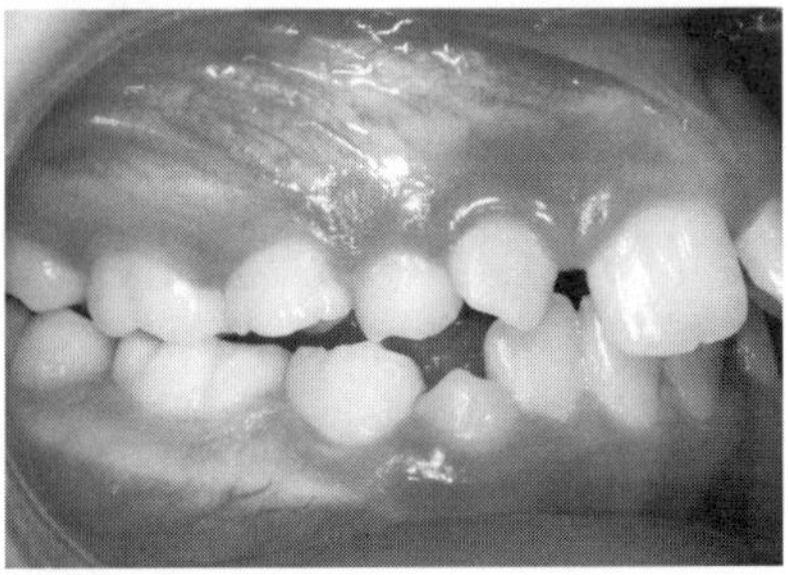
写真⑩—4（H10年5月）

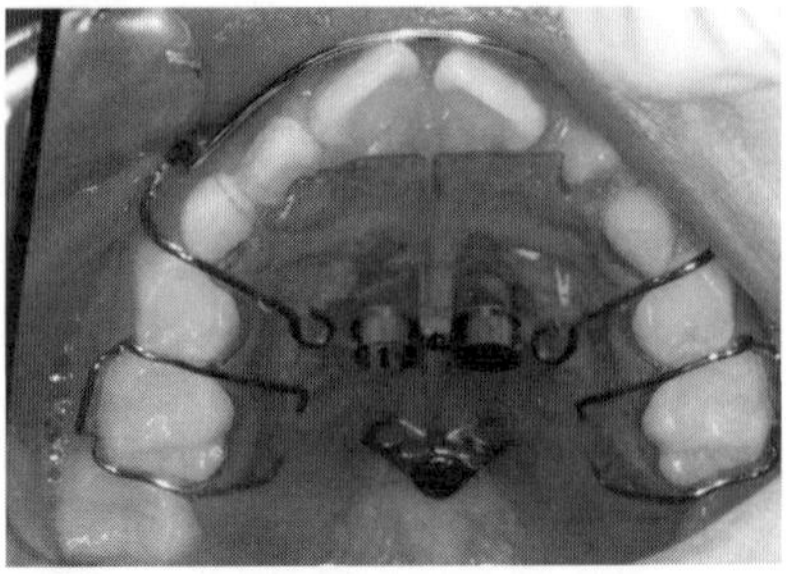
写真⑩—5（H10年5月）

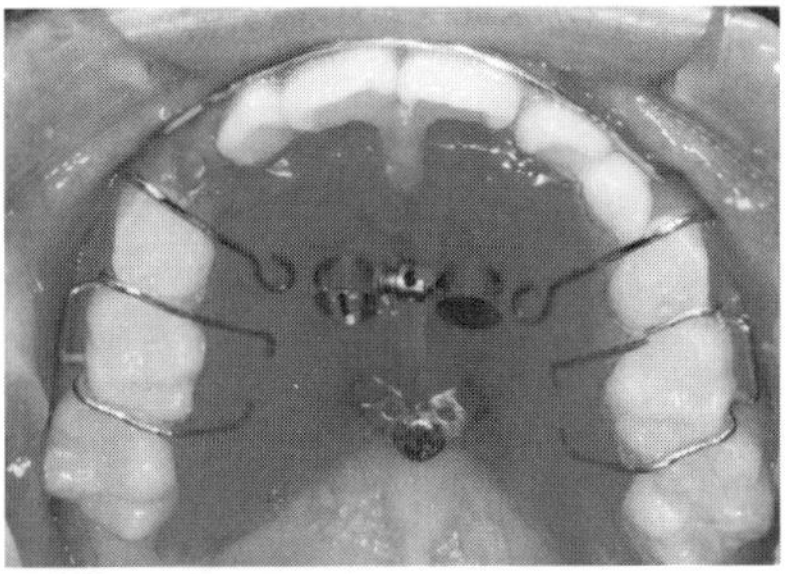
写真⑩—6（H10年8月）

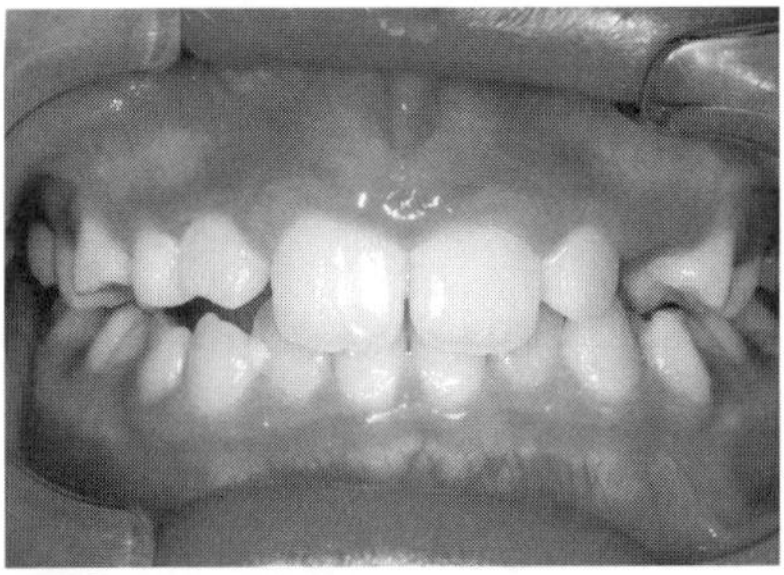
写真⑩—7（H10年8月）

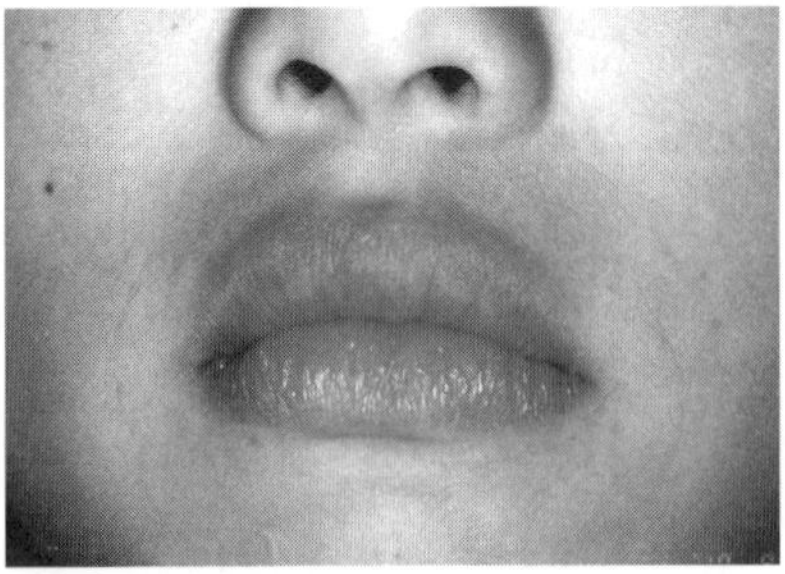
写真⑩—8（H10年8月）

症例⑪ 歯並びだけではなく、上あご全体の発育不足が問題のケースです。

※初診時一〇歳三カ月の女子。
治療期間一年三カ月。

口を閉じても前歯が飛び出していて、上唇もめくれ上がっています（写真⑪―1、2）。上と下の歯が噛みあっていません（写真⑪―3）。このケースは、あごの形が、尖形《せんけい》といってとがっています（写真⑪―4）。本当の問題はあごの形がとがっていることです。安定した上あごではありません。上あごは頭の一部です。上あごの形が不安定ということは頭の形も不安定なのです。実は顔の真ん中にある鼻中隔の骨が発育不足なので、上あごは深くなったのです。

口の部屋が狭いということは鼻の部屋が狭いということです。鼻の部屋が狭ければ、鼻づまりがおこるのも当然です。つまり、歯並びの問題は歯だけの問題ではないのです。

上あごがとがっているので、上あごを側方拡大して、歯の前のワイヤー（唇側線）で前歯を内側に誘導します。歯の入るスペースを作り、歯を引っこめる治療です（写真⑪―8）。治療前は唇から歯が出ていましたが、歯が引っこんで口が閉じるようになり、唇の形も変わりました（写真⑪―5、6）。

前歯を使うことは上あごの骨の発育を促します。それは口の周囲の口輪筋という筋肉をよく使うことにつながります。その結果、口輪筋の上にのっている唇の形が変わってきます。一生の顔です。前歯を使って良い顔を作りましょう。

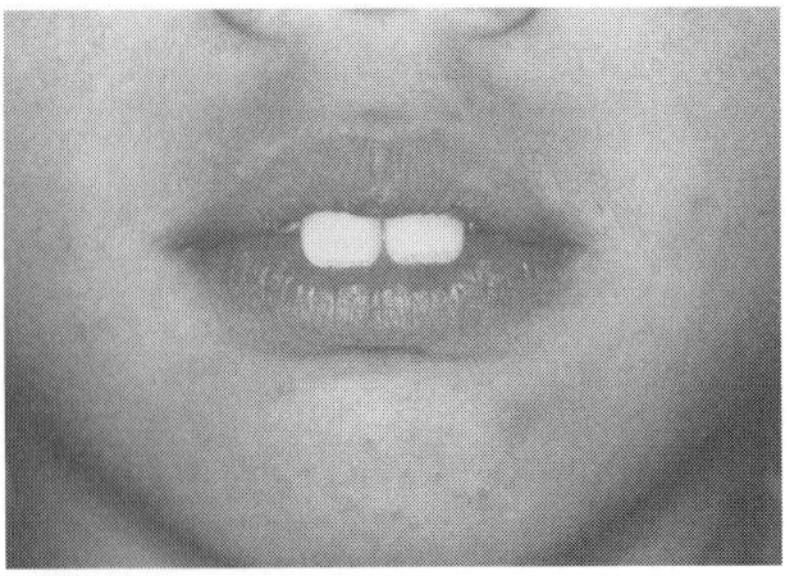
写真⑪—1（H11年10月）

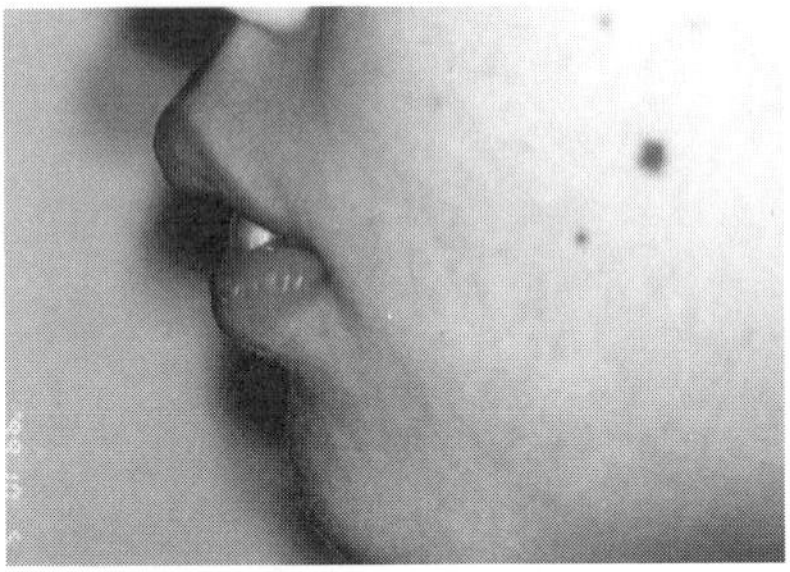
写真⑪—2（H11年10月）

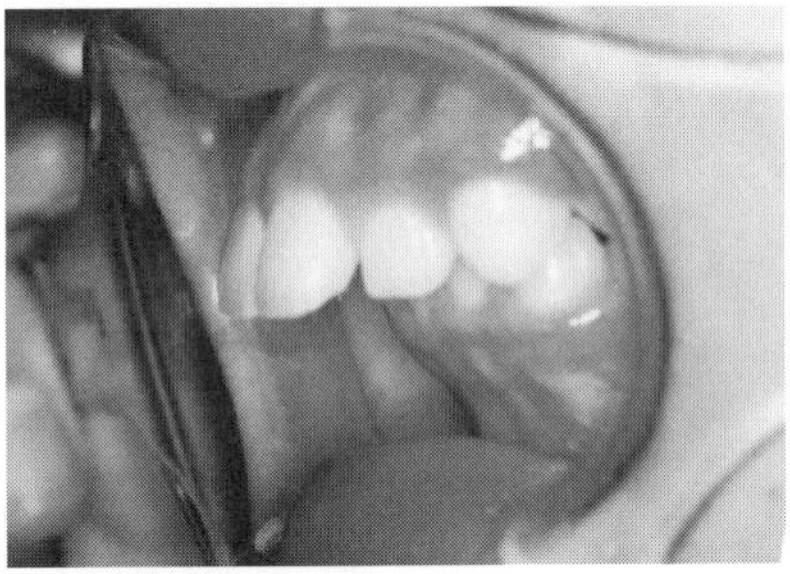
写真⑪—3（H11年10月）

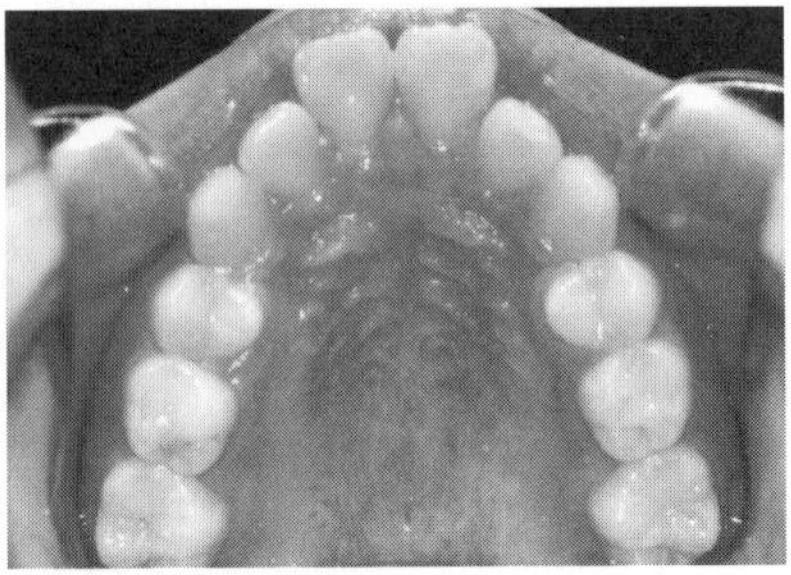
写真⑪—4（H11年10月）

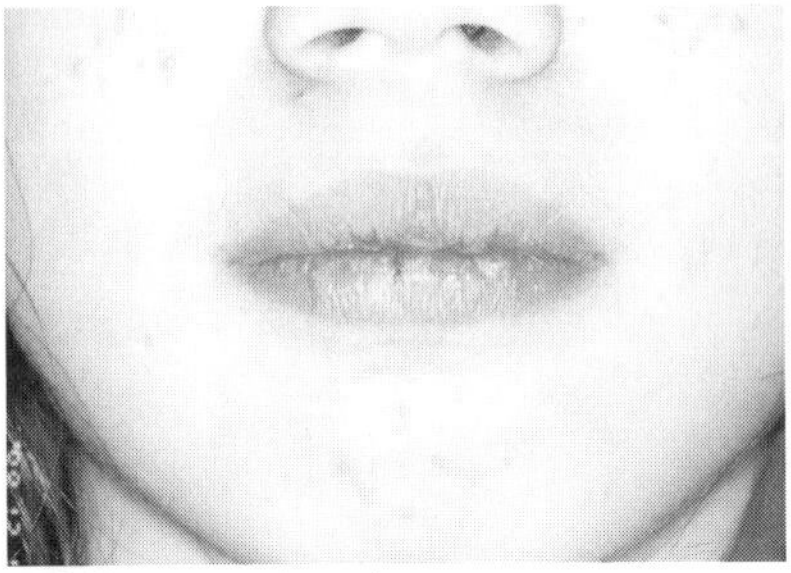
写真⑪—5（H11年12月）

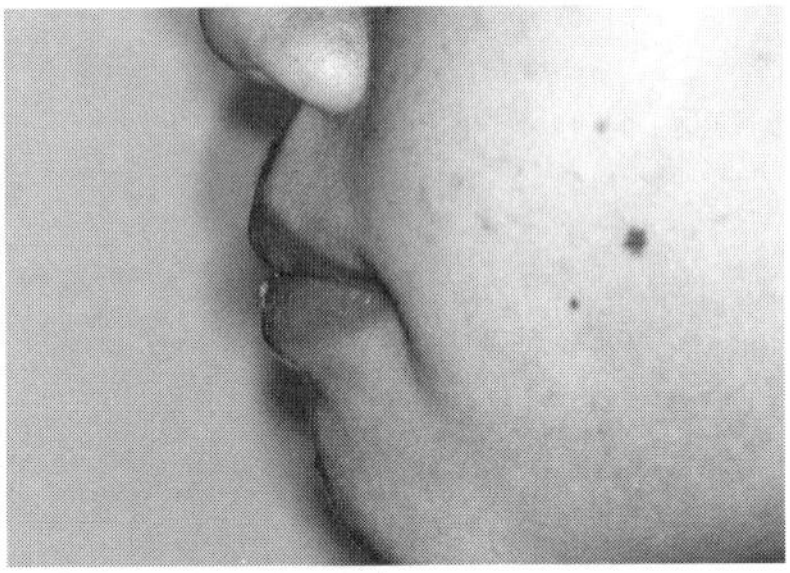
写真⑪—6（H11年12月）

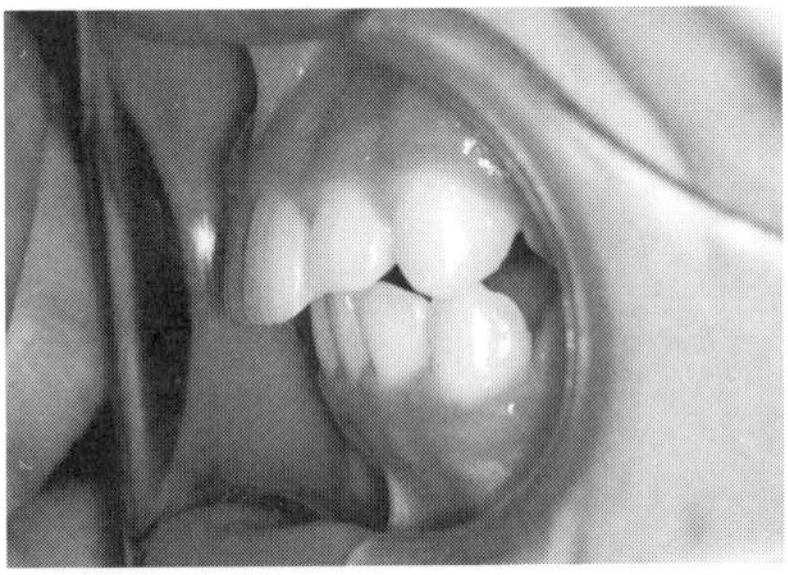
写真⑪—7（H11年12月）

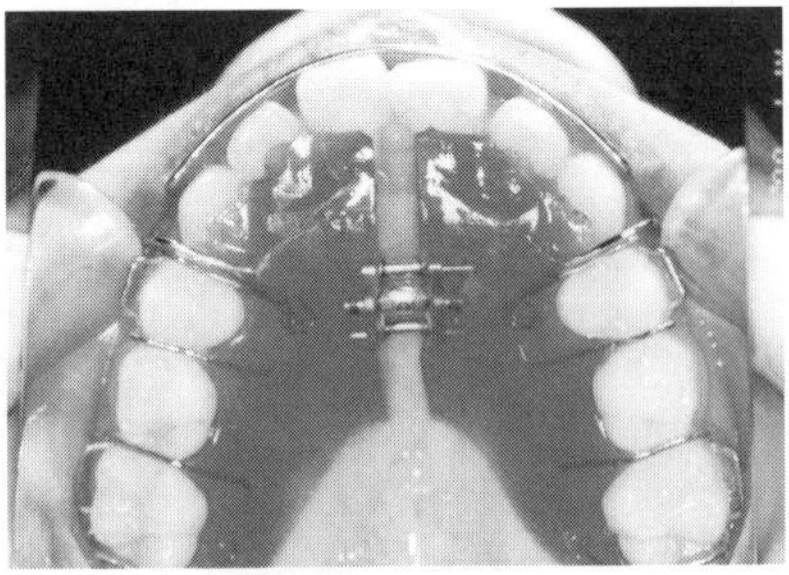
写真⑪—8（H13年1月）

出っ歯というより下あごの後退のケースです

このお嬢さんは出っ歯ということで来院しました。矯正専門医で上あごの歯を抜く治療を勧められましたが、お母さんが納得せず、来院したのです。

歯だけ見ていると確かに出っ歯です。

実はこのお嬢さんは下あごが後退しているのです。下あごを前に出しました。どちらの顔がきれいですか。上の歯が出ているのならば、上の歯を引っこめればいいのですが、そのかわりに上あごが引っこんで、顔が貧相になります。下あごが引っこんでいるのですから、上あごに下あごをあわせるべきです。歯を抜く治療に妥協しなかったお母さんは立派です。

お母さんのチェックポイント

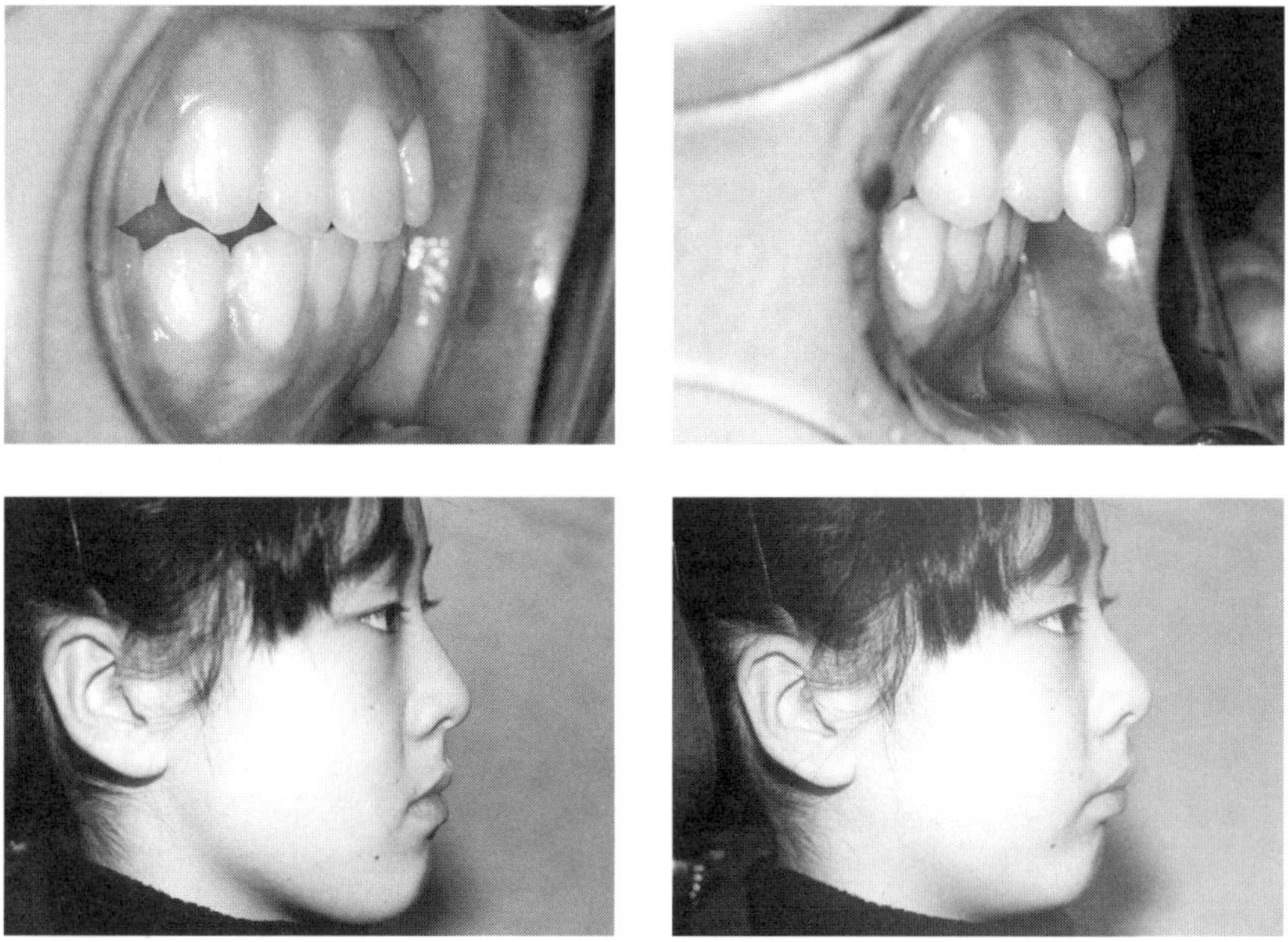

下あごを出すだけで、噛みあわせも正常になりますし、顔貌も変わります。

❶なぜ下あごが後退したのかを考えましょう

読書をしているときに、机の上に両手をおいて、下あごを机に押しつけていませんか。

矯正治療では、形状記憶合金のワイヤーを使いますが、この時に歯に加わる力は一〇〇グラム以下です。頭の重さは赤ちゃんと同じ、三キログラムもあります。下あごを押しつければ、頭の三分の一の重さが加わっても一キログラムの重さで下あごを後退させてしまいます。矯正治療の一〇倍の力が加われば大変なことになります。ちょっとした習慣がとんでもない結果を招いてしまいます。

口をポカッと開けていませんか？ 鼻づまりやアデノイドが肥大であれば鼻での呼吸が苦しいので口呼吸になりますから、症状が重い場合は耳鼻科の治療が必要となります。

口を閉じたときに下あごの先端に「梅干し」をつくっていませんか？ いつも口を閉じていますか？

口を開けている開口《かいこう》の悪習慣のある場合は唇の力、口輪筋《こうりんきん》の力がありません。通常の場合は唇の力は二キログラムの力があるのですが、口を開けている子どもの唇の力は一キログラムの力しかありません。

その結果、口輪筋と舌との力のバランスがとれなくなります。下あごの前端のオトガイ筋（頤筋）の力を借ります。オトガイ筋が作用すると下あごの先端に梅干しのようなしわをつくります。

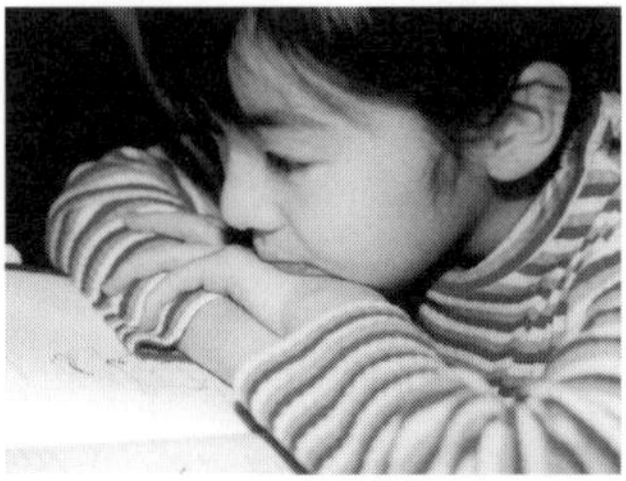

いつもこんな姿勢をしていませんか？
ついつい、の悪習慣がとんでもないことになります。

顔には二六種類の表情筋があります。通常の筋肉は骨と骨とに付着して、筋肉が収縮することで骨を動かす仕事をしています。表情筋は皮膚と骨、筋肉と筋肉などに付着しています。オトガイ筋は表情筋の種類で、皮膚と下あごの先端部のオトガイに付着しています。オトガイ筋が緊張すれば下あごを後方に圧迫して、成長期の下あごを後退させます。

❷奥歯でくちゃくちゃと噛んでいませんか？

奥歯で噛みあわせていると下あごが後方にずれてしまいます。これは見た目の観察だけではなかなかわかりませんが、オクルーザーという咬合の検査器で調べればすぐにわかります（一二一頁下段参照）。

上あごが未発達で乱ぐい歯（叢生《そうせい》）があった場合、下あごが前方に移動できなくなって後方に位置する場合もあります。

いろいろな悪習慣や機能障害で下あごが後退したのですから、このような障害をおこす誘因を早く発見し、除去すべきです。

次頁の写真1〜3を見てください。口が開いています。下あごが後退し、唇がめくれ上がっています。前歯も出ています。

治療により、飛び出していた舌と唇が正常に戻り、噛みあわせもよくなりました（次頁の写真4〜6）。

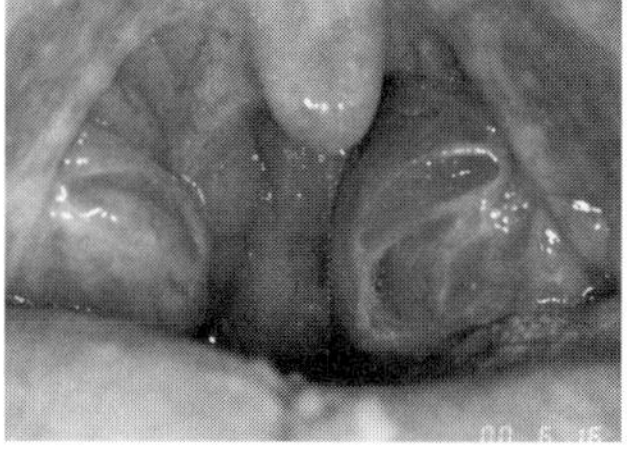

これだけアデノイドが大きければ呼吸も苦しいはずです。耳鼻咽喉科と相談して外科的処置が必要です。

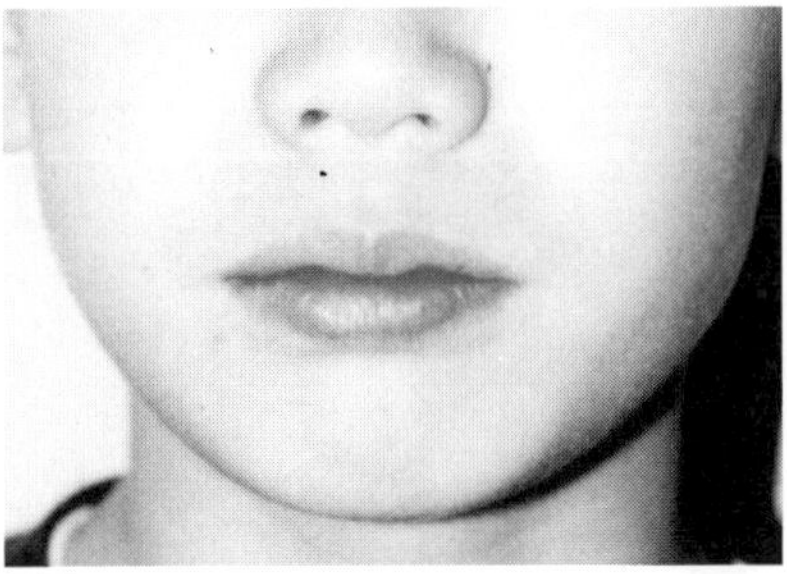
写真4

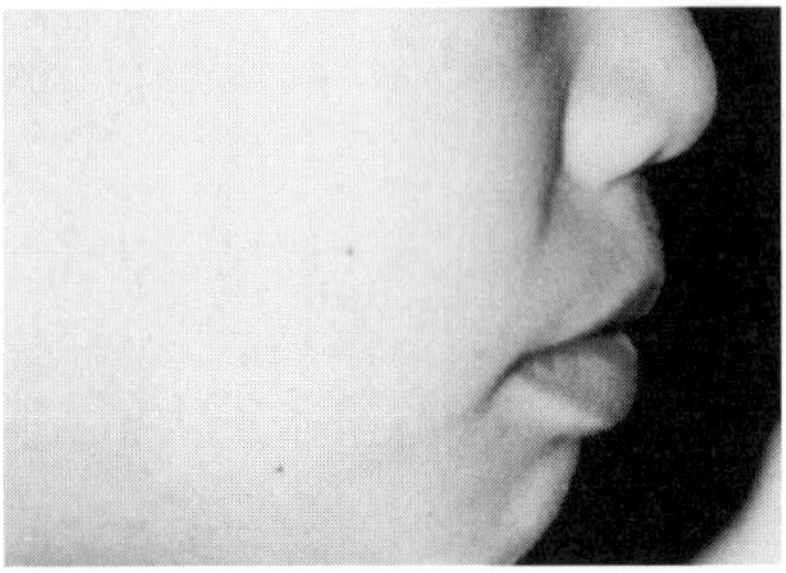
写真5

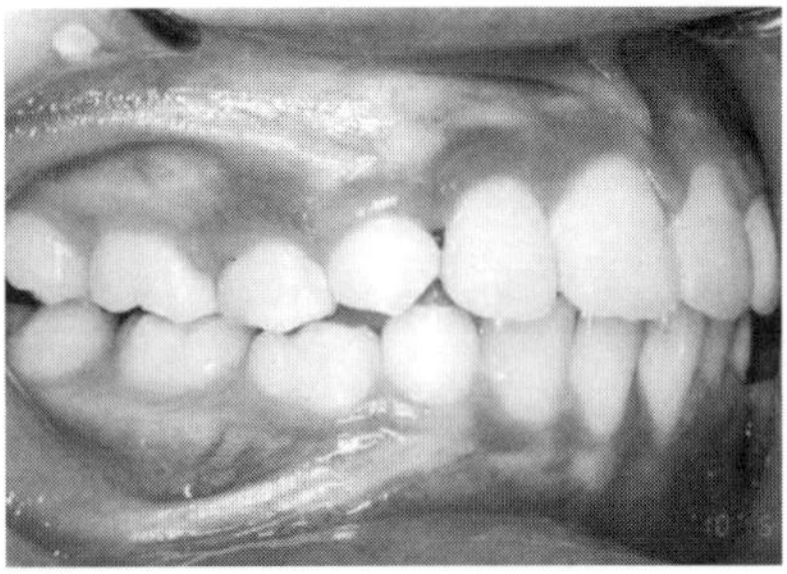
写真6

治療後

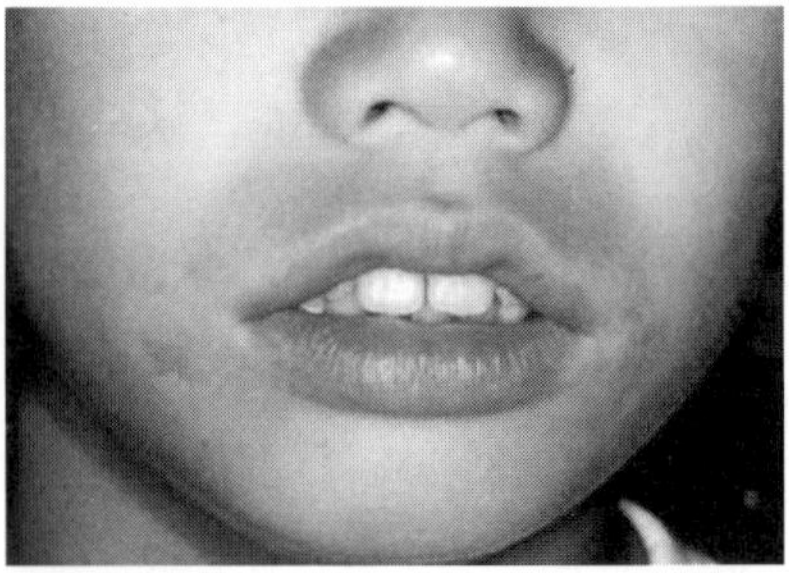
写真1

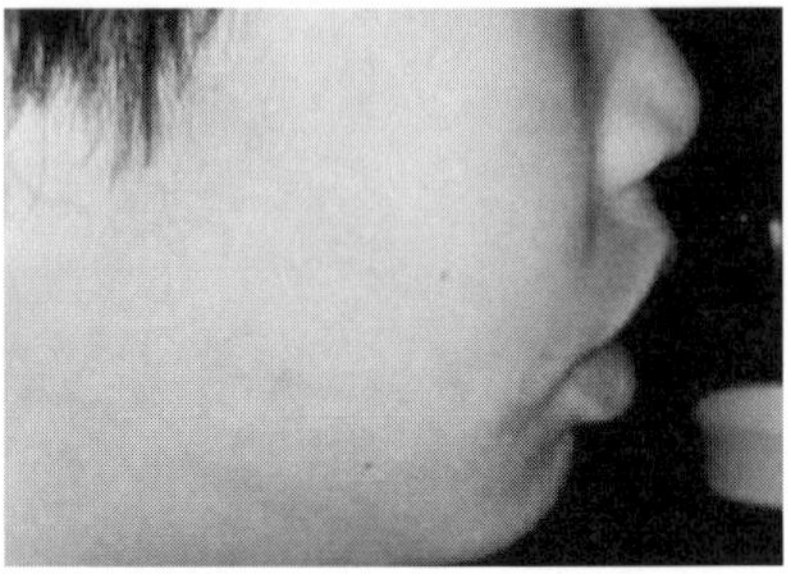
写真2

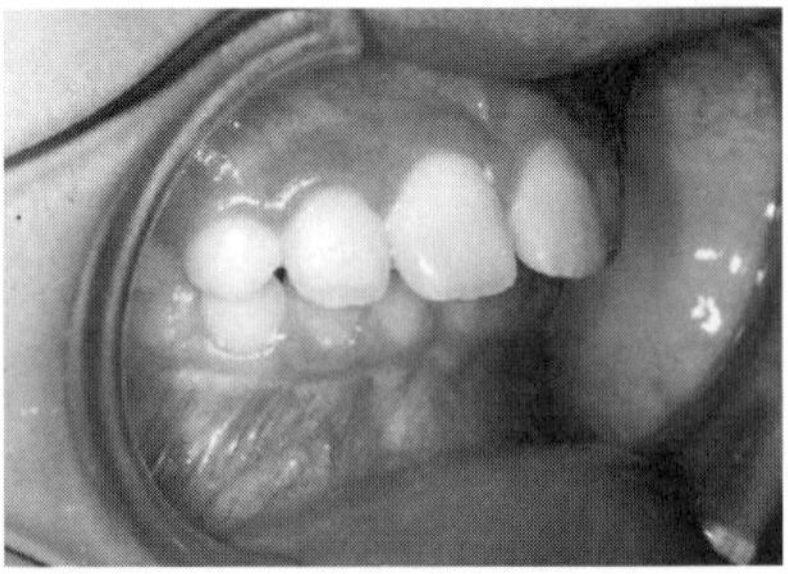
写真3

治療前

症例⑫ 下あごが後退しているケースです。

※初診時一三歳一カ月の男子。治療期間二年四カ月。

上あごの歯が出ているように見えますが、下あごが後退しているのです（写真⑫―1、2）。下の前歯が上あごの歯肉に当たっています。これでは前歯で噛み切れません。

正しい下あごの位置を設定します。下あごが前に出るのですから、奥歯は浮いてしまいます。その位置で小臼歯のところでしか噛めないように、床装置にプラスチックをつけます（写真⑫―3の○印の部分）。

このケースでは、あごを使う位置や筋力が間違っているのですから、食事のときや就寝中も必ず装置を着けます。

今までの噛む関節の位置、噛む筋肉の位置を正しい位置に修正します。大臼歯は噛めるように伸びてきます（写真⑫―4）。

大臼歯で噛めるようになったら、装置をはずします。プラスチックがあった小臼歯の部分にすきまができます（写真⑫―5）。この部位でチューブの咀嚼訓練をします。小臼歯が伸びて新しい噛みあわせができます（写真⑫―6）。下あごが前に出て、きれいな噛みあわせになりました（写真⑫―7、8）。

オクルーザーで噛む力をみてみましょう。

初診時の噛む力は一二〇ニュートン（約一二キログラム）でしたが、治療と噛む訓練で二五四

オクルーザーとは

咬合力、すなわち噛む力やバランスの測定器です。従来はカーボン紙状の咬合紙やワックスなどで接触部位をみていましたが、これらの方法では本当の噛みあわせはわかりません。オクルーザーでは、柔らかいフィルムの中のマイクロカプセル（一〇〇分の一ミリメートル程度）に特殊なインクが入っていて、それを噛みあわせることによる発色の変化を専用装置で読みとり、噛む面積や噛む力を調べます。そこから左右のバランスや全体の噛みあわせの重心がわかります。接触部位の詳しい解析に役立つだけでなく、測定結果を記録として保存できるので、経時的に過去のデータと比較することも可能です。

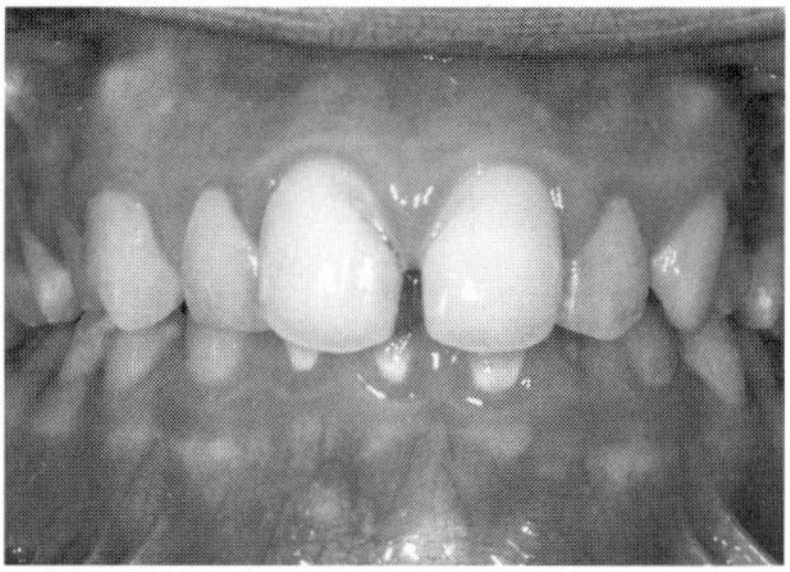

写真⑫—1（H9年11月）

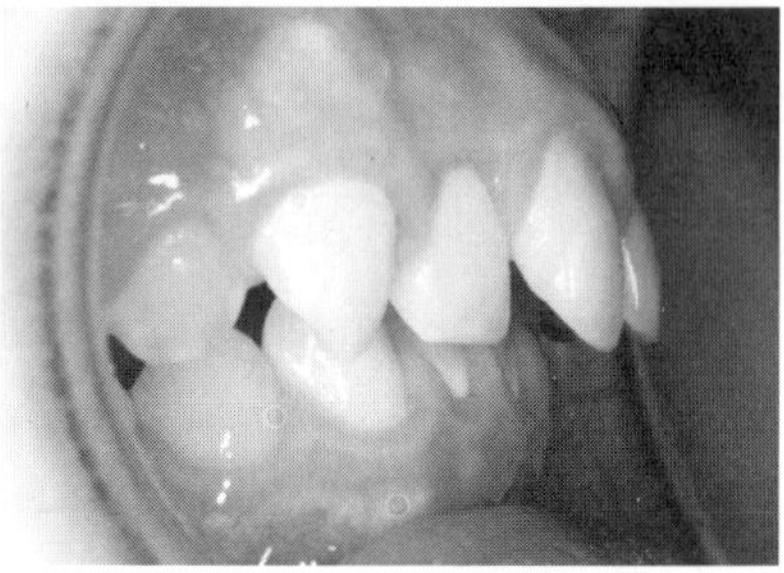

写真⑫—2（H9年11月）

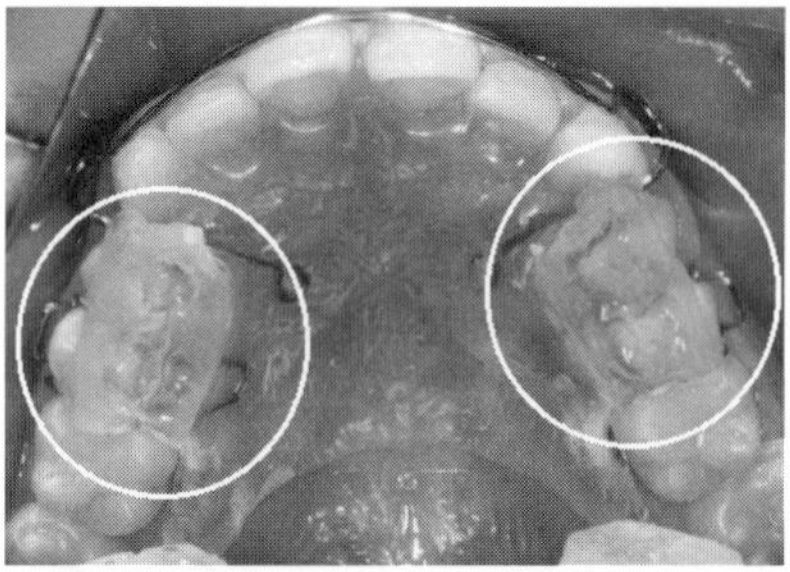

写真⑫—3（H10年1月）

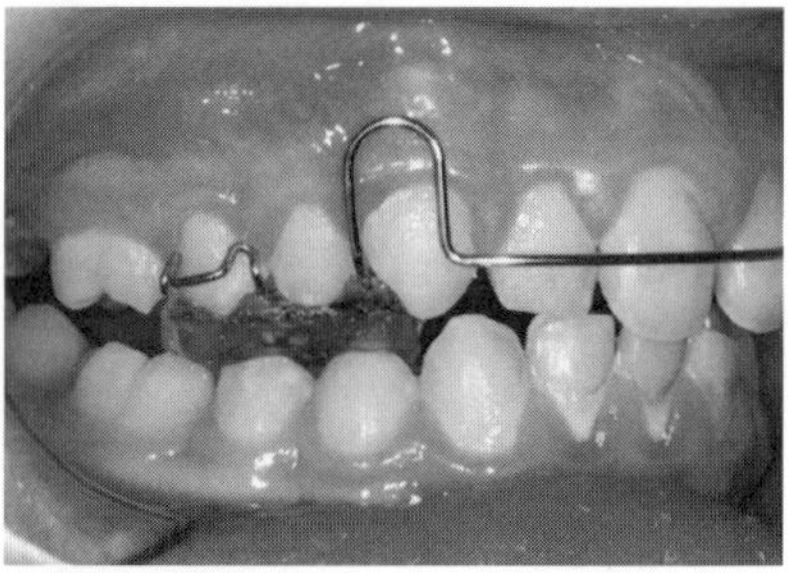

写真⑫—4（H10年1月）

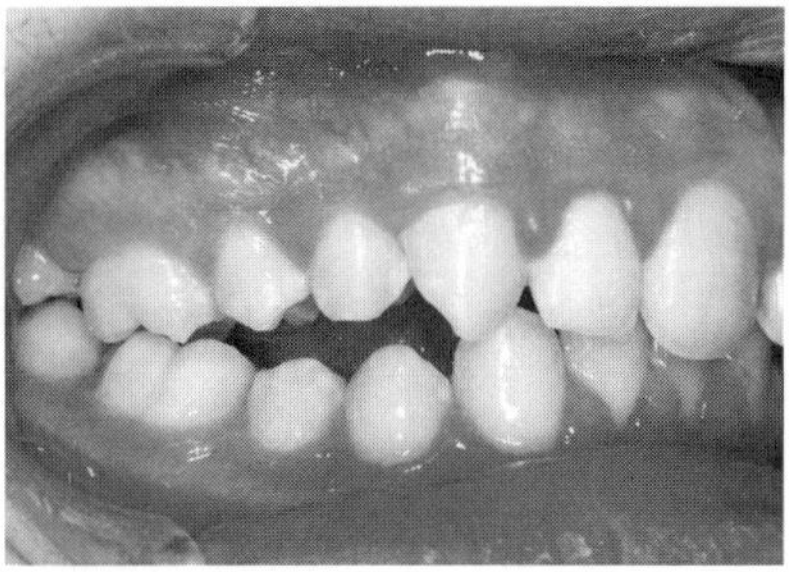

写真⑫—5（H10年5月）

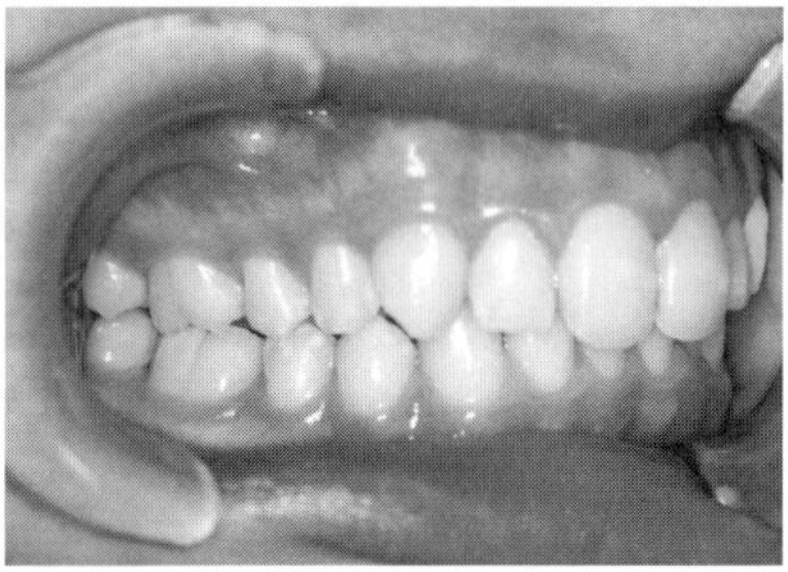

写真⑫—6（H12年3月）

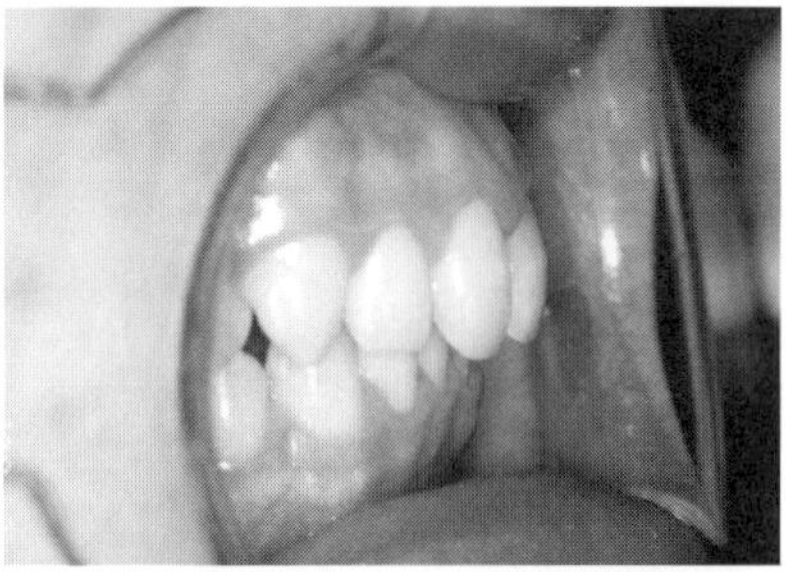

写真⑫—7（H12年3月）

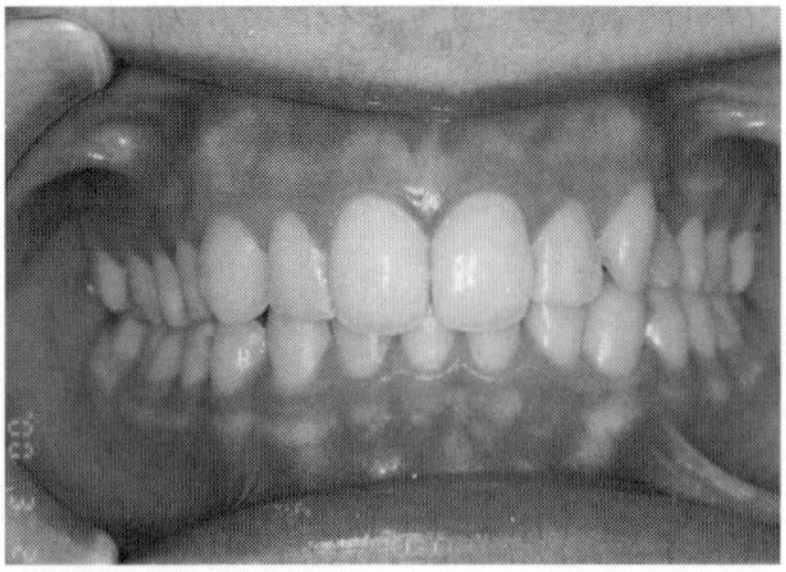

写真⑫—8（H12年3月）

ニュートン（約二五キログラム）に増加しました。

初診時には奥歯でしか噛んでいませんでしたが、四番目、五番目の小臼歯でも噛めるようになりました（左の「治療後のデータ」の○の部分）。

噛む力の左右バランスも初診のときは、左側に三八％ずれていましたが、その差が一三％に縮小されました。

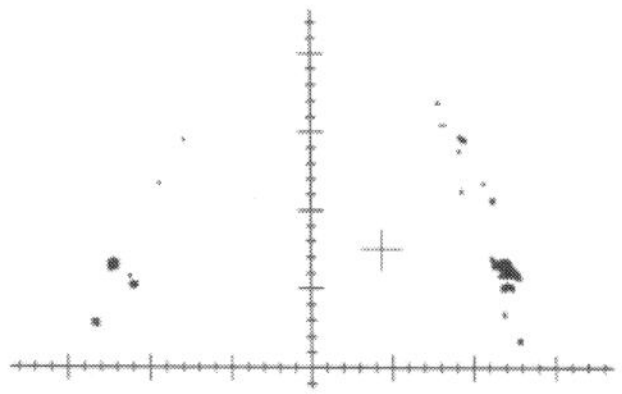

Item	Total	Right	Left
avail	93.8%	91.9%	94.6%
area	16.2mm2	28.5%	71.5%
ave	7.4MPa	8.0MPa	7.1MPa
max	13.0MPa	13.0MPa	13.0MPa
force	119.5N	30.8%	69.2%
moment	272.9N_cm	31.4%	68.6%

初診時のデータ

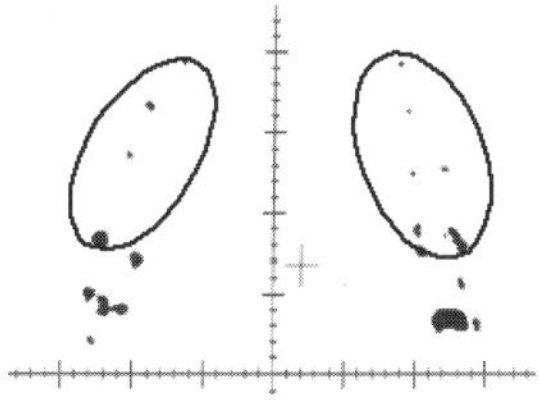

Item	Total	Right	Left
avail	99.4%	100.0%	99.0%
area	41.2mm2	42.0%	58.0%
ave	6.2MPa	6.4MPa	6.0MPa
max	13.0MPa	9.7MPa	13.0MPa
force	254.4N	43.6%	56.4%
moment	600.0N_cm	41.7%	58.3%

治療後のデータ

受け口（反対咬合）――上下のあごの発育バランスの違いが原因です。

顔の外観からもすぐわかる不正咬合です。受け口は、広辞苑では「下唇が上唇よりも出ている口元」と表現しています。反対咬合は下の前歯が上の前歯の前に出ている、噛みあわせが逆になっている状態です。下の前歯が前にあるので、下唇が前に出てしまうのです。厚生省の調査では、一二歳から二〇歳の約九％が浅い噛みあわせ、または反対咬合であると報告しています。

反対咬合は上あごの骨と下あごの骨の発育バランスの違いから発症します。

イラスト1のケースは下あごの過成長です。下あごが前に伸びているので反対咬合になります。骨格性の反対咬合といわれます。身長が伸びる時期と下あごの成長は一致していますから、治療を終了しても、身長の伸びが止まるまでは監視する必要があります。

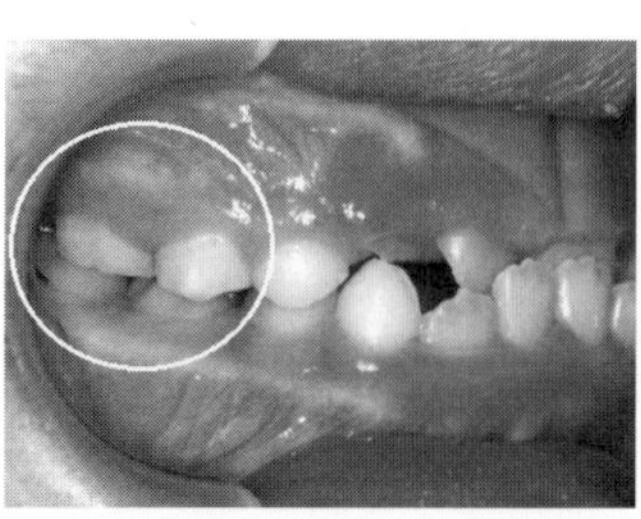
写真1

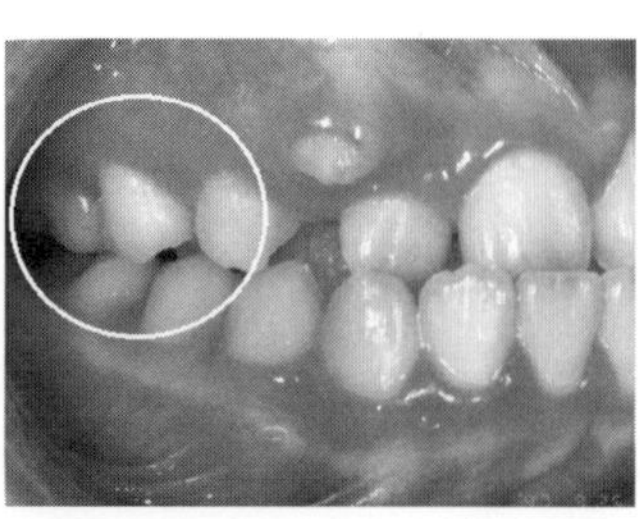
写真2

正しい前歯の噛みあわせでは、上あごの前歯がかぶさることによって下あごの前歯が押さえられ、下あごが前方に伸びることを抑制しています。子どもの時期の反対咬合になると、その抑制がなくなり、下あごが前方に自由に伸びて、過成長になります。成人に成長する時期には、下あごが過成長の反対咬合に変化しています。

なぜ放置してはいけないのでしょうか

上あごの劣成長か下あごの過成長かの判断は、どこで決めるのでしょうか。矯正医のアングルによれば次のようになります。

上あごの第一大臼歯はいつも正しい位置に生えるとし、上あごより下あごの大臼歯が少し前に位置します。アングルの一級といいます。

これに対し、下あごの大臼歯がもっと前に出ているケースをアングルの三級と分類しました。つまり、下あごが前に出ている過成長です（写真1、イラスト1）。

注意していただきたいのは、奥歯の噛みあわせはアングル一級で正常であっても、反対咬合がおこりうるということです。

幼児期の反対咬合は、下あごの過成長ではなく、上あごの劣成長です。それを放置することで下あごが過成長になるのです（写真2、イラスト2）。

イラスト1

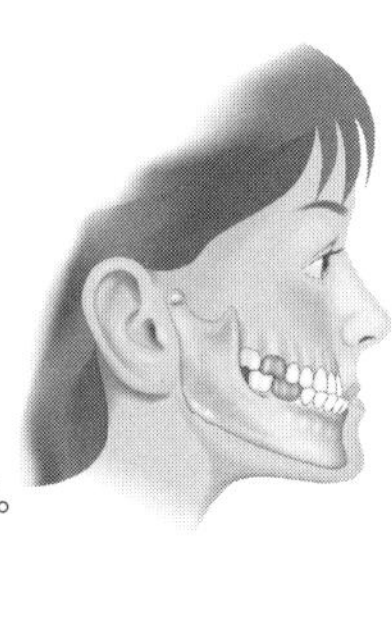

下あごの過成長です。

イラスト2

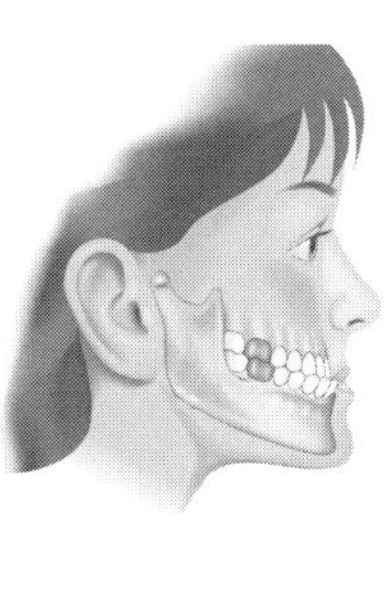

噛みあわせは正常ですが、
上あごが劣成長です。

正常な子どもの場合は、食事のときには前歯で噛み切ったり、かぶりついたりします。下の前歯が上の前歯に噛む刺激として加わり、刺激は歯の根を通して、上あごの骨の発育の外力になります。

これに対して、反対咬合の子どもの場合は、上顎骨《じょうがくこつ》に必要な刺激が加わらないために、上顎骨の発育がさらに萎縮します。その結果、鼻から上あごの発達が貧弱になり、「三日月様」のような顔貌になります。下の写真のように上唇が薄く、下唇が厚くなり、受け口特有の顔だちになります。つまり、反対咬合は歯並びだけでなく、子どもから大人に成長する過程で顔貌を左右する大きな問題なのです。

乳歯の歯列でも反対咬合は五～一〇％の率で発症するといわれています。幼児に「イーしてごらん」と言うと、ニコニコした顔で、下あごを突き出して笑う光景をよく見ます。こんなちょっとしたことでも反対咬合になる危険性はあります。志村けんのバカ殿のまねをして反対咬合になった子どもや、剣道を始めて、借りものの面の防具が合わなかったので、下あごで押して面を安定させて練習をしていたら一カ月で反対咬合になった子どももいます。

乳児期の反対咬合は自然治癒をするケースもあります。でも、乳児の顔の発達は六歳で八〇％発育します。下あごが前に出ているのですから、あごの関節の位置も変わってしまいます。顔やあごの関節の発育を考えると、やはりできるだけ早期の治療が望ましいことは確かです。しかし、乳児期では何のための治療かを本人が自覚していませんから、治

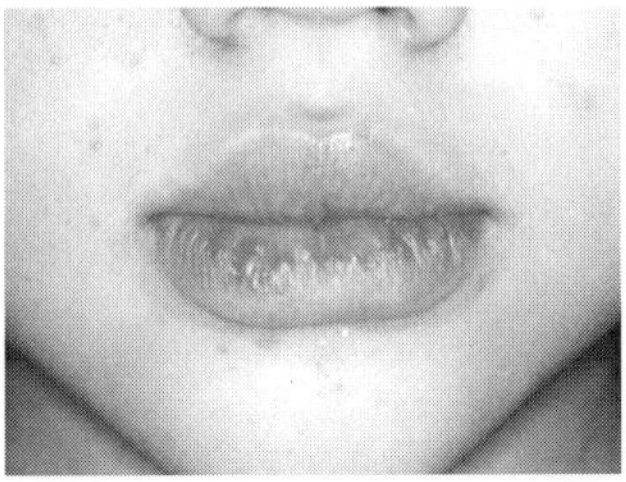

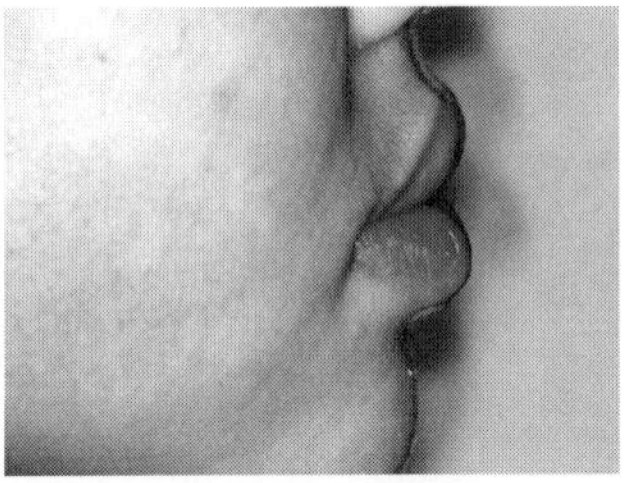

前歯を正しく使えないので、上あごの発育が悪く、唇の形も不自然です。

療の目的が理解できる四歳以降の治療が望まれます。

反対咬合の子どもは前歯で噛み切れません。上あごの前歯に、発育に必要な刺激の外力が加わらないのですから、上あごは未発達となり、前歯の永久歯の生えるスペースができません。乳歯の反対咬合を放置しておくと、上あごの叢生《そうせい》（乱ぐい歯）になる可能性も高くなります。

治療開始のタイミング

反対咬合の治療で歯を動かすには、どこかを固定する必要があります。この固定源を口の中にする方法（顎内固定《がくないこてい》）と口の外に求める方法（顎外固定《がくがいこてい》）の二つがあります。

通常の矯正では、顎外固定のため、ヘッドギアという外観の悪い装置を使用します（三六頁参照）。

床矯正による顎内固定の治療方法は非常に簡単で、床装置で上あごの前歯を押して、前に出します。二〜三カ月で治療は終了します。床矯正装置は口の中に装置が入りますから、ヘッドギアのような装置をしているというひけめを感じることはありません。

しかし、患者さんが幼児で治療が嫌だ、なじめないということならば、前歯が永久歯に生えかわる時期に治療を開始するようにしましょう。無理な治療は子どもにトラウマを残すことになり、好ましい治療方法とはいえません。

反対咬合の治療開始のチャンスは一番目の前歯(中切歯)が反対咬合になったときです。小学校の一年生の後半か、二年生の頃で、「このままでは何かおかしい、治さなくっちゃ」と本人の自覚も出てきます。

このときには第一大臼歯が生えていますから、上下のあごの各第一大臼歯の位置関係を観察してください。下あごの第一大臼歯が上あごの第一大臼歯より、少し前に出ていれば、上下のあごの位置は正しいはずです(アングルの一級)。この段階ならば、乳歯の反対咬合と同様に一つの装置で終了するはずです。

そして、隣の二番目の前歯(側切歯)の生えるスペースがあるかどうかも観察してください。歯並びが後ろに引っこんでいるわけですから、二番目の前歯(側切歯)が生えてくるスペースが足りなくなり、乱ぐい歯になる場合もあります。

前歯四本が乱ぐい歯で噛みあわせが反対になっているケースで上あごを拡げてからでないと、前歯を前方に移動できないので、装置が二つ以上必要になります。当然、治療時間、治療費が二倍以上かかってしまいます。

治療開始の時期が小学校五年生以降で、下の写真のように犬歯が生えていれば、犬歯のスペースを確保してからの治療になりますから、治療は複雑になり、装置の数も増えて、三~四倍の治療時間と費用がかかってしまいます。

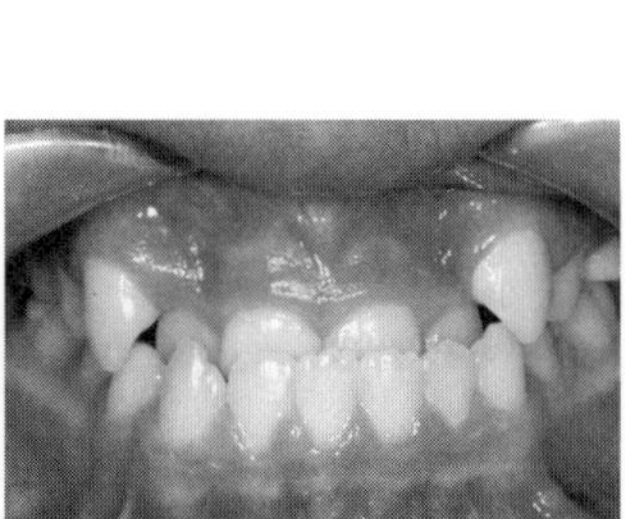
受け口で八重歯の重症な状態です。

奥歯の噛みあわせがアングルの一級で正常であっても、前歯が反対咬合では、前歯で噛めないので下あごが前に出てきます。そのまま、下あごが前に出て発育をすれば、下あごの第一大臼歯は上あごの第一大臼歯より、歯一本分前方に出て、アングルの三級になります。

前歯で噛めないということは奥歯でも噛めません。奥歯は臼歯で、横に動くはずが、前歯が上の前歯に引っかかってよく動けない機能不全の状態です。奥歯も前歯も噛む刺激がないので、下の写真のように上あご全体が萎縮して、小さくなっている場合もあります。

人の口は下の歯並びを上の歯並びが部分的におおう状態（被蓋《ひがい》）が正しい噛みあわせですが、奥歯の噛みあわせが逆になるケースも出てきます。成長期に正しく噛む力が加わらないのですから、奥歯の反対咬合になります。奥歯の反対咬合が片側におこれば、あごはずれるしかありません。顔がゆがむのは当然です。

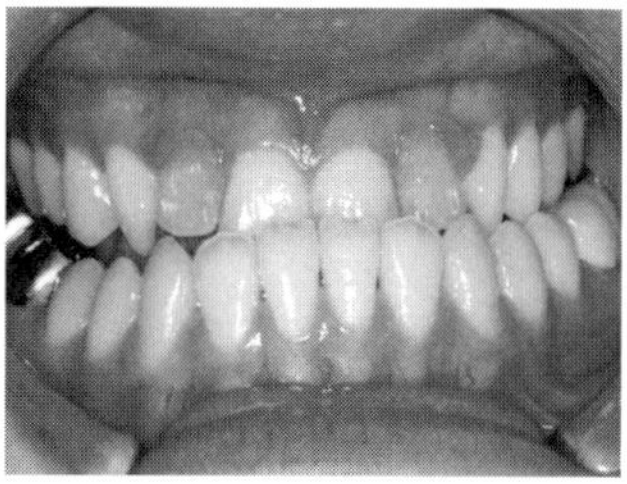

前歯、奥歯ともに噛みあわせが反対になっています。つまり、上あごが萎縮しているのであり、顔が萎縮している大変な状態です。

女の子は特に注意して！

お母さんと歯医者さんの仕事として大切なのは、歯並びだけでなく、お子さんの顔を育成していくことです。特に女子は一四歳までに上顎骨《じょうがくこつ》が完成してしまいます。

数年前のNHKの朝の連続ドラマで「あぐり」という、吉行淳之介さんのお母さんの話がありました。そのとき、あぐりを演じた女優さんは当時二〇歳でしたが、一五歳から四〇過ぎまでの役を演じていました。つまり一五歳の子どもは今の社会では子ども扱いですが、昔はその年齢で結婚することも珍しくなかったように、医学的には成人と同じです。

平均的に言って、女性の場合、一四歳で顔の発育は終了しています。男性は一七～一九歳までに成長を完了します。歯並びだけなら成人でも当然に治りますが、顔の発育まで治すのはむずかしくなります。反対咬合は顔貌と大きく関与しますから、どうかできるだけ顔が発育する一〇歳までに治療を終了することを、歯科医師としてお願いします。

お母さんのチェックポイント

お子さんは何歳ですか？　遅くとも小学校の低学年までに前歯の噛みあわせが反対になっていないかどうかをチェックしてください。さらに、奥歯の噛みあわせをチェックしてください。

噛みあわせが反対であっても、ゆっくり口を閉じてみてください。奥歯で噛みあわせる前の瞬間に、**下あごの前歯が上あごの前歯に触れれば、治療は比較的簡単にできます。**このチェックを構成咬合《こうせいこうごう》といい、上あごと下あごの位置バランスをみる基準となります。

もし、下あごの前歯と上あごの前歯が触れず、下あごの前歯が前方にあれば、下あごが前に伸びていることになり、下あごの過成長です。この状態だと治療は大変になります。身長の伸びと下あごの伸びる時期は一致していますから、身長が伸びきってからの治療開始では大変です。歯だけの問題ではなく、下あごの過成長ですから、最悪の場合、外科的に下あごの長さをつめなければならなくなる可能性があります。

チェックは前歯だけではなく、奥歯の噛みあわせも見てください。もし、一二九頁の下の写真のように、奥歯も前歯も噛みあわせが反対になっていたら、大変です。受け口は上あごの萎縮ですから、単純に上あごが小さいと考えがちですが、上あごは頭の骨の一部なので、上あごの萎縮は顔の萎縮を意味します。噛みあわせが悪いだけの問題ではありません。受け口のままでは上あごの発育に必要な刺激が加わりません。噛む刺激が、顔を構成する骨の成長を促しているのですから、良い顔を作るには大切なチェックです。

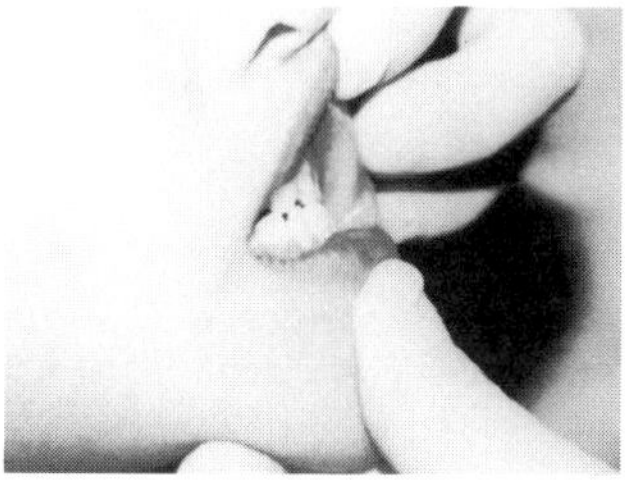

軽く口を開けて、ゆっくりと噛みこみます。お母さんが下あごを少し押して、下の前歯が上の前歯の先端につけば、このケースの反対咬合は比較的簡単に治ります。

症例⑬ 簡単な反対咬合です。一つの装置ですみました。

※初診時七歳二カ月の女子。治療期間三カ月。

七歳の女の子です。奥歯の第一大臼歯は正常です。つまり上あごの発育不足から生じた反対咬合です。上あごの前歯が下あごの前歯の内側に入りこんでいるので、あごを左右に動かせません。これでは前歯で噛むことができませんから、上あごは発育不足になります。

ほとんどの反対咬合の子どもさんは、自分の噛みあわせを嫌だと思っています。治療を嫌がる子はいません。本人が噛みあわせを嫌だと思えば思うほど、早く、確実にネジを巻いてくれるので早期に治療が終了します。

前歯が反対になっています(写真⑬—1)。前歯を後ろから押します(写真⑬—2)。それだけで三カ月で治療は終了します(写真⑬—3)。前歯は出ましたが、まだ安定していません(写真⑬—4)。この後は患者さんが前歯を使って、上あごを発育させることが大切です。前歯の根は鼻の下まである(写真⑬—5)ので、前歯で噛むようになれば、上あごの骨が発育しますし、唇の形もきれいになります(写真⑬—6)。前歯で噛むことで前歯が下に降りてきて、前歯の噛みあわせが自然と深くなりました(写真⑬—7)。

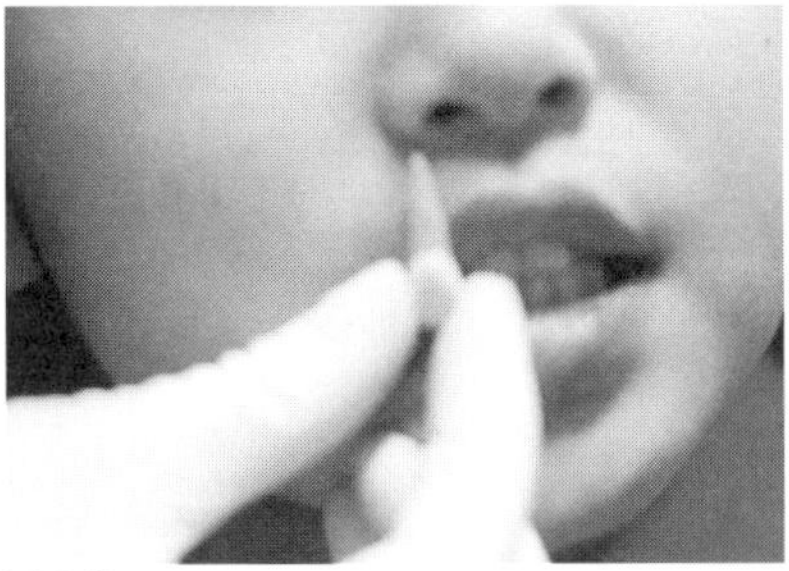
写真⑬—5

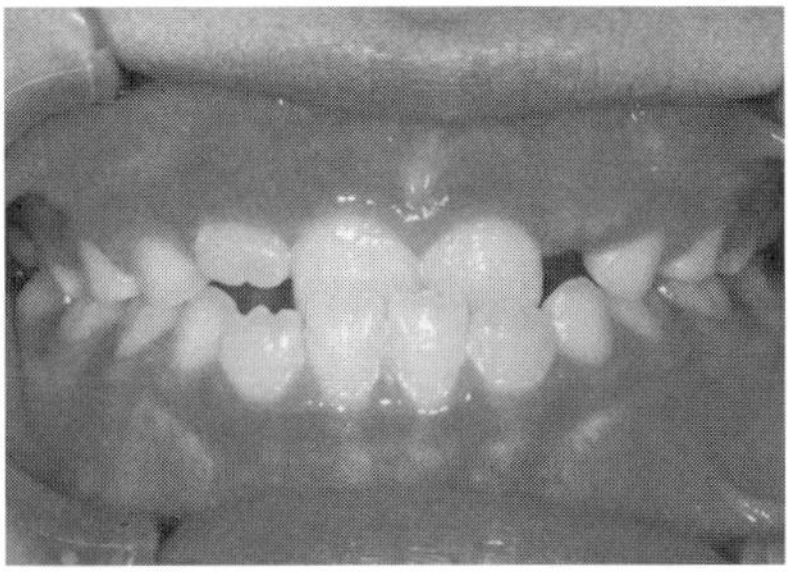
写真⑬—1（H11年5月）

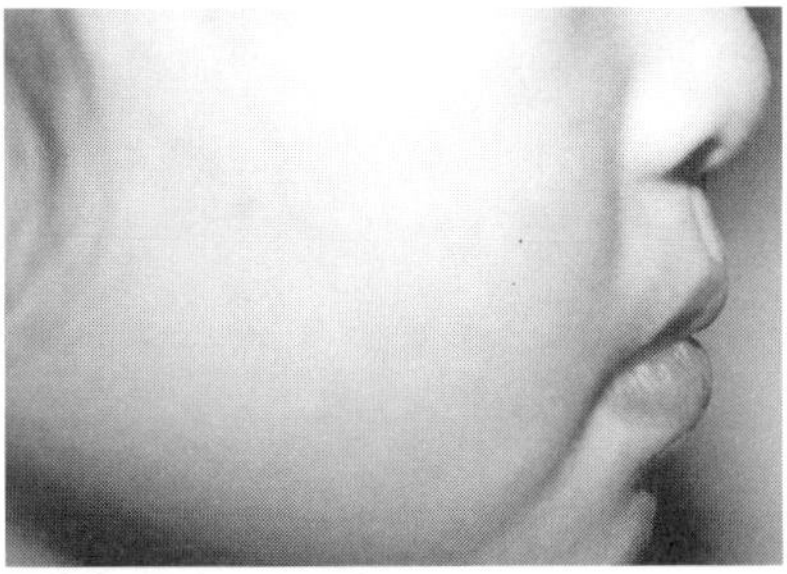
写真⑬—6（H12年2月）

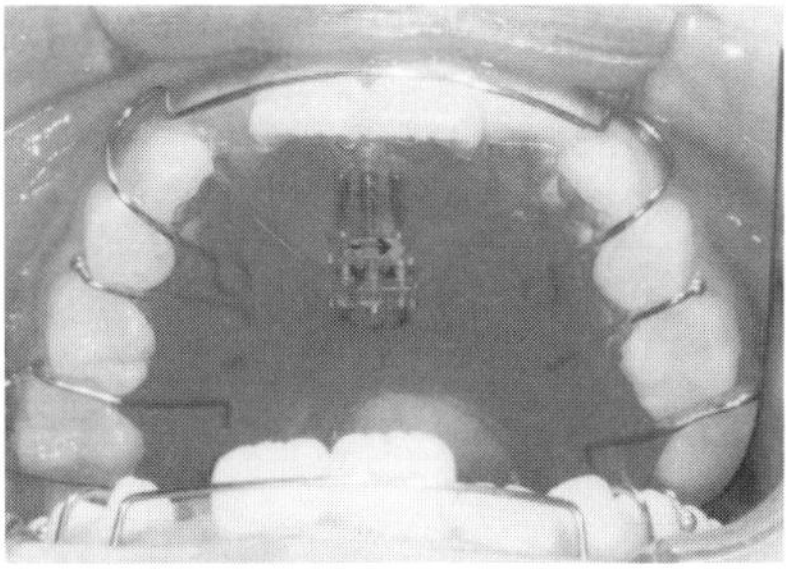
写真⑬—2（H11年5月）

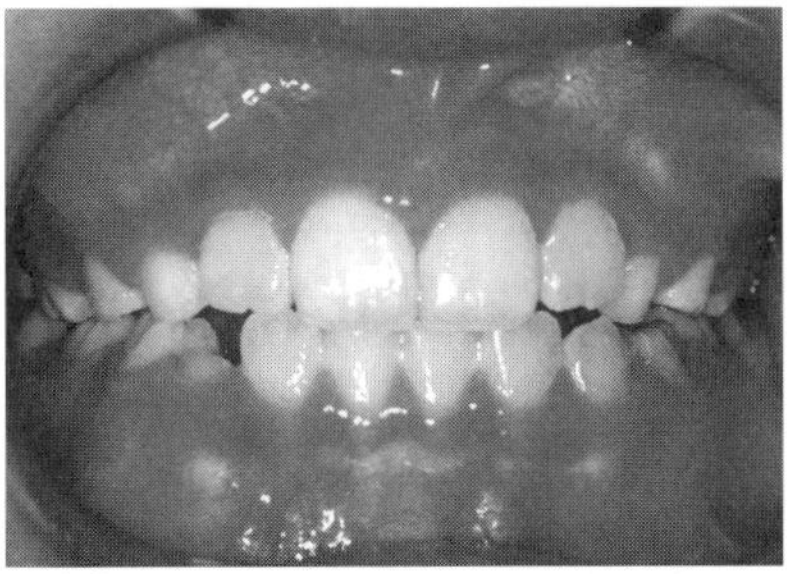
写真⑬—7（H12年2月）

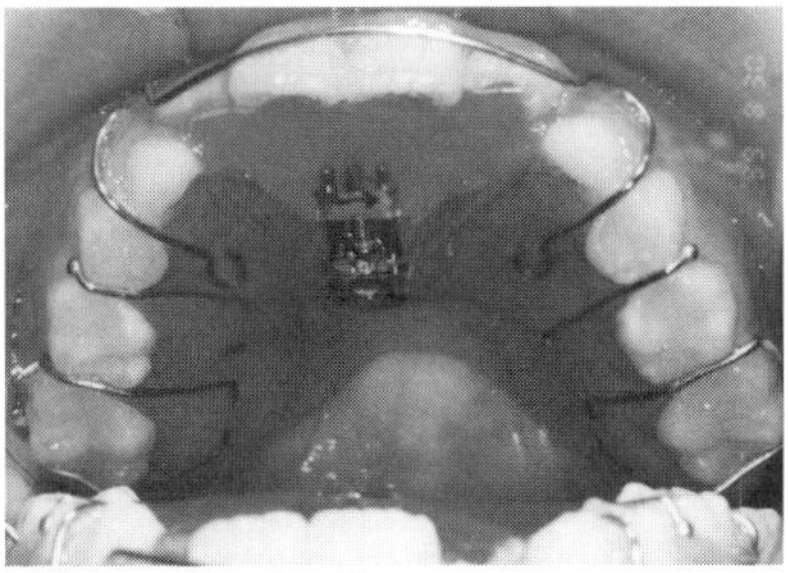
写真⑬—3（H11年8月）

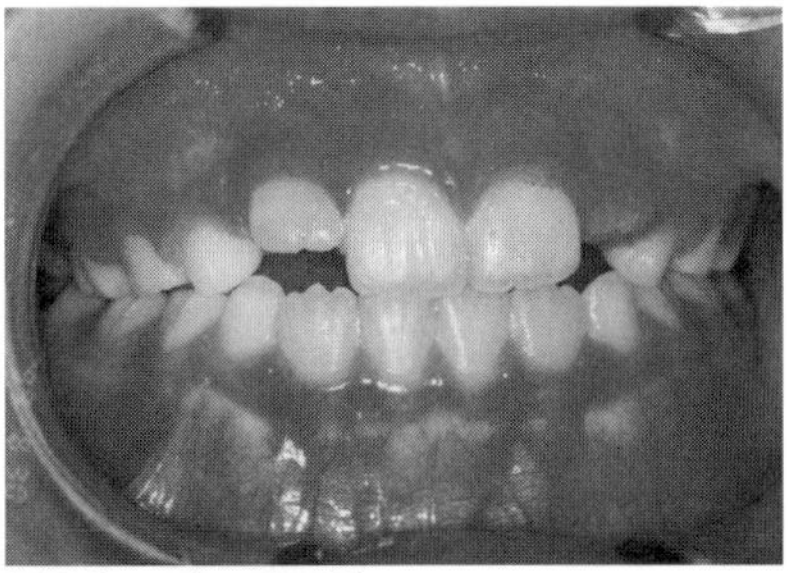
写真⑬—4（H11年8月）

症例⑭ 乳歯の反対咬合のケースです。

※初診時六歳九カ月の女子。
治療期間一年一カ月。

お父さんも反対咬合で、大変なコンプレックスをもっていたそうです。何が何でも治したいと思って来院されました。娘のことだからいくらお金がかかってもかまわないとおっしゃっていましたが、結果的には装置一つで治療は終了しました。

上あごの骨が発育不足で噛む機能が低いことがわかります（写真⑭—1、2）。このまま発育すれば、下の図のように下あごが突き出た特有の顔になって、一生悩むことになってしまいます。

ネジをまわして、前歯を後ろから押すだけです（写真⑭—3）。このときの治療を動的処置といいます。機械的に歯を動かしているという意味です。

ここまでの治療に、一年もかかってしまいましたが、ゆっくりでも確実に治療することが大切です。前歯が前方に移動しただけで、上あごの骨も発達しています（写真⑭—4、5）。

ここからのお母さんの役割は、前歯でかぶりつく食材を選択することです。**正しい自分の機能を使って、機械にたよらずに自分で治すことがいちばん大切なのです。**このことをバイオセラピー（生物学的療法）といいます。前歯を使っていなければ上あごの骨が成長しません。あごが成長できなければ「良い顔」にもなりませんし、永久歯の生えるスペースもできません。噛みあわせが治ったのですから、前歯をたくさん使ってください。

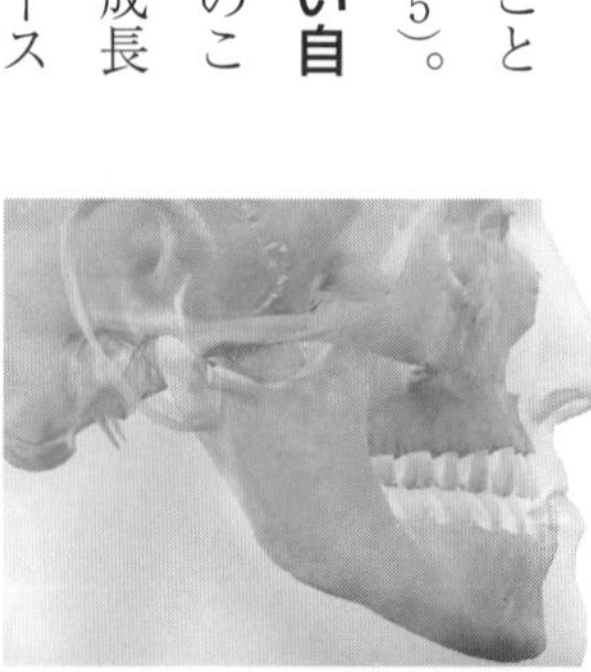

反対咬合は顔の骨格まで変えてしまいます。

バイオセラピーの結果、乳歯の前歯にすきまができました(写真⑭―6)。前歯を正しく使っていれば、下あごの前歯の先端がすり減ってきます。いつまでもギザギザがあるのは、前歯を使っていない証拠です。上あごが自分の機能によって自然の摂理にもとづいて発育したのです。歯医者さんにたよってはいけません。自分で治すことがいちばんいいのです。これにより永久歯の生えるスペースができました(写真⑭―7)。

治療を開始してから一年間は、装置の力で歯を動かしましたが、その後の三年間は、四本の永久歯が生えるスペースができるように、自分の力であごを発達させました。

結果的には一つの装置とお母さんの食事の工夫により、正しい上あごとより良い顔に育成することができました。

幼児期のいつから治療を開始するかについてはいろいろと問題があります。お兄さんやお姉さんが床矯正をしていれば幼児であっても治療はできます。両親が歯並びでイヤな思いをしている、この症例のような場合でも治療はできます。

聞き分けのでてくる四歳になれば基本的に治療は開始できます。顔の骨は六歳までに八〇%も発育するのですから、歯並びだけではなく「より良い顔」を作るためにも、四歳から治療を始めたいものだと思います。

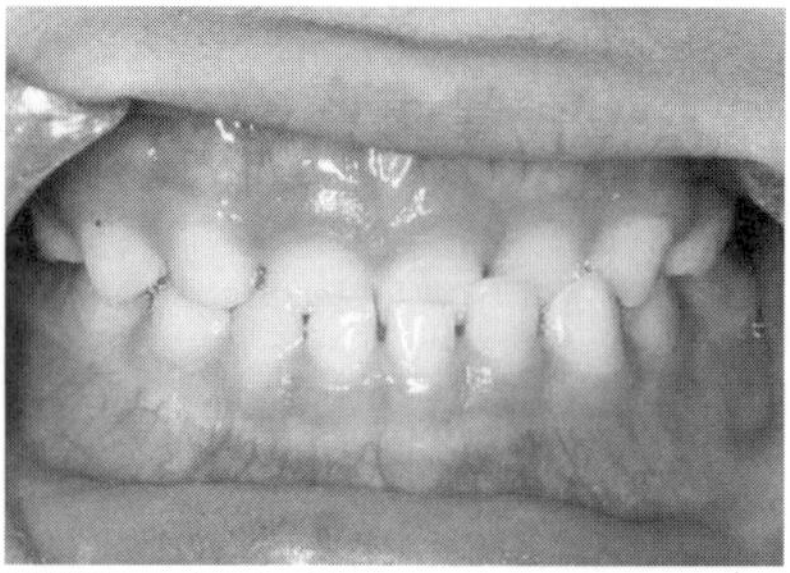
写真⑭—1（H8年3月）

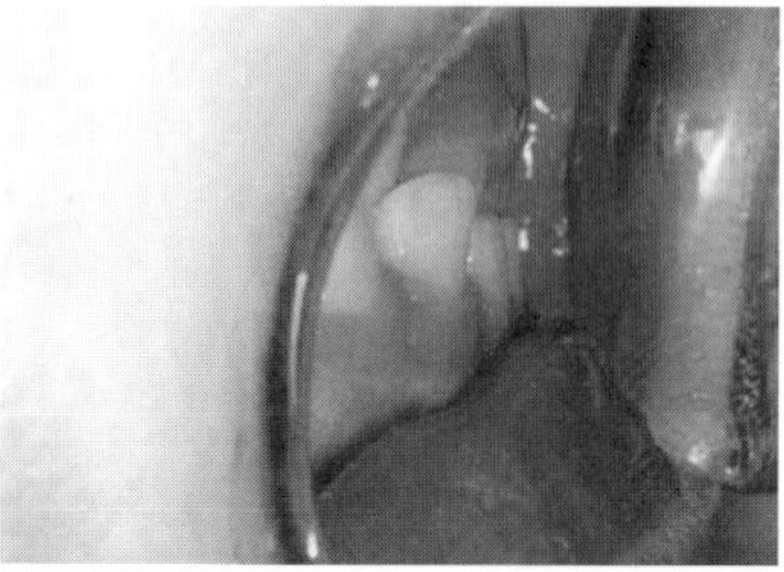
写真⑭—2（H8年3月）

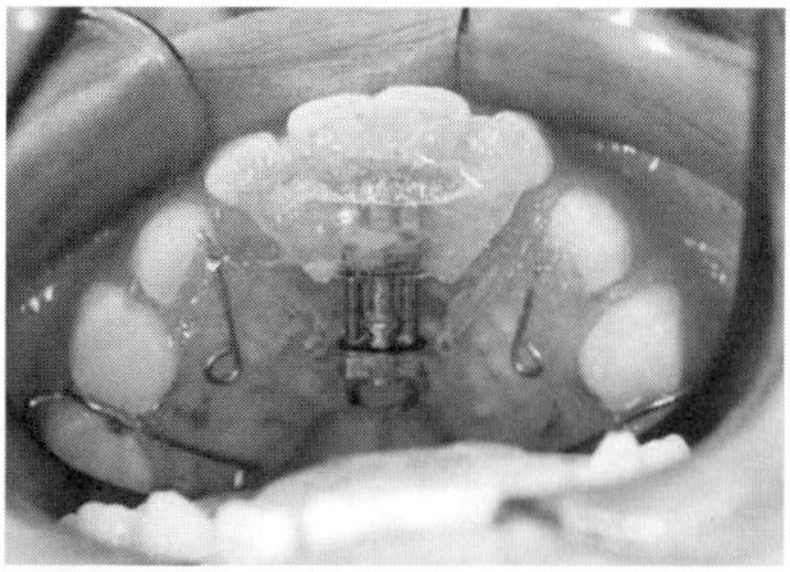
写真⑭—3（H9年2月）

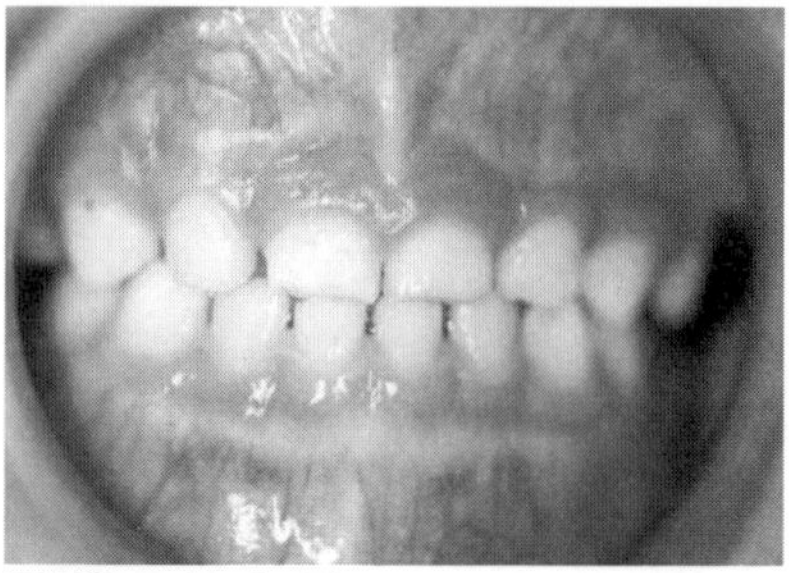
写真⑭—4（H9年4月）

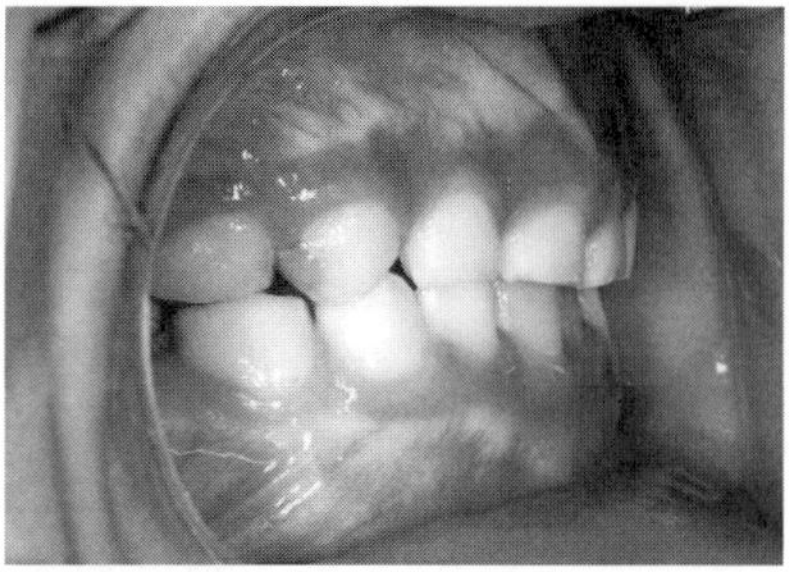
写真⑭—5（H9年4月）

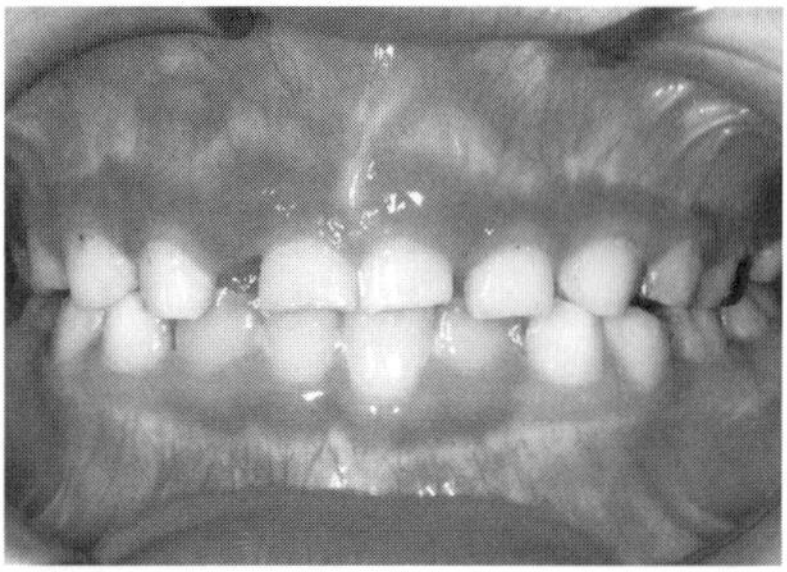
写真⑭—6（H11年5月）

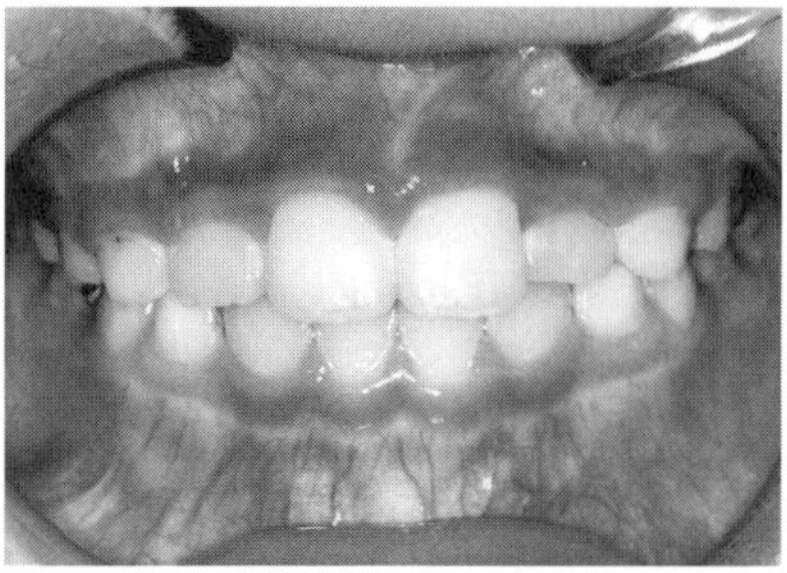
写真⑭—7（H12年4月）

症例⑮ 反対咬合を放置していてひどい叢生《そうせい》（乱ぐい歯）になったケースです。

※初診時一〇歳二カ月の女子。
治療期間三年二カ月。

乳幼児期か小学校低学年までに治療を終了すれば、ほとんどのケースが一つの装置で治療を終了することができるのに……。悔やまれるケースです。

でも遅くはありません。女の子の成長が終了する以前の治療開始です。

このお子さんの場合、上あごの骨に正しく噛む力が加わらないので、上あごが萎縮《いしゅく》したままです。その結果、歯が生えるスペースがなくなり、乱ぐい歯にもなりました。

犬歯が生えてきました（写真⑮―1）。前歯を前方に移動します（写真⑮―2）。

犬歯があるので二番目の前歯を前に押すことはできません（写真⑮―3）。

奥歯を後方移動して（写真⑮―4）、さらにゴムで残りの奥歯を後方に移動しました（写真⑮―5）。犬歯の生えるスペースをつくらなくてなりません。

前から見るともう少しなのがわかります（写真⑮―6）。

犬歯の入るスペースができたので、再び前歯を後ろから押します（写真⑮―7）。

さあ、ここからは、前歯で噛んで上あごの骨を自分の力で育成することが大切です。そう、顔を作ることです。

この患者さんは一二歳です。前にも述べたように、女子の場合、一二歳と一五歳とでは明らかに違います。一五歳から治せるのは歯並びだけですが、一二歳以下ならば顔を構

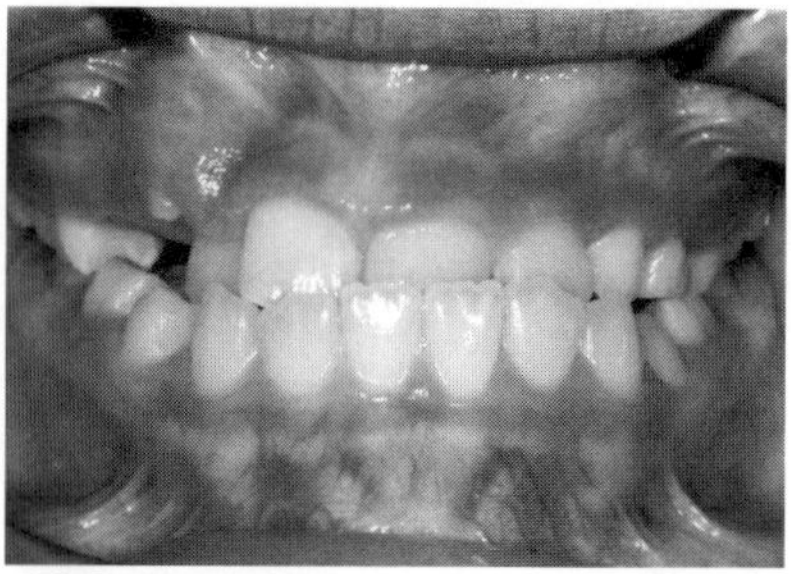
写真⑮—1（H9年10月）

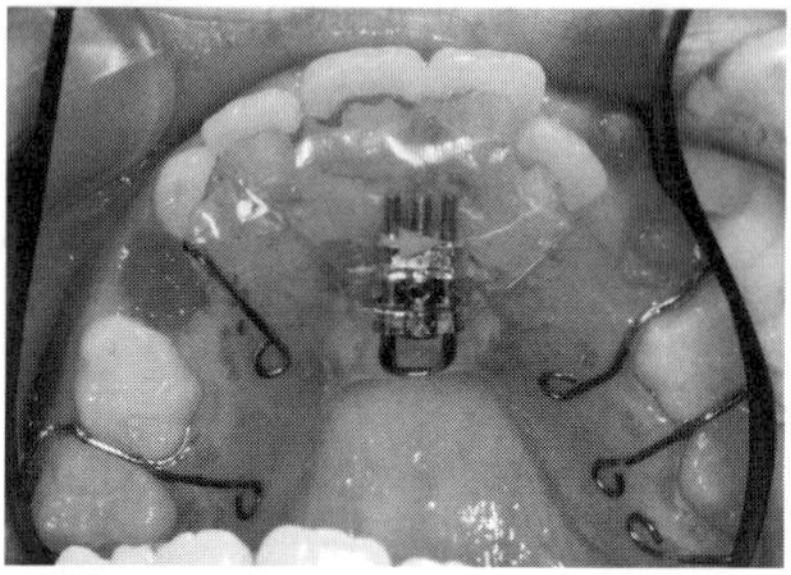
写真⑮—2（H9年10月）

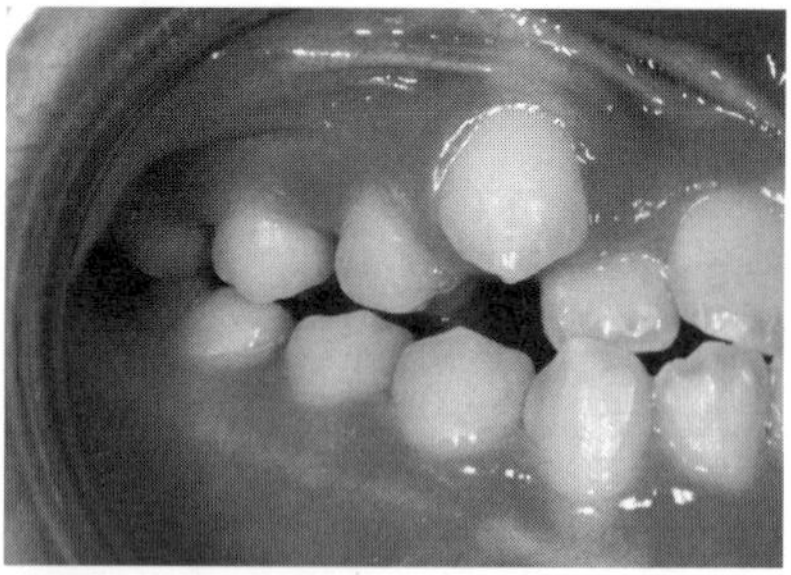
写真⑮—3（H9年10月）

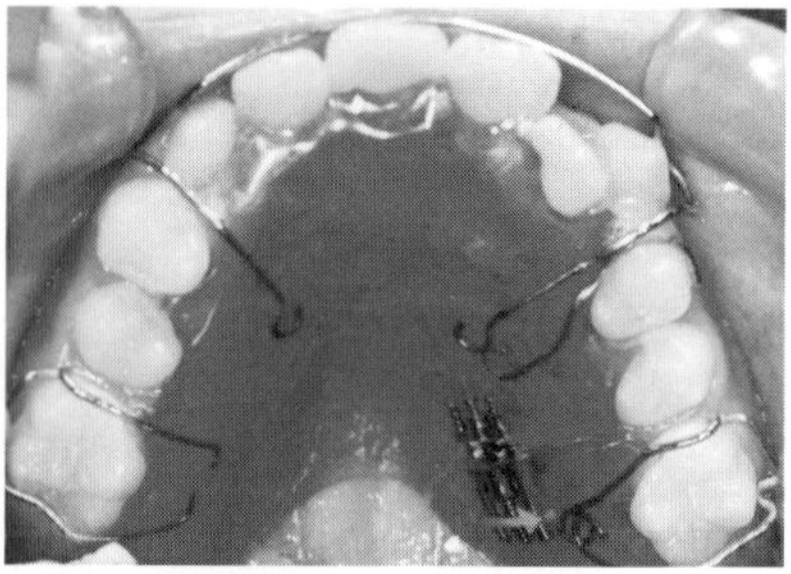
写真⑮—4（H10年7月）

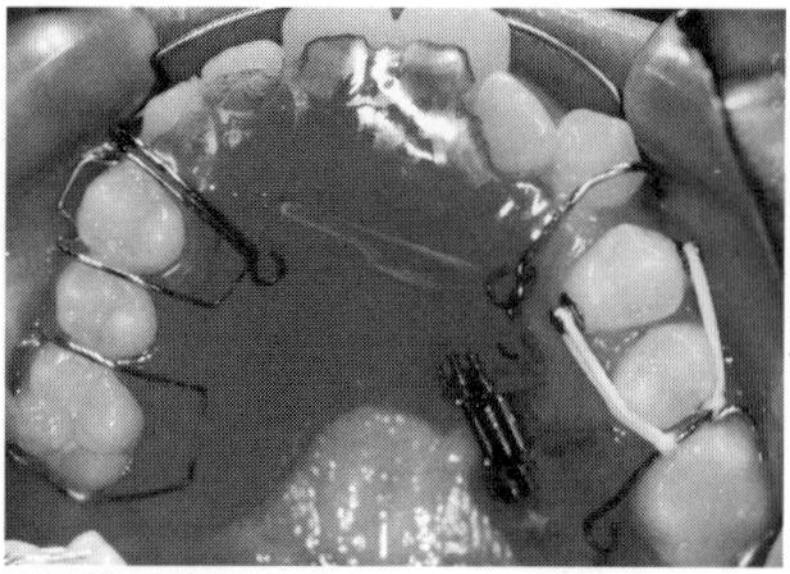
写真⑮—5（H11年2月）

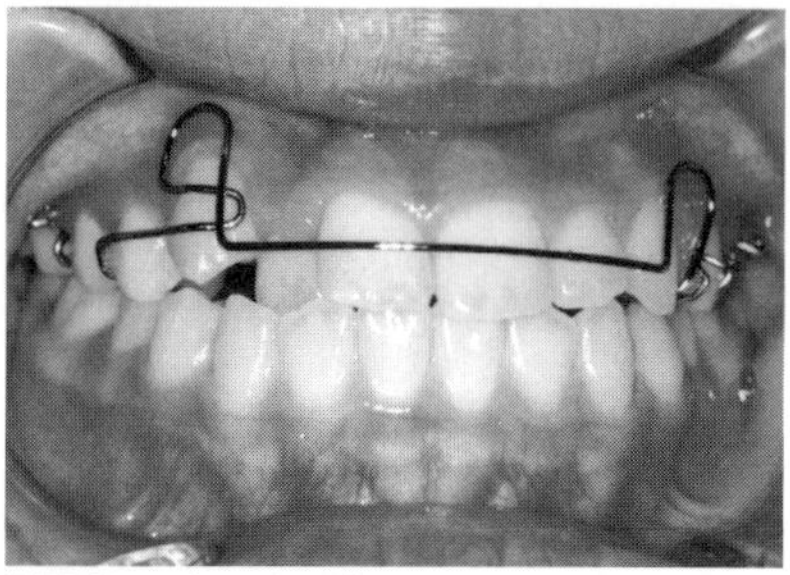
写真⑮—6（H11年2月）

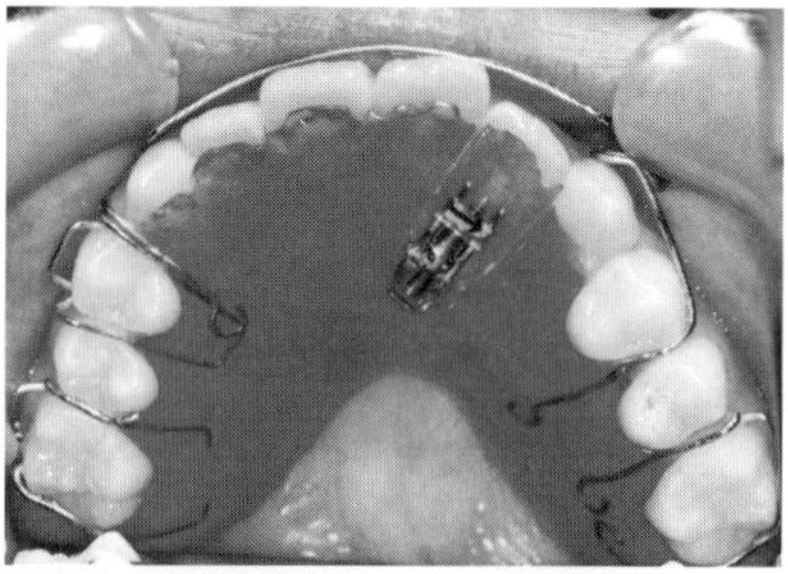
写真⑮—7（H12年3月）

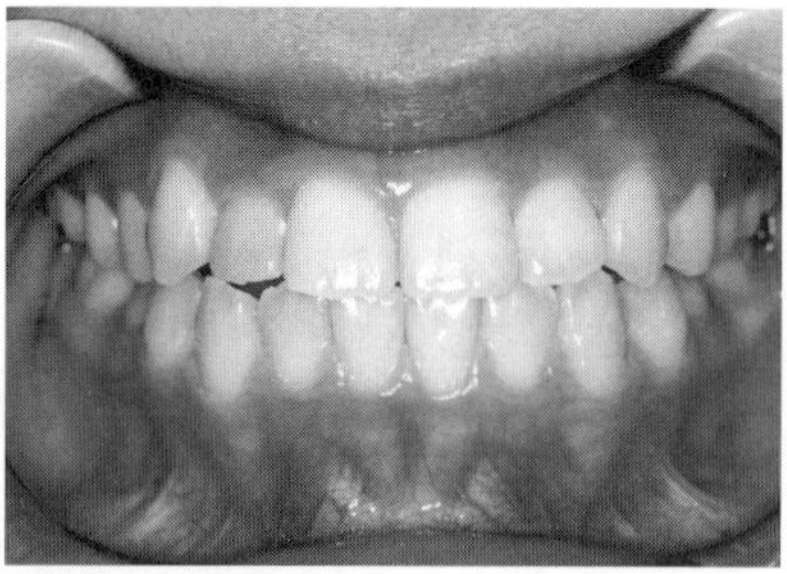
写真⑮—8（H12年12月）

成している骨の育成ができるのです。

反対咬合は単純に歯並びだけの問題ではなく、一生の顔の問題です。できるだけ早めの治療開始が望まれます。全部永久歯になってから治療を始めるのでは、顔の発育の面からは遅すぎるケースもでてきます。

この症例の患者さんも何とか写真⑮—8まで調整して治療を終了しました。犬歯の生える前に来院してくれていれば、ご本人も歯科医もこんな苦労はしなくてすみました。お母さん、早めにチェックしてください。顔の骨の成長は、男の子と女の子とでは違うことだけは、つねに気にしてください。

歯医者さんもお母さんも歯や歯並びだけ気にしています。歯は噛むためにあるのです。歯を使うことで噛む刺激が発生します。正しく噛むことが大切なのです。正しく噛む刺激はとても大切な発育刺激になることを忘れてはいけません。

生まれてから六歳までは幼児期から子どもの時期への成長期です。六歳から一〇歳までは子どもの成熟期、一〇歳からは大人になるための成長期です。形態だけの治療のみならず、この成長に必要な成長刺激を考慮した治療への考えが大切です。歯列不正は子どもの成長から考えると初期矯正、予防矯正を早期に開始することが大切です。

反対咬合は上顎骨、顔面頭蓋の発育不足ですから、はやく歯列を整えて、萎縮した上顎骨、顔面頭蓋に発育刺激を与えることが本来の治療目的です。

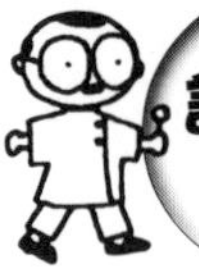

診察室から③

「三日月様」のような顔（受け口）が、どんどんキレイになっていきました

七歳の女の子と一緒に、受け口のお母さんが来院されたことがありました。なんとなく暗い感じでした。お嬢さんも受け口でした。

私のところにくる前に、矯正専門医に相談に行かれたそうなのですが、「将来は、お嬢さんは下あごの骨の一部を外科的に切除しなくてはならないでしょう」と説明を受けたというのです。受け口は、上あごの骨に噛む刺激が加わらないので、横顔が平坦になり、下あごが飛び出した「三日月様」のような顔になってしまいます。お母さん自身は、子どもの頃から、その顔に劣等感をもっておられました。

矯正の先生は、「受け口は遺伝的なもので、お母さんの悪い遺伝子がお嬢さんに遺伝した」と説明したものですから、お母さんは自分のせいで、自分と同じ悩みを娘に一生させてしまう、娘に申し訳ないといつも悩まれていたようです。

私は、遺伝的要素ではなくて、後天的要素により、お嬢さんは受け口になったと診断しました。それからは、前歯が正しく噛みあうように治療し、半年後に機械的治療は終了しました。

それからは、今まで噛めなかった上あごに、前歯をしっかり使って刺激を加えて、良い顔を目指して育成していきました。もちろん、唇・鼻筋などが整ってきて、お嬢さんの顔がどんどんキレイに、つまり、美人になっていきました。

通院に来られるたびに、わが子がキレイな顔になってくるものですから、お母さんは大変喜ばれ、顔がだんだん明るさを増すようになりました。

お母さんの笑顔が見られて、医者として最高に幸せな思いをしました。

受け口が治って、私よりも主人が喜びました

お子さんの受け口の治療が終了したとき、お母さんから「先生、私も治りますか」と相談されました。「うちの子どもができるのだから、私にもできる」というお母さんがけっこういらっしゃいます。お母さん自身が歯並びを気にしているケースも多いと思います。基本的には子どもも成人も同じですが、違うのは、成人の場合は骨ができるのに時間がかかるということです。お母さんは、娘時代から受け口を気にしていたそうです。検査してみると、治療が可能なので、お母さんの受け口も治療を開始しました。

お子さんと違って、不正の状態はより複雑になっていますから、治療期間と装置の数はかかりましたが、やがて治療は終了しました。治療結果の心情をお母さんにお聞きすると、「実は、私より、主人が喜んでいます」とおっしゃいました。

交叉咬合《こうさこうごう》――上下の歯並びが一カ所で交わっている噛みあわせをいいます。

前歯部の反対咬合を前歯の交叉咬合、奥歯でのものを臼歯交叉咬合《きゅうしこうさこうごう》と分類している学者もいます。特に、臼歯交叉咬合には、下あごが左右のどちらかにかたよっている交叉咬合と、上あごが頬側か舌側のどちらかにかたよっているものがあります。

正常な噛みあわせならば、奥歯で噛むと上の前歯と下の前歯の中心線(正中線)が一致して噛みあいます。臼歯交叉咬合が片側におこると、あごがずれているのですから、上あごの前歯と下あごの前歯の中心線が一致しません。

両側に臼歯交叉咬合がおこれば、上あごの奥歯が下あごの内側に入っているわけですから、左右のあごのずれは生じませんが、奥歯の噛みあわせが逆になるので、噛む機能が著しく低下します。

交叉咬合は乳歯の歯並びから生じます。放置しておいて永久歯の交叉咬合に移行してあごの発育時期を迎えると、発育はかたよって、顔貌が非対称になり、一生を通じての重大な問題がおこります。

お母さんのチェックポイント

乳歯の時期に正面からチェックをして、上下の前歯の中心線が一致しているかどうかを確認しましょう。中心線が一致していたら問題はありません。

もしずれていれば、次に奥歯を観察してください。奥歯の噛みあわせが正常ならば、噛みあった上あごの歯と下あごの歯では、上の歯が下の歯を必ず蓋のようにおおっています。中心線がずれていると、その奥歯の噛みあわせが反対になっているはずです。

ここで怖いことがあります。

乳臼歯の交叉咬合があると、上下の前歯部の中心線は一致せず、あごは曲がっています。六歳のときに第一大臼歯が生えてくると、**生体は曲がったあごを正しい噛みあわせと勘違いして、上下の第一大臼歯が噛みあうようになります。**

そして、一〇歳後半から一一歳に、乳臼歯が小臼歯に交換すると、乳臼歯期では交叉咬合であった状態が、永久歯の小臼歯では一見正常な咬合になってしまいます。

見た目の奥歯の噛みあわせは正常なのに、あごだけ曲がって、顔がずれてしまうのです。お母さんは遅くともお子さんの乳臼歯のある時期に、臼歯が交叉咬合になっていないかどうかの確認をしてください。

どうして交叉咬合になったのでしょう。

交叉咬合のおこる原因としては、外力と成長の問題が考えられます。

子どもたちがお絵かきをしたりしているときに、下あごを腕で横に押しつけていることがあります。この外力があごに作用して、あごを変形させたり、あごの成長をかたよらせたりします。

呼吸や舌など、口の行動や運動によってもあごの変形が生じることもあります。

上あごの骨はいろいろな骨が重なってできあがっています。噛む刺激が足りずに、下あごと上あごの発育にアンバランスが生じると、その結果上顎骨《じょうがくこつ》が下顎骨《かがくこつ》より小さくなり、あごがずれることがあります。

上あごが萎縮《いしゅく》して小さくなっているのですから、装置を使って上あごを側方に拡げてあげれば、早く治療は終わります。

放置するからいろいろな問題もおこってきます。様子をみていると、あごの関節がずれたり、筋肉の形が変わってあごが変形したり、大変なことになります。

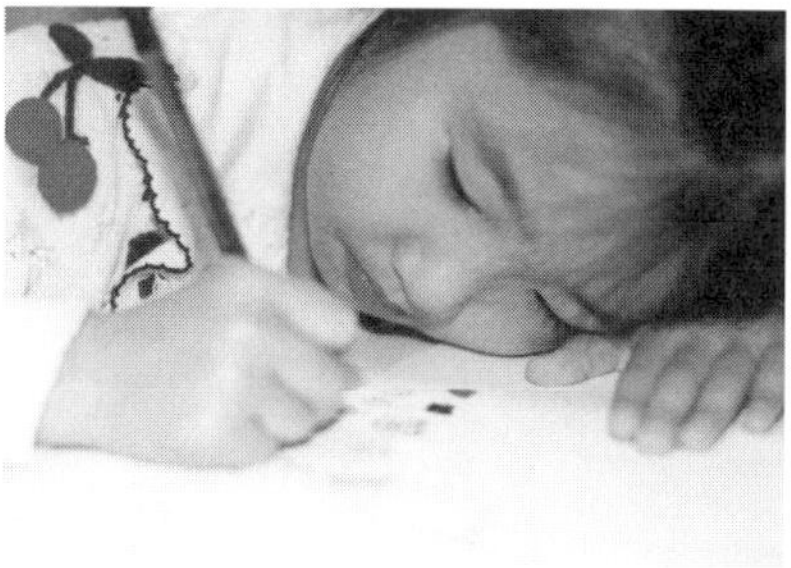

1

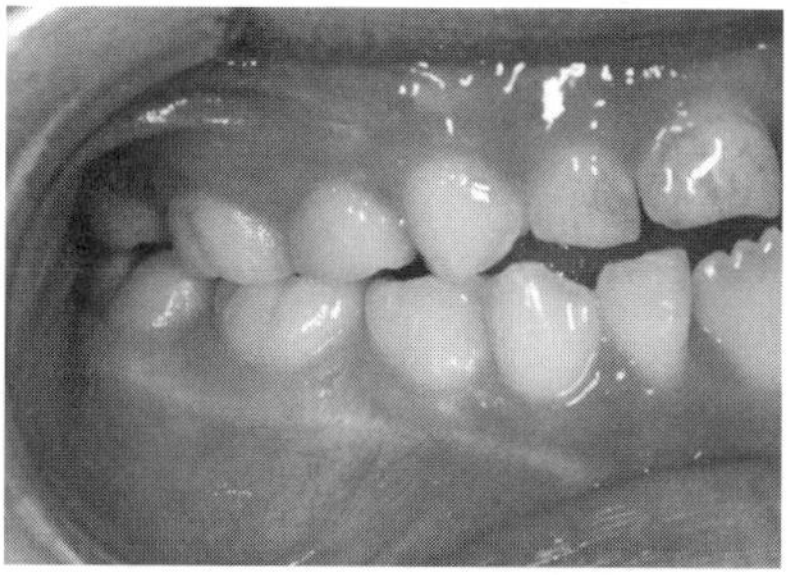

3

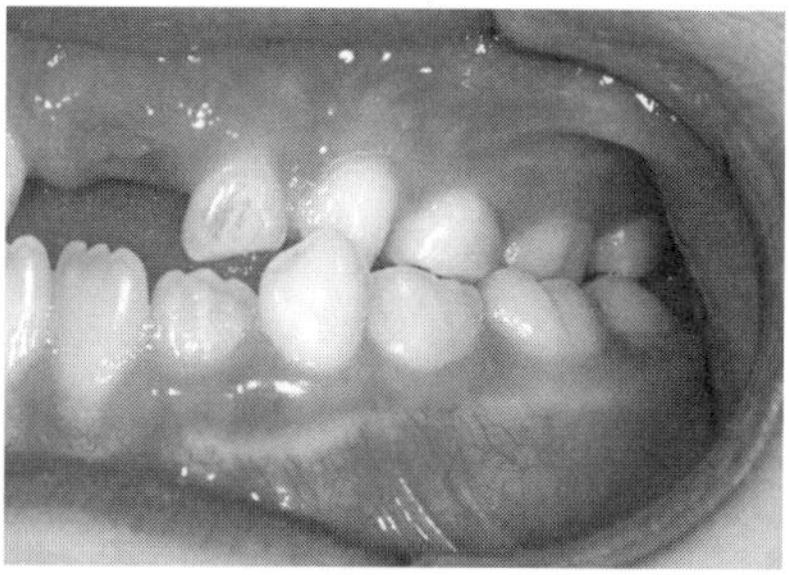

2

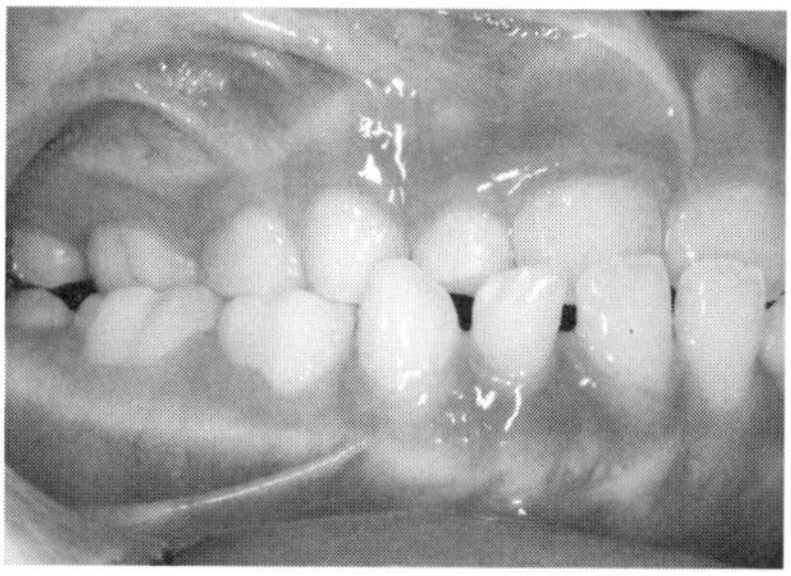

4

写真1　お絵かきは楽しいお遊びです。一生懸命に描いているので、上あごをいつの間にか机に押しつけています。その結果、恐ろしいことがおこります。

写真2　上あごを押しつけた結果として、奥歯の噛みあわせが逆になってしまいました。交叉咬合といって、奥歯の反対咬合です。あごが曲がってしまいます。やがて顔は左にずれていき、取り返しのつかないことになります。

噛みあわせが反対ですから、よく噛めません。

写真3　反対側の噛みあわせは正常です。

写真4　別のお子さんですが、前歯も奥歯も噛みあわせが反対です。

食事にも支障がでるほどのひどい機能障害になっています。でも本人は気づいていません。お母さんは「食べるのが遅い子で」と言い訳をしています。

このままでは上あごに良い噛む刺激を与えることはできません。早く治療をして、良い顔に育成すべきです。

症例⑯ 初期の臼歯の交叉咬合です。

※初診時五歳一カ月の女子。治療期間五カ月。

前歯の中心線（正中線）がずれています（写真⑯―1）。当然、顔もずれています。ずれがおこった原因を考えてみましょう。右の奥歯の噛みあわせが反対になっています（写真⑯―2）。そのために、噛みあわせると下あごが右にずれてしまいます。左側の奥歯は正常な噛みあわせです（写真⑯―3）。上あごが萎縮しているのが原因です。上あごと下あごの大きさが違うので、下あごが曲がって噛んでいるのです。歯だけの問題ではありません。顔が萎縮しているのです。レントゲンで下あごの形を見ると、左右の骨の形が非対称になっています。この状態で放置しておくと、曲がったままで顔が成長してしまいます。

治療方法は、上あごを側方に拡げます（写真⑯―4）。あごの拡大は一つの装置で終了しました（写真⑯―5）。

五カ月の拡大であごのずれは解消しました（写真⑯―6）。顔の形が完成する前だと短期間で治療は終了します。

大人になると曲がった顔に成長しますから、外科的治療が必要になる場合が多くなります。怖い話です。

奥歯はしっかり噛んでいます。次は開咬の治療に移ります。問題点を一つ一つ治療していきます。

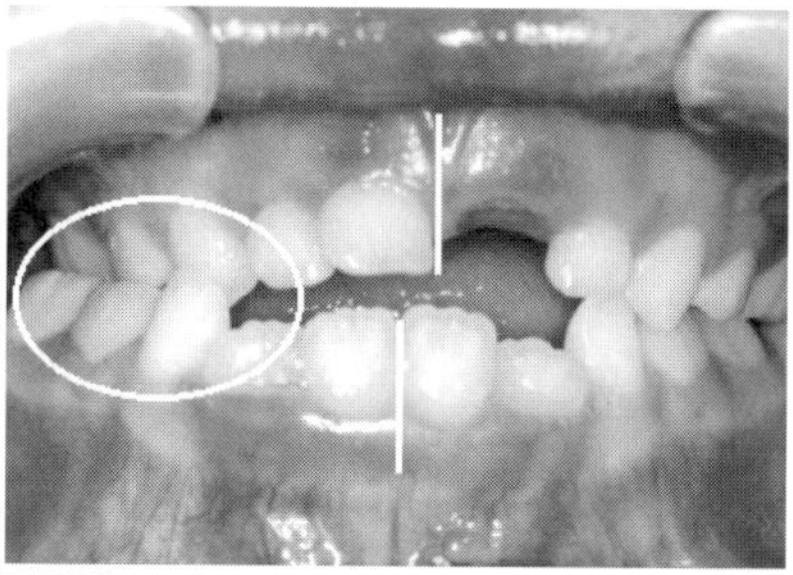
写真⑯—1（H12年3月）

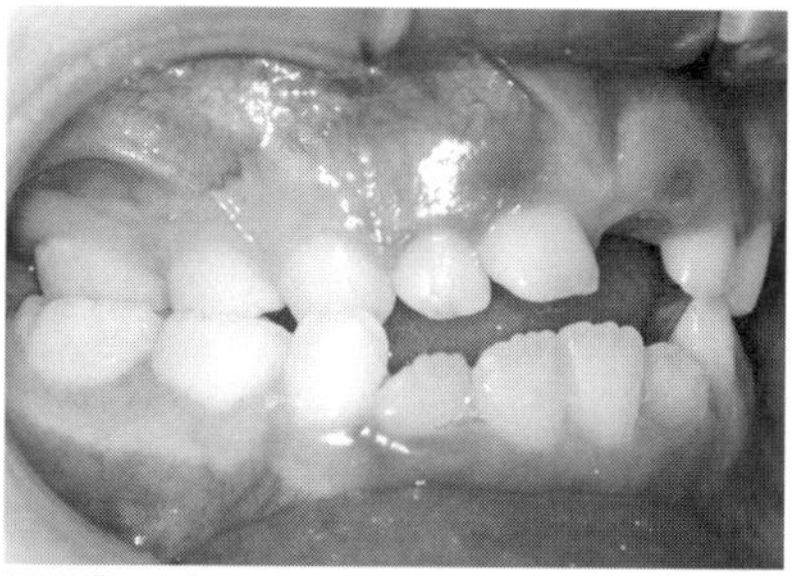
写真⑯—2（H12年3月）

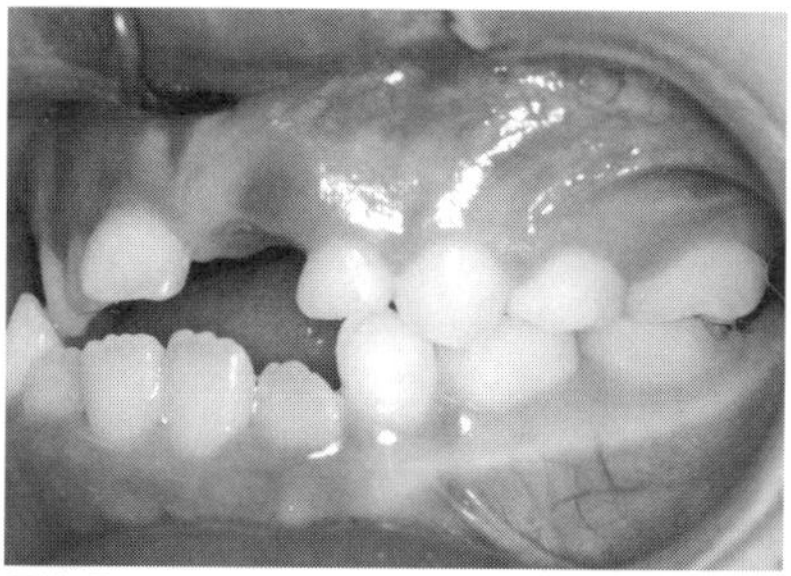
写真⑯—3（H12年3月）

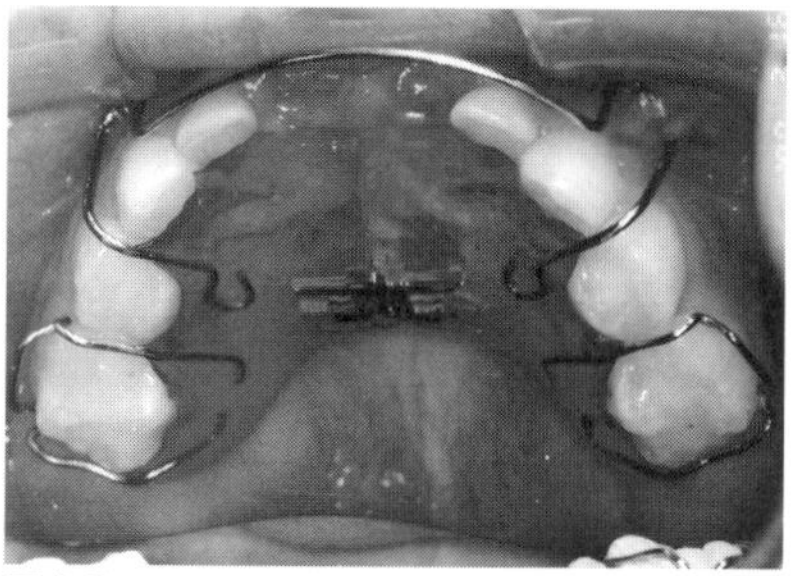
写真⑯—4（H12年3月）

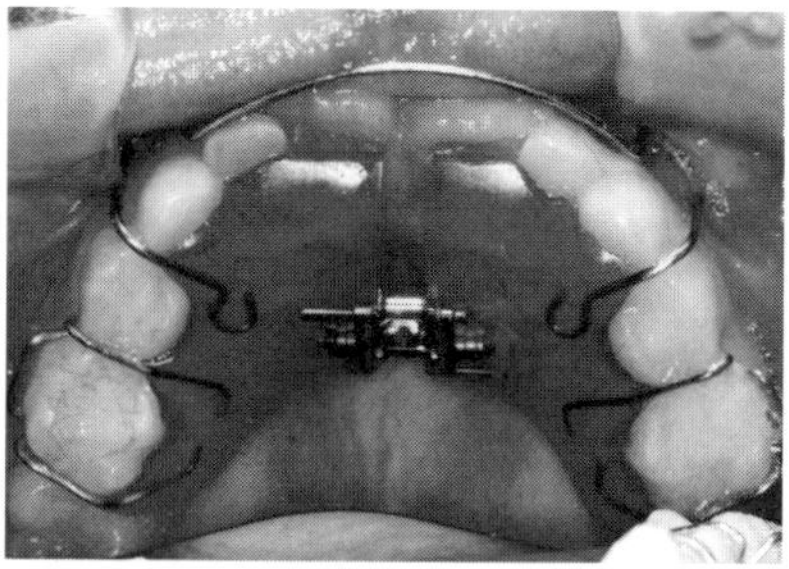
写真⑯—5（H12年8月）

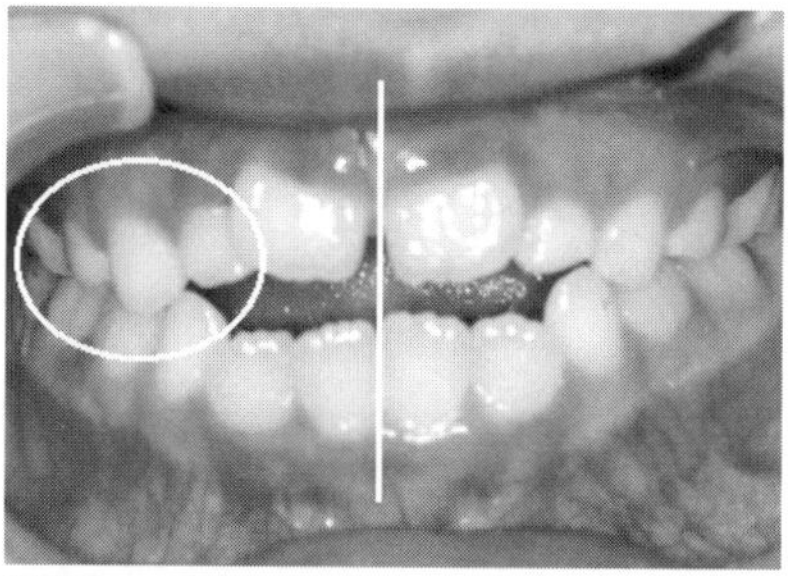
写真⑯—6（H12年8月）

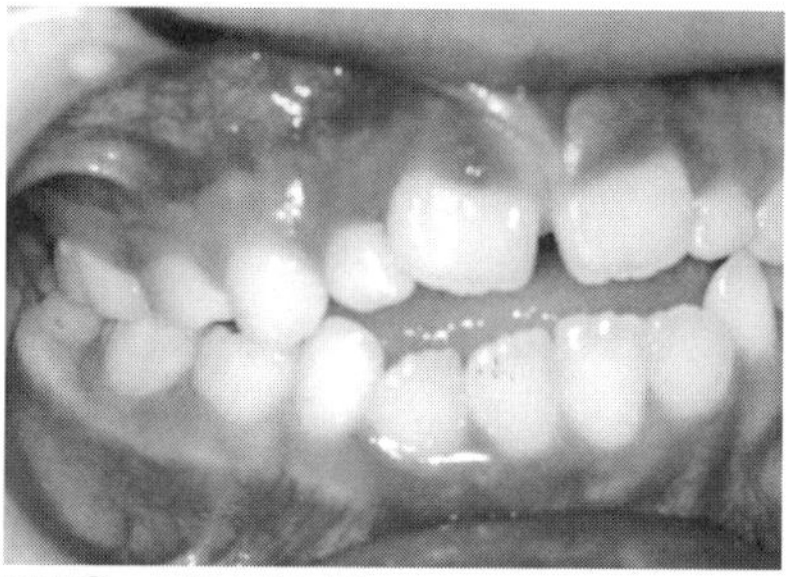
写真⑯—7（H12年8月）

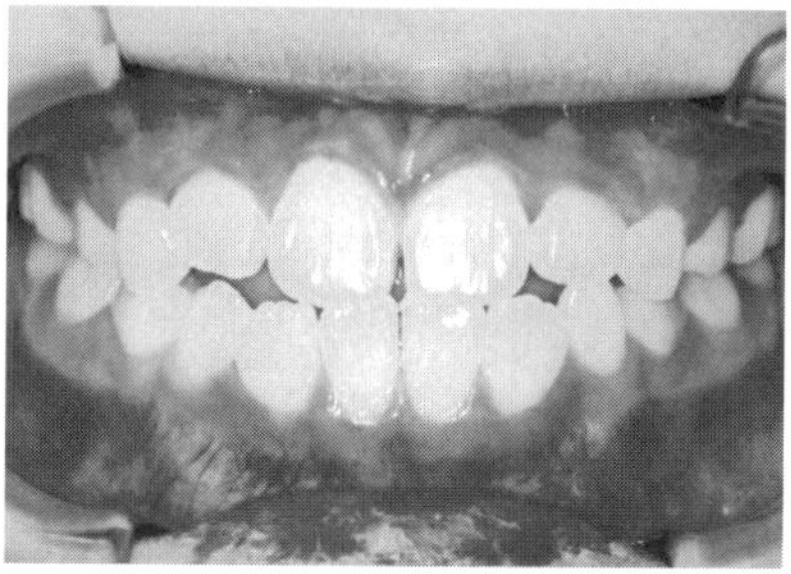
写真⑯—8（H14年1月）

症例⑰ 様子をみていて、あごが曲がってしまったケースです。

※初診時八歳三カ月の女子。
治療期間一年。

前の症例より重症の症例です。正中・あご・顔とすべてにずれがおこっています（写真⑰—1）。前歯の奥歯も交叉咬合です。様子をみていて、このまま成人になったら曲がった顔で一生過ごさなくてはなりません。

奥歯は臼歯といいます。臼歯は食べ物を横にすりつぶすことが仕事です。このケースのように前歯が重なっていれば、下あごを横に動かすことはできません。つまり、前歯の交叉咬合とは奥歯で噛むことができない機能障害の状態です。正常の奥歯の噛みあわせでは下の歯を上の歯がおおっているので、噛んだ食べ物は舌側に多く落ちるようにできています。奥歯の交叉咬合は噛みあわせが反対になっているために、噛んだ食べ物の多くは頬側に落ちてしまいます。歯列の不正は見た目の問題だけでなく、機能の問題でもあるのです。機能不全があれば、骨の発育に弊害が生じるのは当然の結果です。

上あごの前歯が重なっているのですから、床装置で前歯を後ろから押します（写真⑰—2）。前歯は簡単に動きました。下あごが右側にずれていますから、床装置で正しい位置に下あごを修正します（写真⑰—3）。床装置にプラスチックの板を足して噛みあわせを変えるのです（写真⑰—4、5）。上下のあごの位置が一致しました（写真⑰—6）。奥歯と前歯がしっかり噛むようになったら治療は終了です（写真⑰—7、8）。

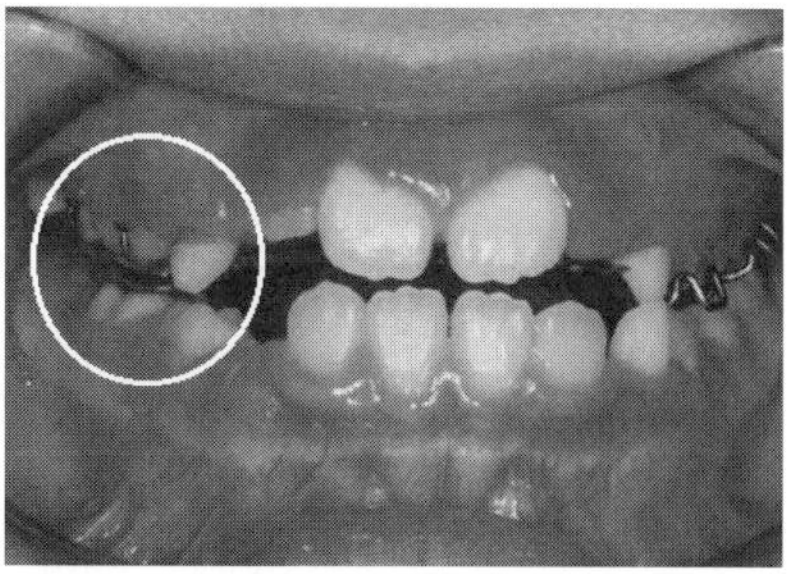
写真⑰―5（H9年10月）

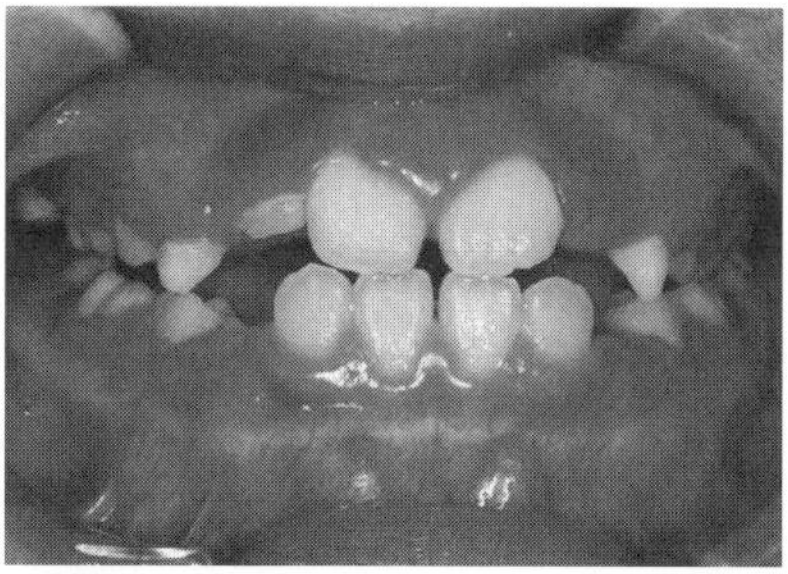
写真⑰―6（H10年2月）

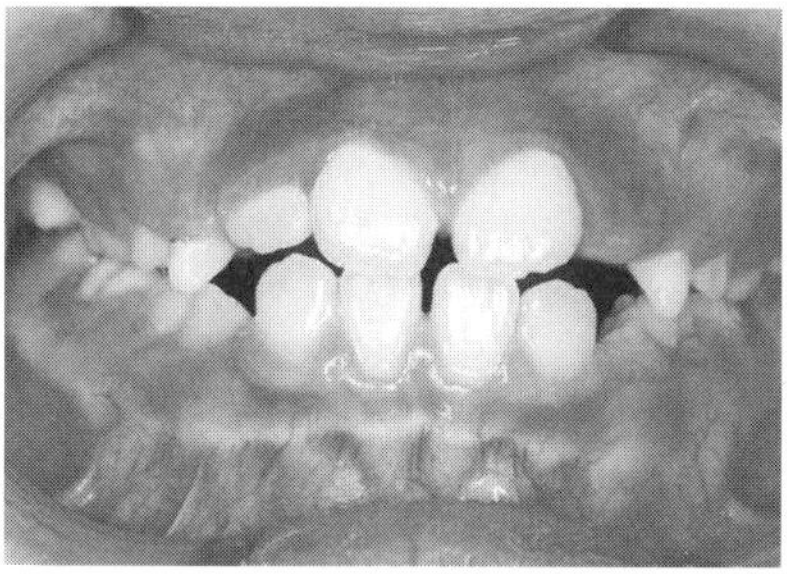
写真⑰―7（H10年6月）

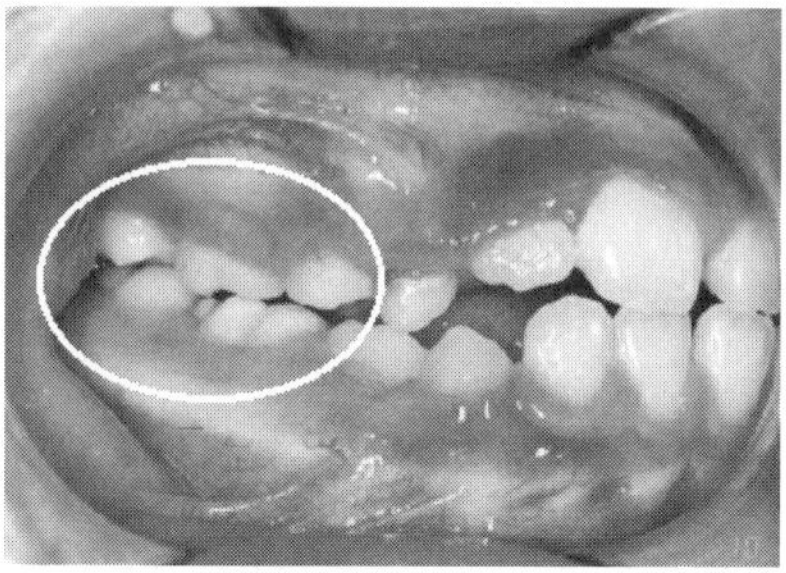
写真⑰―8（H10年6月）

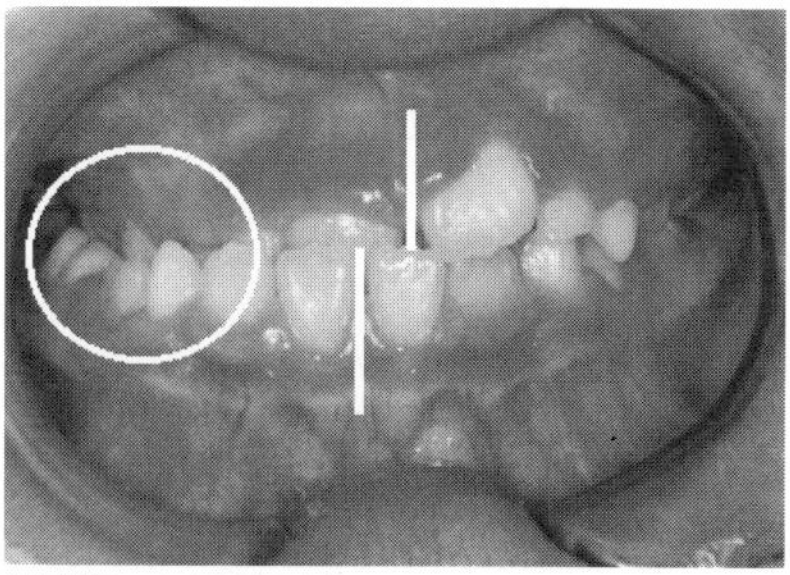
写真⑰―1（H9年6月）

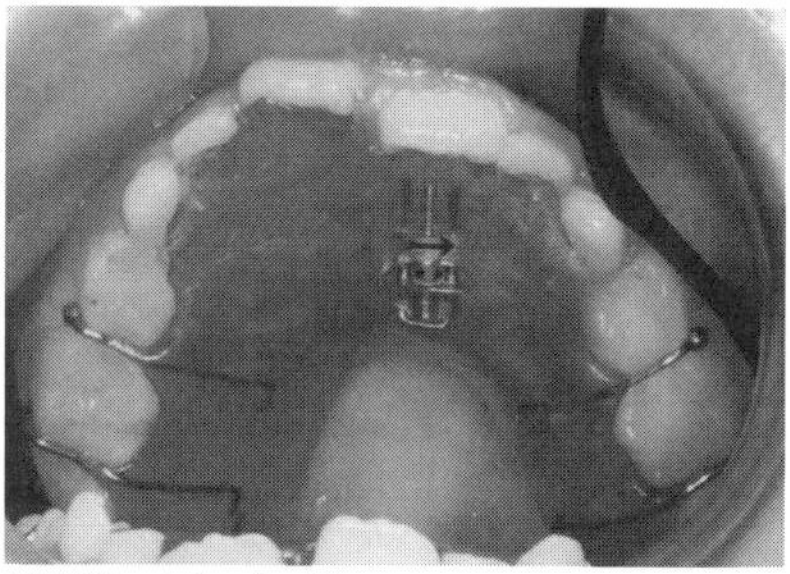
写真⑰―2（H9年6月）

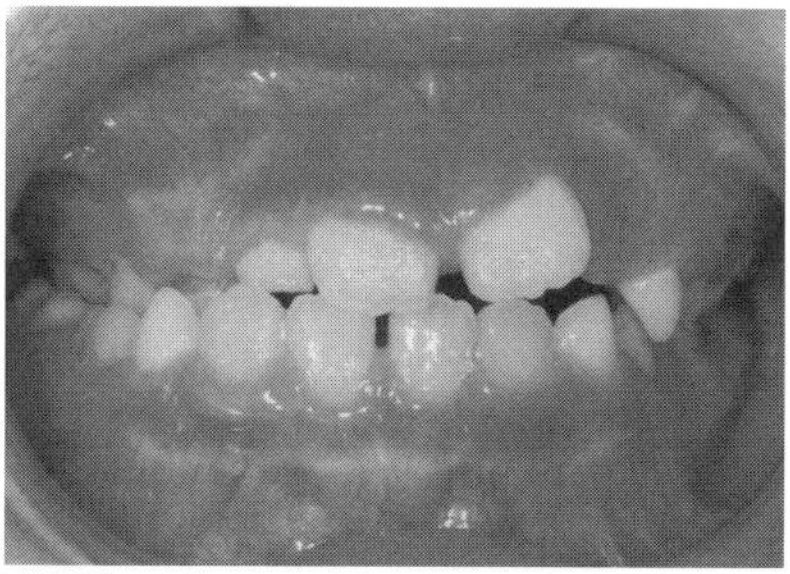
写真⑰―3（H9年10月）

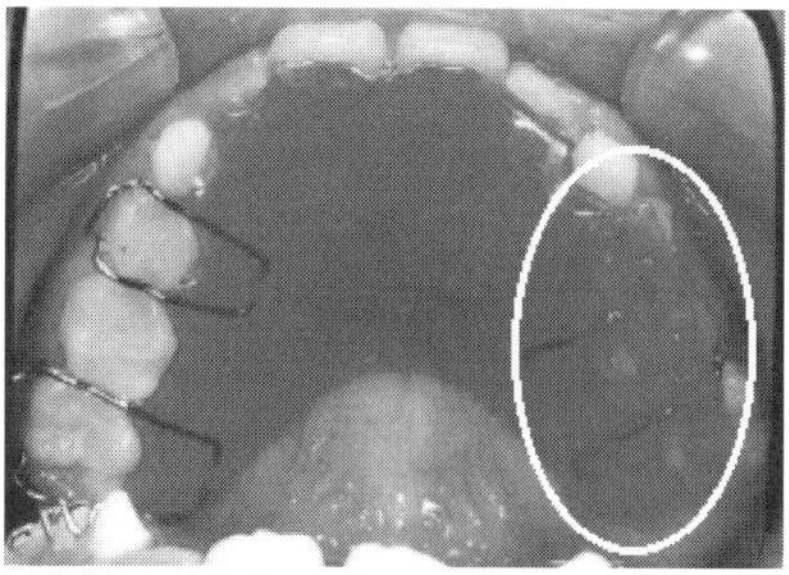
写真⑰―4（H9年10月）

過蓋咬合《かがいこうごう》――噛みあわせが著しく深い状態をいいます。

上あごの前歯が下あごの前歯の三分の一から四分の一をおおっているのが正常な噛みあわせです。これよりも噛みあわせが著しく深い状態を過蓋咬合といいます。出っ歯とも深い関連性をもっています。厚生省は一二歳〜二〇歳で噛みあわせが四ミリ以上ある人が二八・三二%もいると報告しています。開咬の約一〇%に比べると三倍も多い状況です。

歯を支えている歯槽骨《しそうこつ》の発育不足であったり、あごの関節の位置が後方に位置していたり、下あごが後退しているケースもあります。虫歯で奥歯がなくなり、噛みあわせが深くなっているのか、あるいは下あごの前歯が伸びたり、唇の力で下あごの前歯が内側に傾斜したりして、上あごの前歯の噛みあわせが深くなったのか、どちらかを判断するのはむずかしいのです。どちらが原因であっても、上下の噛みあわせのバランスがくずれて深くなっています。過蓋咬合は特に下あごの後退したアングルの二級に多く見られます。

下のイラストを見てください。下唇の力で上の前歯を押します（イラスト①）。その結果、下の前歯は内側に押され、噛みこんでしまって過蓋咬合になっていきます（イラスト②）。下あごの先端に「梅干し」をつくるオトガイ筋の作用で下あごが後ろに押されることも過蓋咬合になる一つの原因と考えられています。

治療としては、あごの関節の位置を前方に修正したり、噛む筋肉の位置の習慣を変える必要があります。つまり無意識で噛んでいる位置を変える必要がでてきます。

お母さんのチェックポイント

前歯で噛み切れない、パスタやピザの食べ方がおかしい、と感じていませんか。ひどい場合は下あごの前歯が上あごの歯肉に食いこんでいるケースもあります。前歯で噛み切ると痛くて噛み切れないというケースも多くみられます。お母さんが前方から口を見て、下あごの歯が上あごの歯に隠れて見えないと感じたら過蓋咬合を疑いましょう。

横顔を見て、下唇が内側に食いこんでいませんか。下唇の力が強く下あごの前歯を内側に押しこんでいる可能性があります。

イラスト①

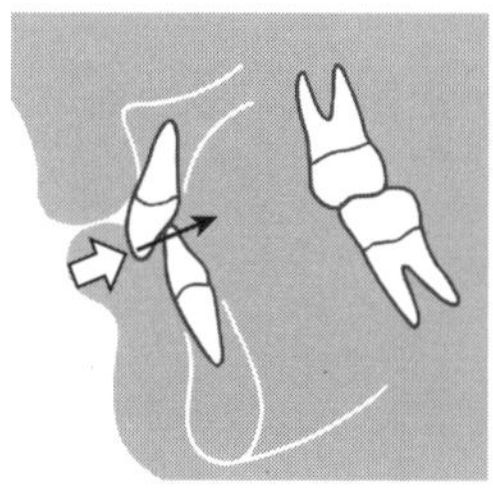

イラスト②

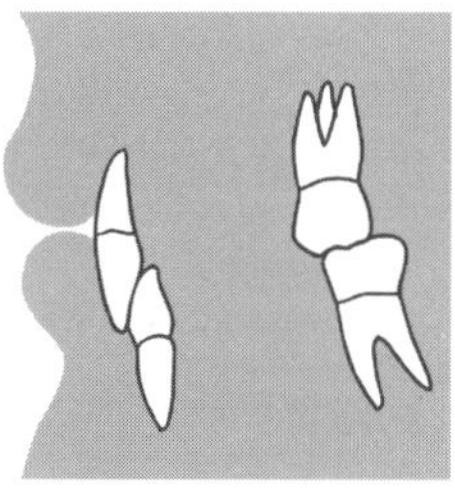

症例⑱　典型的な症例です。

※初診時一二歳五カ月の女子。治療期間二年六カ月。

前歯で噛むと上あごの歯肉に当たって痛いというので来院しました。本当は出っ歯も気にしていると話していました。前から見ると下の前歯がほとんど見えません。原因は出っ歯ではなく下あごの後退にあります（写真⑱―1、2）。

前歯が重なっているので、上あごを側方に少し拡大しました（写真⑱―3）。前歯の軸が内側に傾いているので前歯を後ろから押しました（写真⑱―4）。ワイヤーでも治療はできますが、使用したくないとの希望で、すべて床装置で治療しました。下の歯も重なっているので、下あごを側方に拡大して歯の並ぶスペースを作りました（写真⑱―5、6）。下あごの前歯を後ろから押して、歯の軸を修正しました（写真⑱―7）。上下のあごが拡がり、下あごの前歯も少し見えるようになりました（写真⑱―8）。まだ出っ歯の感じがあるのは下あごが後退したままだからです（写真⑱―9）。

床矯正装置で下あごを正しい前方の位置に誘導します（写真⑱―10～12）。下あごが後退しているのは、あごの関節や噛む筋肉が下あごを後方に動かしているためですから、この装置は他の装置と違って、食事の時や就寝時にも装着します。この装置を入れていると奥歯はすきまができますが、やがて奥歯は伸びて、噛みあうようになります。下あごは前方に誘導され、出っ歯の感じもなくなり、前歯で噛めるようになりました（写真⑱―13、14）。

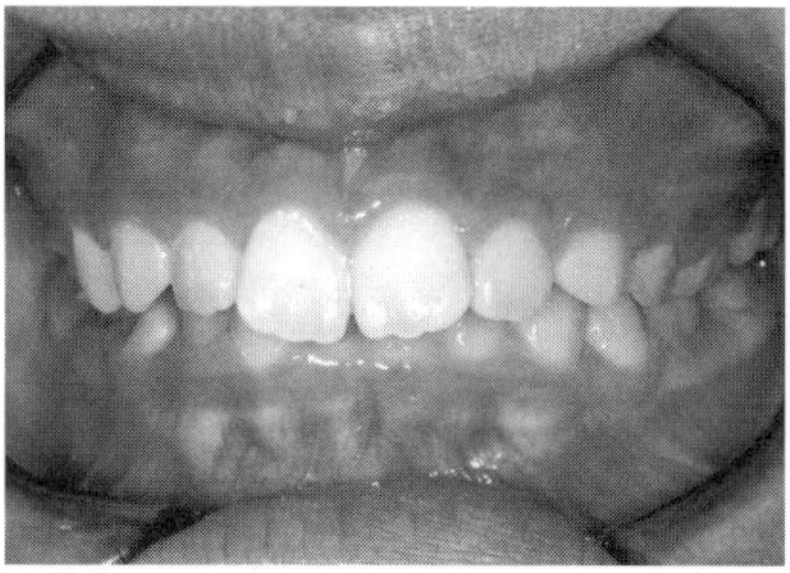
写真⑱—1（H8年12月）

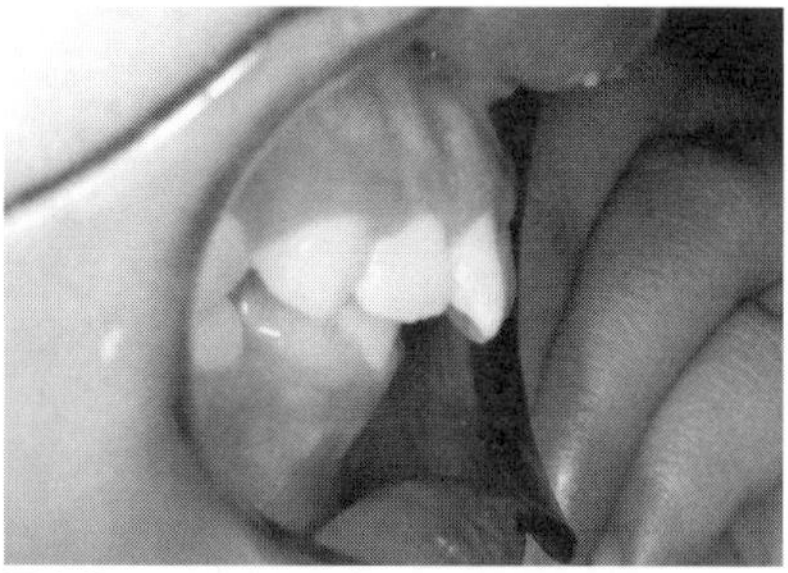
写真⑱—2（H8年12月）

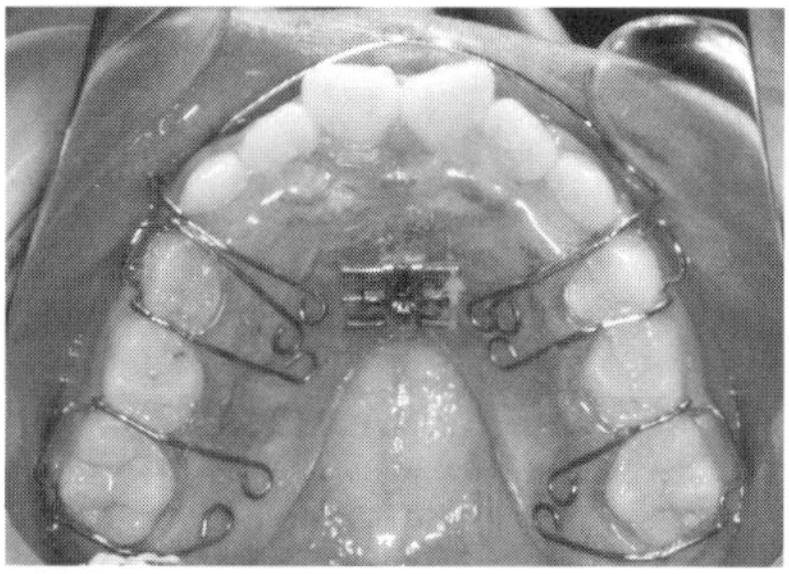
写真⑱—3（H8年12月）

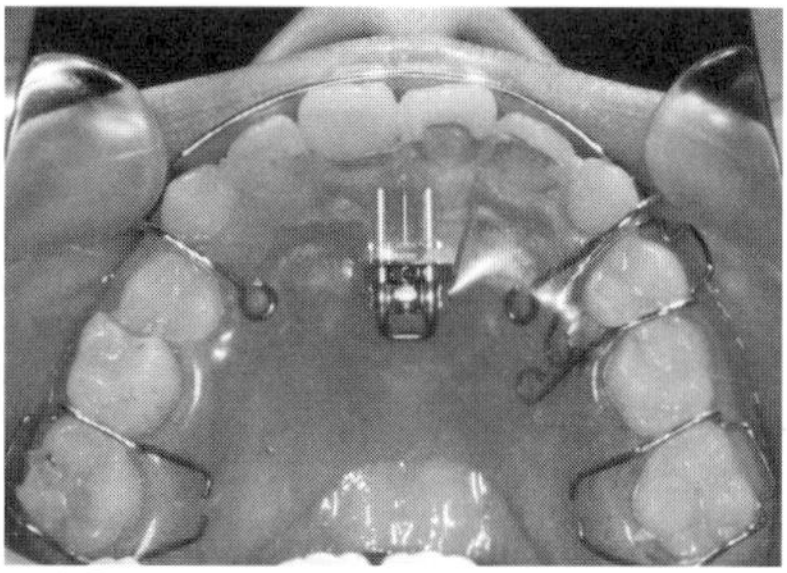
写真⑱—4（H9年8月）

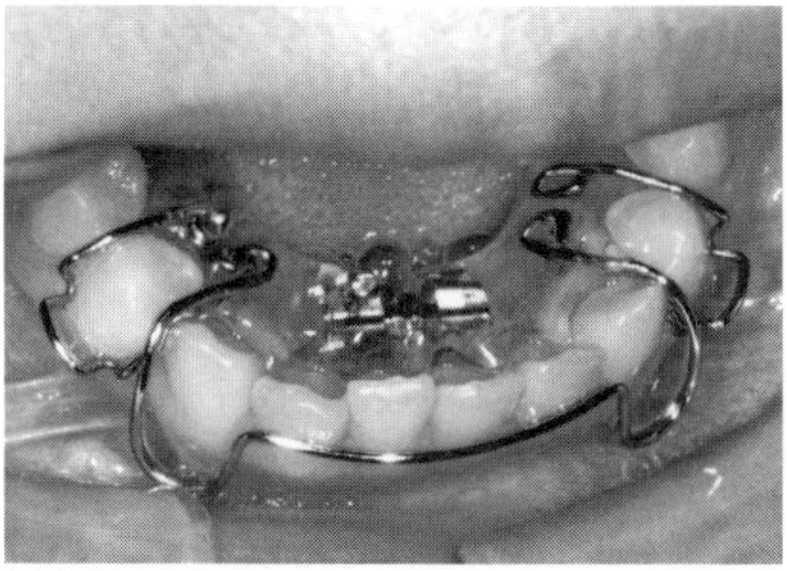
写真⑱—5（H9年9月）

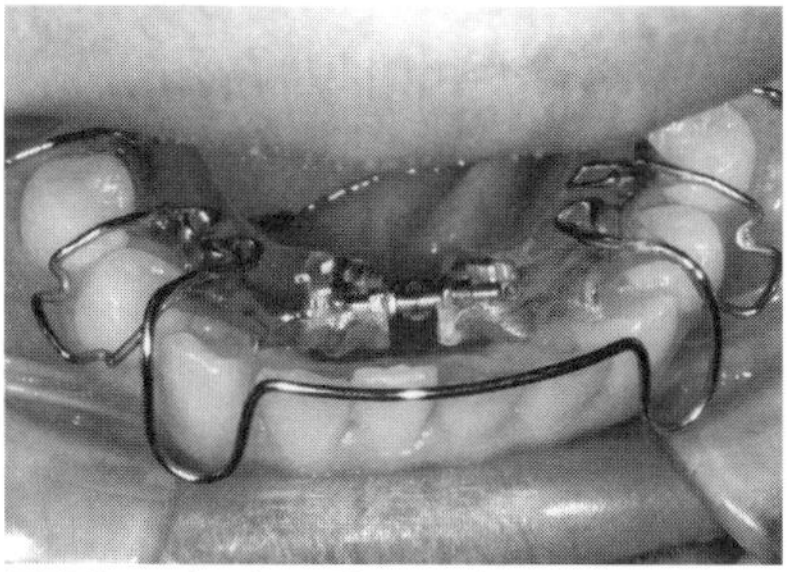
写真⑱—6（H9年12月）

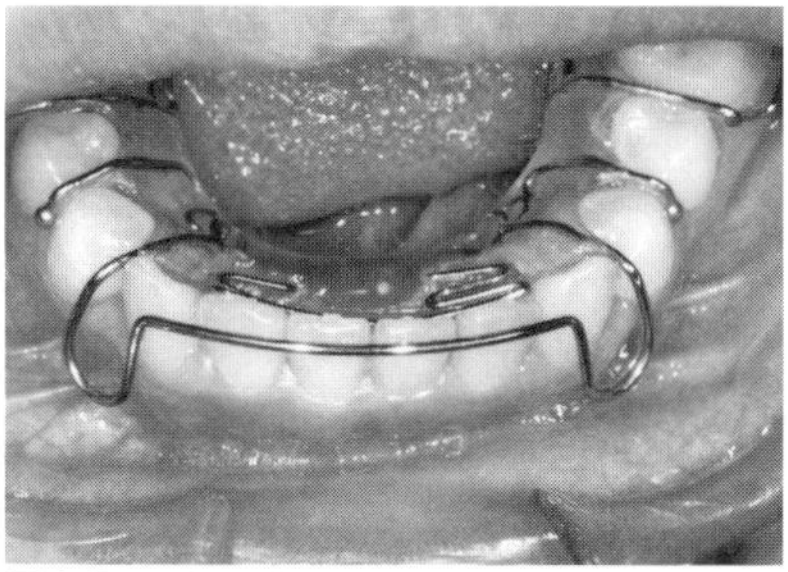
写真⑱—7（H10年1月）

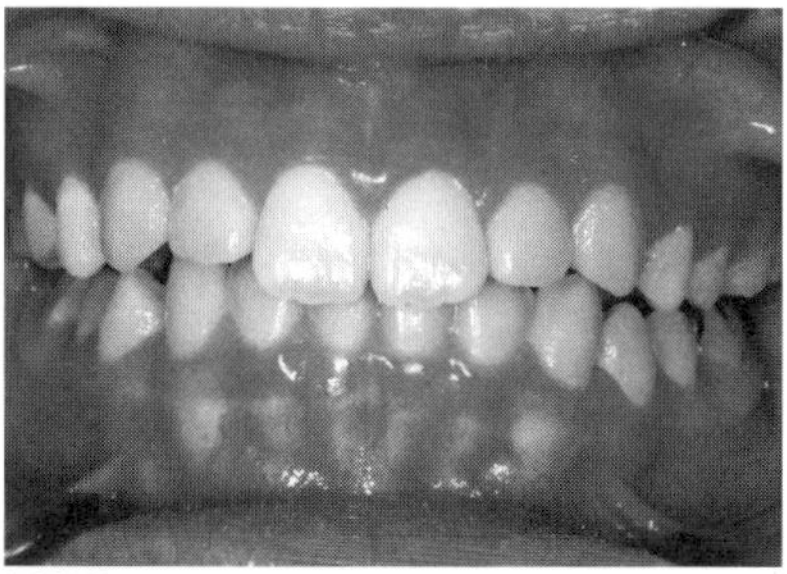
写真⑱—8（H10年6月）

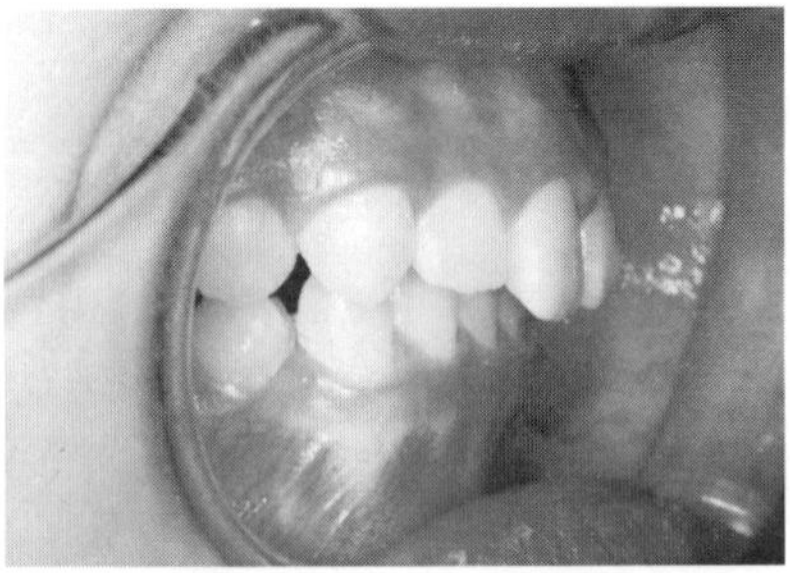

写真⑱—9（H10年6月）

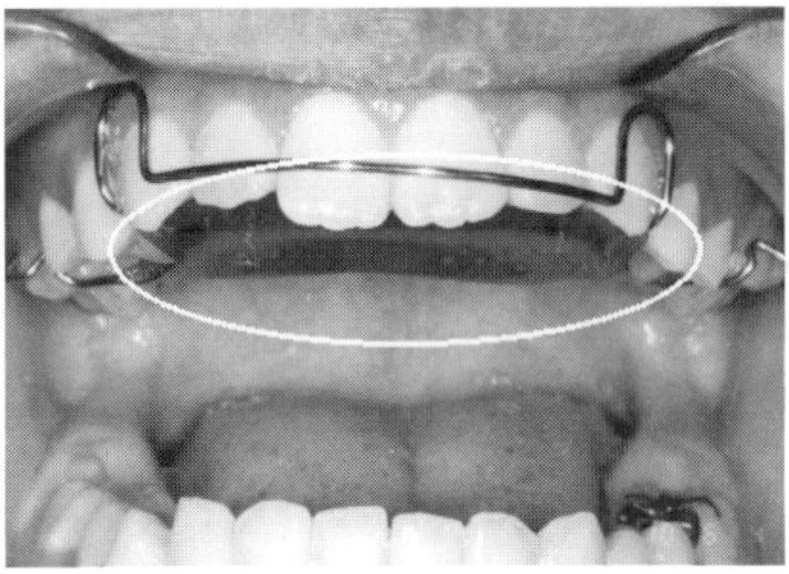

写真⑱—10（H10年6月）

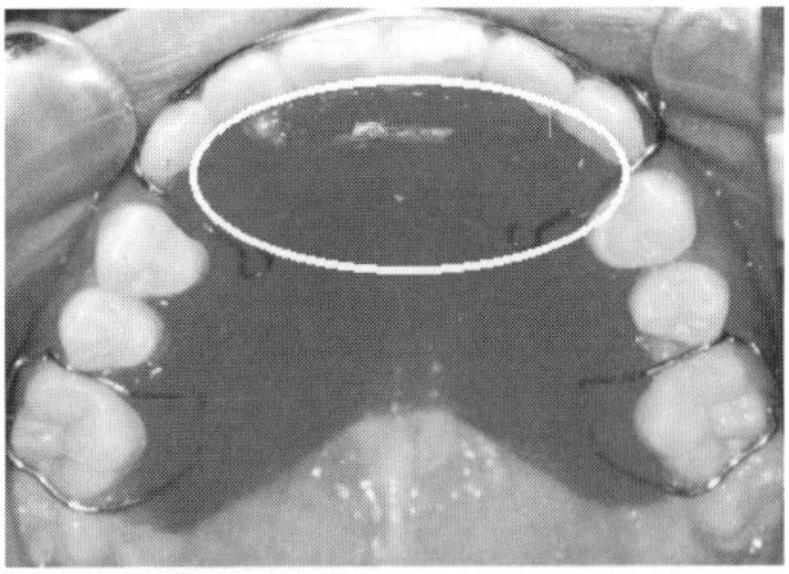

写真⑱—11（H10年6月）　○の部分が、床矯正面よりやや突き出た誘導板となっており、下あごの前方移動を促します。

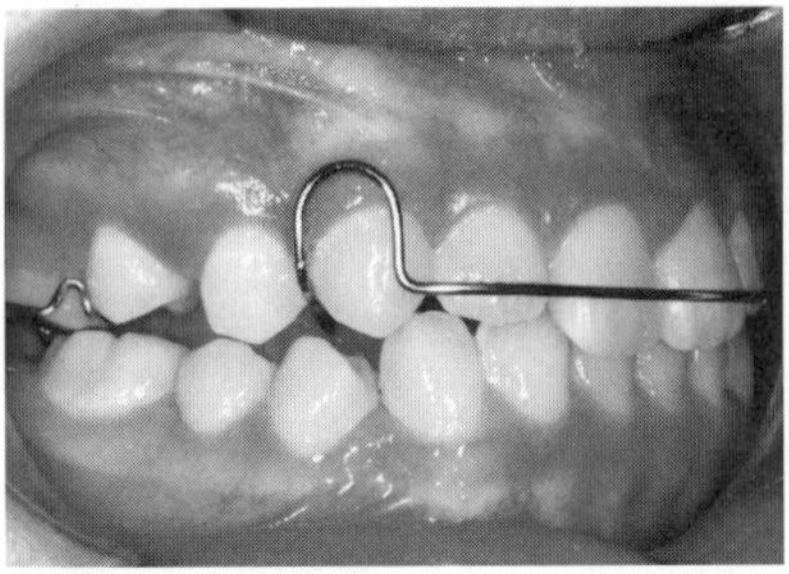

写真⑱—12（H10年6月）

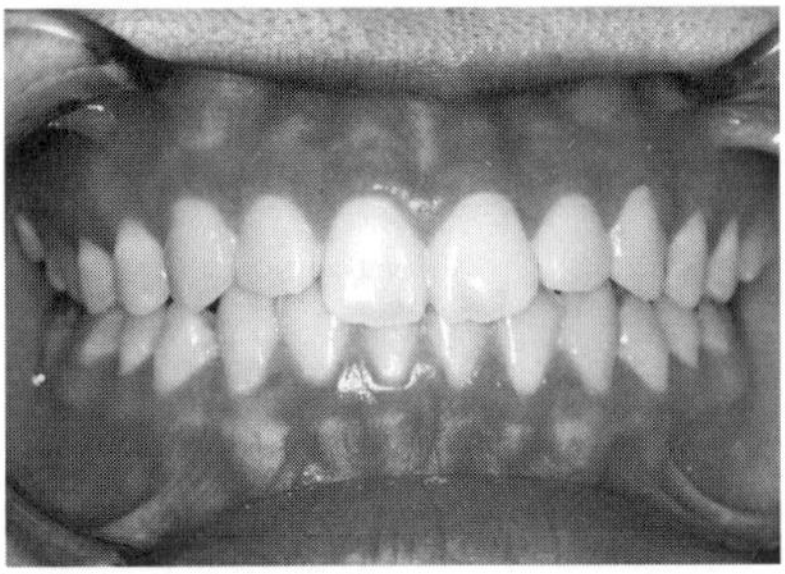

写真⑱—13（H11年6月）

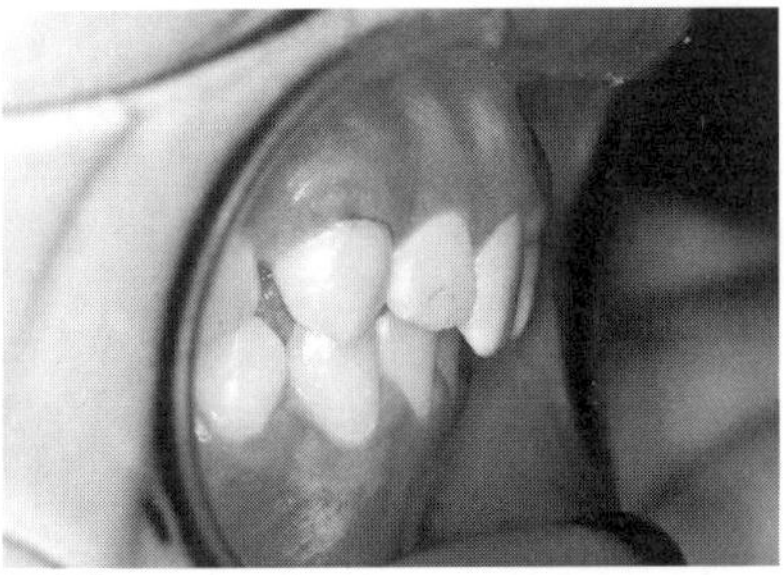

写真⑱—14（H11年6月）

開咬《かいこう》――奥歯が噛みあっているのに前歯が噛みあわないケースをいいます。

ほかの歯列不正と違って上下のあごの垂直的な不正歯列です。奥歯が開咬しているケースもあります。

乱ぐい歯、出っ歯とか八重歯とか呼ぶような俗称は開咬にはありません。前歯が噛みあわないなどの表現しかないところから、開咬の人が少なかったことが推察されます。

厚生省の調査では、一二～二〇歳の約一〇％の人に開咬か、その傾向がみられると報告しています。別の調査では、開咬は男子は四・七％、女子は約六％に発現するという結果が報告されています。アメリカのミルズの八～一七歳の生徒についての調査でも、男子二・六％、女子五・九％の率で開咬は発現していると報告しています。いずれも統計的にみて、男子より女子に開咬が多く発現しているようです。開咬にはほかの歯列不正と違った特徴があります。

大阪周辺の大都市と福井県の地方都市の三〜五歳児、六〜八歳児の開咬発現率の調査結果では、大都市居住者はそれぞれ七・三％、七・二％でした。一方、地方都市住居者では、一・二％、〇・五％ときわめて低い発現率でした。統計では、都市部に住む女の子に多くみられる傾向があることになります。生活環境が、ある程度関係しているようです。

指しゃぶりや舌を前に出す癖、舌を噛む癖などにより、上下の前歯にすきまを生じることが原因として考えられます。前歯の歯の生えかわりの時期に前歯にすきまが生まれます。そのすきまに舌を入れる悪習慣がいちばんの問題です。舌の筋肉で前歯との間を拡げてしまいます。その結果として、舌が歯を押し上げて開咬になると考えられています。

舌の悪習慣や異常嚥下《いじょうえんげ》癖《へき》（食べ物をうまく飲みこめない）が原因で、歯が開咬になっているケースもあります。上あごの骨、あるいは下あごの骨の形態の異常による骨格性の例もあります。歯槽性から骨格性に変化していきます。骨格性になれば治療は大変になります。

開咬による障害として、顔貌の不調和、噛む機能の低下、舌や発音の異常、食べ物をうまく飲みこめないなどの異常があげられます。歯肉が乾くことから歯周組織の炎症をおこすこともあります。口を閉じられないため、心理的障害をおこすこともありますから、油断はできません。

お母さんのチェックポイント

お子さんの上あごの前歯と下あごの前歯の間が開いていないかどうかを調べてください。上あごの前歯が下あごの前歯にしっかりかぶさっていれば問題ありません。噛みあわせが浅い場合や前歯と前歯の先端だけが噛んでいる場合もあります。切端咬合《せったんこうごう》といって、開咬に近い噛みあわせです。

前歯でおそばやパスタを噛み切れないと訴える子どもさんもいます。**噛み切れないので食事のときに不自然な噛み方をしている、声が前歯からもれるなど、日常生活に障害が現れることでお母さんが気づくこともあります。**

普段私たちはほとんど歯と歯を接触していることはありません。実は食事のときに歯と歯が接触する時間は多くて五分しかありません。寝ているときは起きているときの三倍の一五分以上も接触しているのです。つまり、寝ているときのほうが口は動いているのです。

舌も同じです。寝ているときや食べ物を飲みこむとき、前歯の間に舌を入れていると、歯と歯が開いて開咬がおこります。奥歯の間に舌を入れていれば、奥歯の開咬がおこります。**お母さんはお子さんの寝姿を観察して、歯と歯の間から舌が出ていないか、舌を噛んでいないかをチェックしてください。**舌が歯列の内側に納まっていなければ、舌が悪さをしている証拠です。

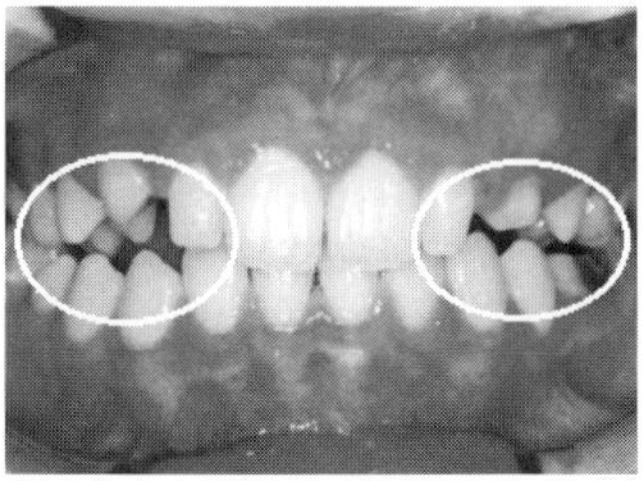

奥歯の開咬です。奥歯の間に舌を入れていると、奥歯の開咬になります。

開咬は一〇歳までに治すのが望ましいといえます。一〇歳までの開咬は、歯と歯のまわりの骨（歯槽骨《しそうこつ》）に限られた単純な開咬です。一〇歳をすぎると骨格性、つまり骨の異常に発展します。当然、年齢が増せば増すほど骨格性の異常は段階的に悪化していきます。その結果、外科的な処置が必要となります。特に女子は男子よりも早期に骨格が完成しますから、早期に治療を開始すべきです。

歯並びの治療は歯を正しい位置に並ばせるだけと思っていませんか。歯を使ってあごの発達を促すことを忘れています。六歳から一〇歳までの骨の成長スピードに比べ、男女ともに一〇歳からの成長にはめざましいものがあります。一〇歳までに歯並びの異常を治して、正しいあごの発育を促しましょう。

親指の二番目の関節の内側に拇指尺側種子骨《ぼししゃくそくしゅしこつ》とよばれる小さな骨があります。親指を内側に曲げるのに必要な骨です。この骨はレントゲン検査で初めから認められるのではなく、骨の成長に応じて現れます。歯医者さんのレントゲンでも簡単に調べられます。この骨が出現すると一年後にその子の骨の成長が最大になります。この骨の有無が、その子の成長の目安になります。親指の二番目の骨も初めは一本ではないのです。二番目の関節に接するところは骨端線とよばれるすきまで分かれています。この骨端線がなくなって一本になると骨は完成して、骨の発育は止まってしまいます。女の子では一二歳で発育が完成しているケースもあります。年齢だけで子どもの成長を判断してはいけません。

図1　種子骨の加骨の順番

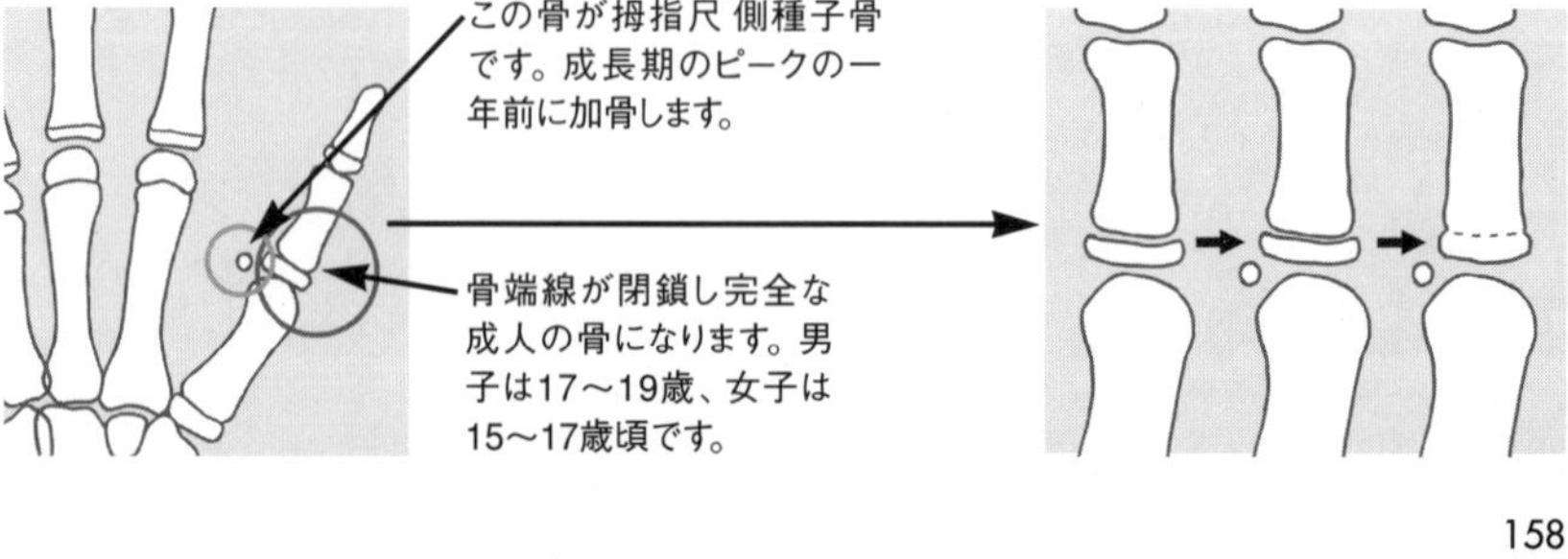
この骨が拇指尺側種子骨《ぼししゃくそくしゅしこつ》です。成長期のピークの一年前に加骨します。
骨端線が閉鎖し完全な成人の骨になります。男子は17～19歳、女子は15～17歳頃です。

症例⑲ 前歯で噛み切れないケースです。

※初診時七歳一カ月の女子。
治療期間一年七カ月。

前歯で噛み切れないというので来院しました。お母さんの話では就寝時に舌が出ているそうです。

舌がいたずらをして前歯の間をあけてしまう（写真⑲―1）のですから、舌が歯と歯の間に入らない装置を装着します（写真⑲―2）。寝ているときに舌が歯と歯の間から出ている場合には就寝時のみ使用します（写真⑲―3）。起きているときにも舌を出している場合は、一日中、装着しなくてはいけません。

四カ月後にここまで前歯が下りてきます（写真⑲―4）。下ろす力を特別かけているわけではありません。悪い習慣がなくなることで、歯は自然の形になります。

前歯が噛んでいないのも原因ですから、前歯でチューブを噛む訓練をします（写真⑲―5）。今まで、前歯は歯としての機能をしていませんでした。噛む機能の訓練をすれば、歯は自然の形に戻り、前歯が噛みあうようになります（写真⑲―6）。

でも、舌を噛む悪習慣が再発すれば、また開咬になります。**形を治すことも大切ですが、正しい機能を回復させることがよりいっそう大事です。**

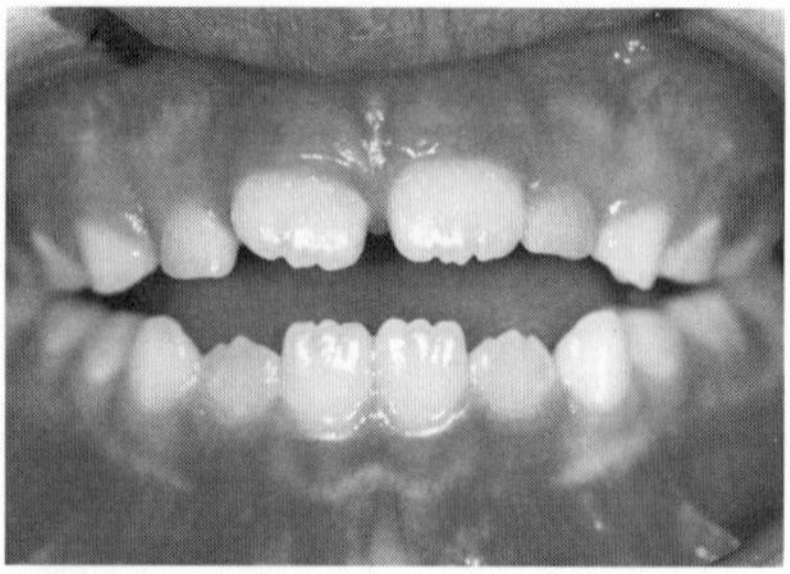

写真⑲—1（H10年11月）

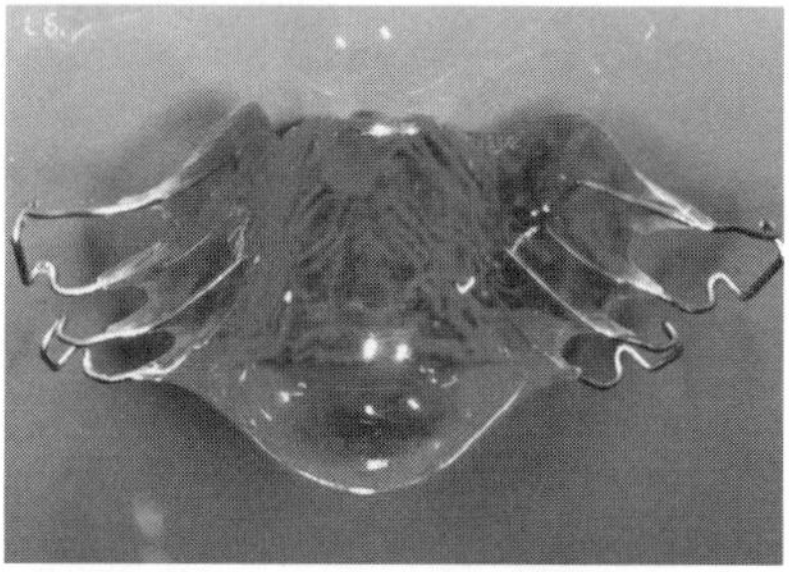

写真⑲—2（H10年11月） 装着する装置

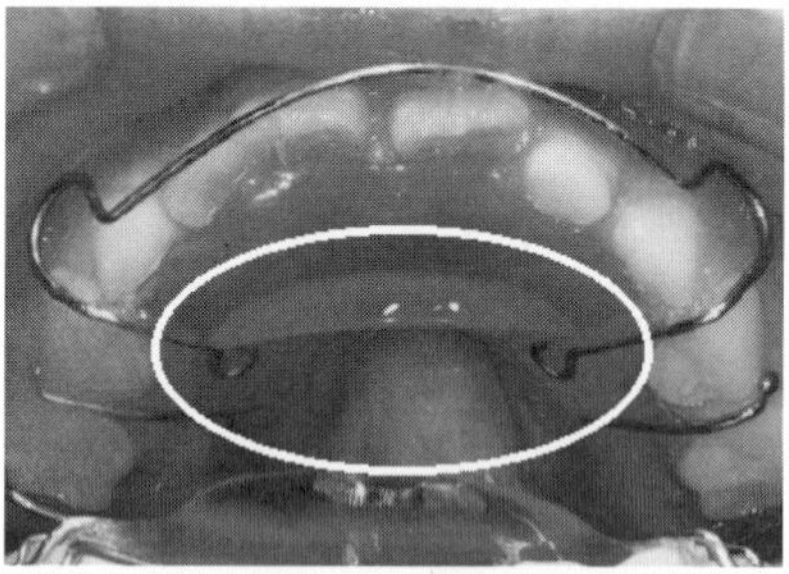

写真⑲—3（H10年11月） 装置を入れた状態

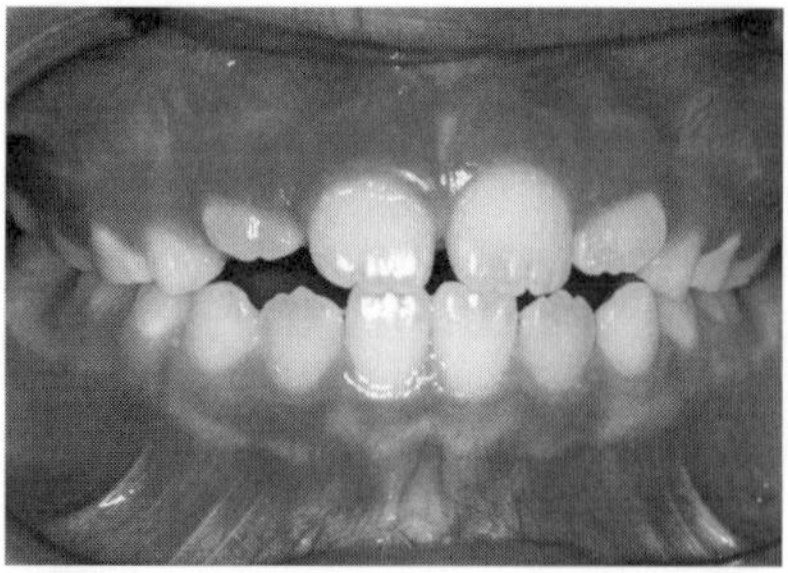

写真⑲—4（H11年3月）

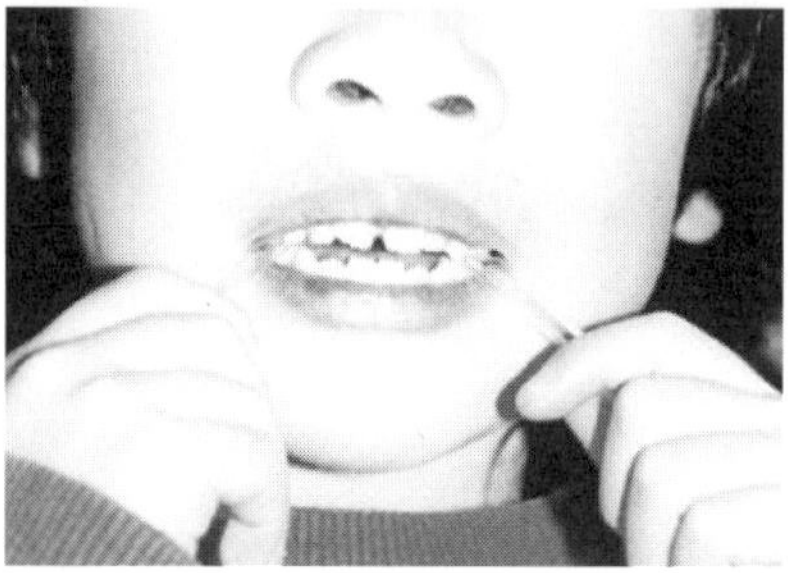

写真⑲—5（H11年3月）

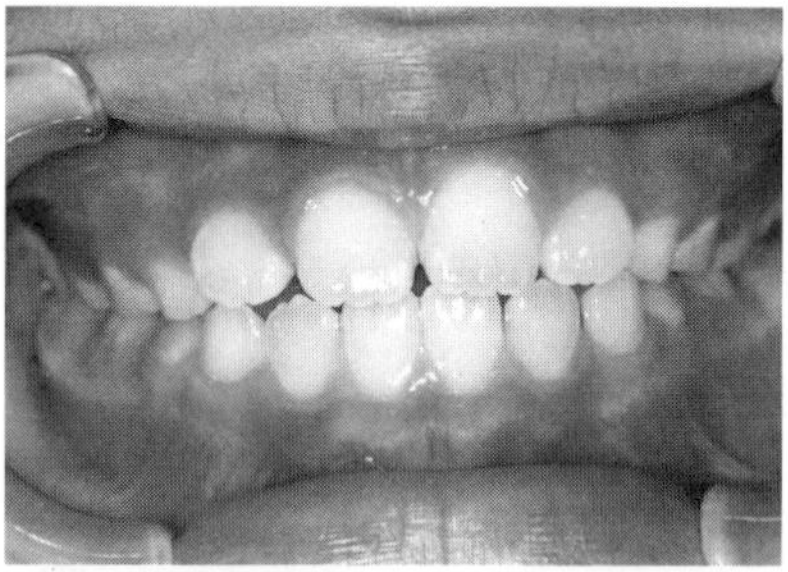

写真⑲—6（H12年6月）

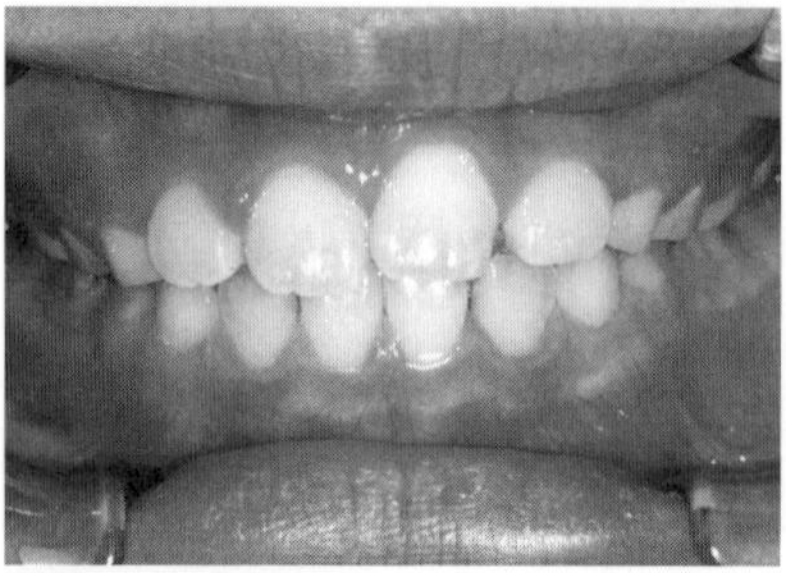

写真⑲—7（H13年3月）

9ヵ月の噛む訓練で、このように前歯の噛みあわせがより深くなります。

正中離開《せいちゅうりかい》――むずかしい言い方ですが、要するに「すきっ歯」と呼ばれる歯並びのことです。

前歯の歯と歯の間が開いていてすきまができている歯並びです。

乳歯の離開はいいことです。成長期には一時的に歯並びが乱れることがあります。

乳歯と永久歯の場合では事情が異なります。乳歯の前歯の場合、生えかわりの頃は前歯と前歯の間にすきまができています。乳歯より永久歯のほうが大きいのですから、前歯の生えかわりの時期に乳歯がすきまもなくビッシリ生えていたら、永久歯は生えるスペースがなく、でこぼこになります。**乳歯のすきまは大きな永久歯が生える大切なスペースなのです**。

この頃の乳歯の空隙を発育空隙《はついくくうげき》と呼んで、あごが発育して大きくなり、永久歯の生える準備をしているのです。

成長期に上あごでは乳歯の側切歯と乳歯の犬歯の間に、下あごでは乳歯の犬歯と乳歯の臼

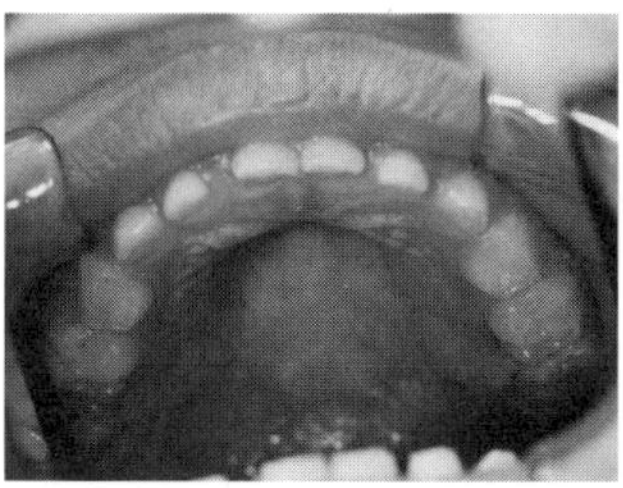

写真1 発育空隙

歯にすきまができます。このすきまは霊長空隙《れいちょうくうげき》といいます。霊長目動物のサルの歯並びにも同じようにすきまができるのでこの名がついています。発育空隙も霊長空隙も乳歯より大きな永久歯が生えるために必要なすきまです。乳歯の離開はあごが正しく発育している証拠でもあります。

乳歯の前歯の離開は大切なすきまで、これらのすきまがないほうが、将来困った問題を抱えこむことになるのです。

永久歯になっても同じことがおこります。

下の写真を見てください。人間の歯には「みにくいアヒルの子」とよばれる前歯の歯並びの悪い時期があります。アンデルセンの童話にたとえて、きれいな白鳥になるためにはアヒルの子の時期が必要なのです。歯の大きさは一生変わりません。あごは成長します。発育空隙も霊長空隙もそのアンバランスの時期を指しています。

上あごの前歯の永久歯の交換期に、前歯全体に歯と歯の間にすきまを生じたり、側切歯が犬歯側に傾くことがあります。このすきまも必要なのです。乳歯の犬歯より永久歯の犬歯のほうが大きいのです。永久歯の大きな犬歯が生えると前歯のすきまや側切歯の傾斜を埋めて、全体に正しい歯並びになるのです（写真2➡3）。

問題は、そのような乳歯の前歯の正常なすきまではない、永久歯の前歯にすきまがある場合です。

写真2

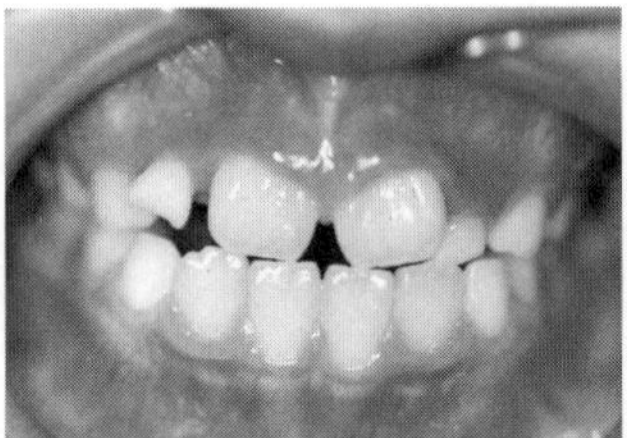

⬅

写真3

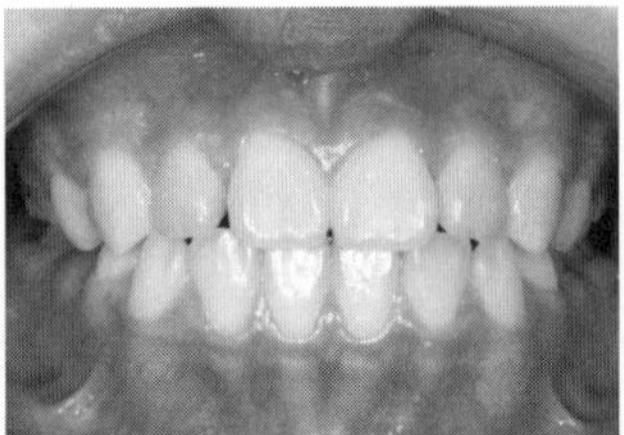

お母さんのチェックポイント

中切歯の前歯二本にすきまができる場合があります。**歯と歯にすきまができる原因をチェックしてください。**

唇や頬、舌には小帯《しょうたい》と呼ばれるヒダがついていて、噛むときや飲みこむときにそれぞれの筋肉の手助けをする働きをしています。**このヒダの付着の位置が間違っているといたずらをおこします。**正中離開の原因ではありませんが、舌についている舌小帯《ぜつしょうたい》が舌の先までついていると、舌の前後運動が邪魔され、舌足らずの発音障害をおこしたりします。

赤ちゃんの場合、哺乳困難をおこすので、通常は出産と同時にこのヒダの異常があれば、切断手術をします。現在は病院の産科で出産する妊産婦がほとんどですが、産婦人科の先生方でも、赤ちゃんの口腔内のヒダの付着異常を見落とす場合がまれにありますので注意が必要です。

上唇には上唇小帯《じょうしんしょうたい》と呼ばれるヒダがあります。このヒダが中切歯と中切歯との間にしっかり入りこんでいるケースがあります。このヒダのスジの付着が強いと中切歯と中切歯がくっつかず、結果として、正中離開を引きおこします（写真４）。

お子さんの上唇をめくってチェックしてください。さあ、大変、小帯が前歯と前歯の間にしっかりありました。でも、すぐに歯医者さんに行って切らなくても大丈夫です。積極

写真４

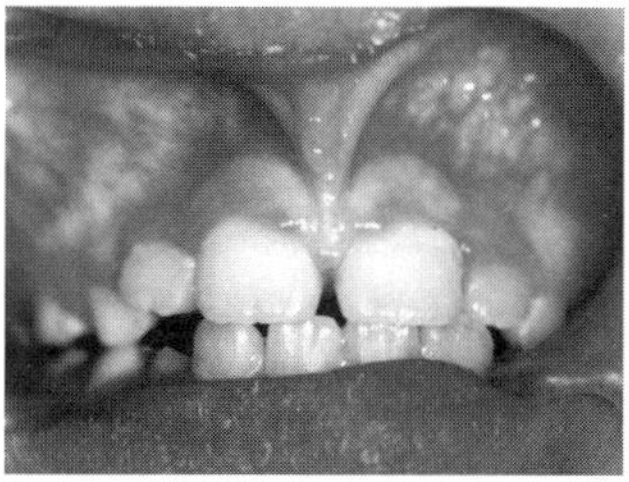

写真５

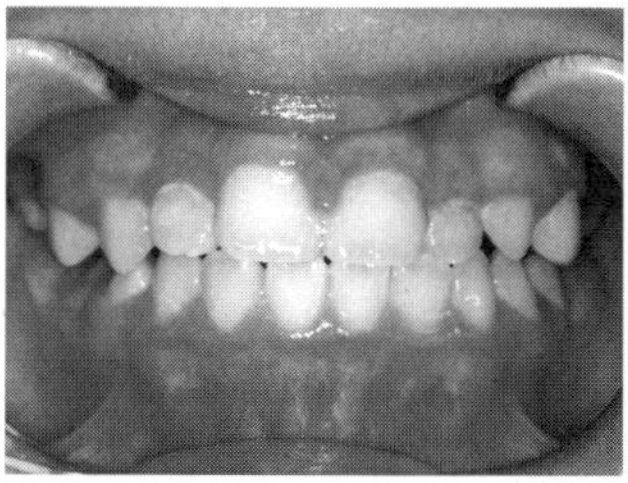

的に外科的処置を優先することはありません。多くの場合、乳歯の時期に遊びや事故により、あるいは上唇を過度にめくることで自然に小帯は切れてしまいます（写真5）。

もう一つのチャンスは、上あごの乳歯が抜ける時期です。そのときに小帯を切除してもらうのがよいでしょう。小学校一～二年の永久歯の生える前に上唇小帯を処置すればいいのですから、幼児期にあえて外科の処置をすることはないと考えます。

これとは別に、**舌の後ろのヒダが舌の先までついていて、舌が前に出ないことがあります**（写真6）。生まれつきなので本人はまったく気がついていません。赤ちゃんのときに切っておけばいちばん簡単です。

ヒダに異常がなければまだ出てきていない過剰歯《かじょうし》を疑いましょう。

上唇のヒダは普通と変わりないのに前歯が離れている場合は歯と歯の間に過剰歯と呼ばれる余分な歯があることがあります。一本の場合もありますし、二、三本もある場合もあります。

中切歯と中切歯の間に余計な歯が生えている場合もありますが、過剰歯が骨の中に埋まっている場合もあります。中切歯の根の部分に余分な歯があるので、中切歯が並ぶことができないのです。過剰歯の有無は骨の中の問題なので、歯医者さんに行ってレントゲンで確認してもらいましょう。

写真6

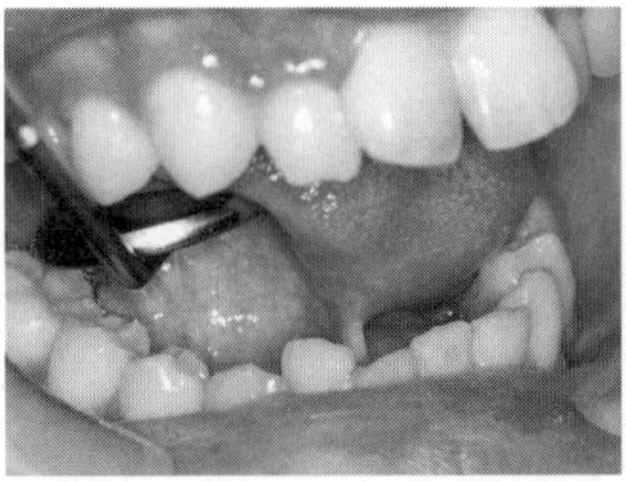

症例⑳ 隠れた過剰歯が原因の正中離開です。

※初診時七歳三カ月の男子。治療期間七カ月。

前歯の二本が正中離開で（写真⑳―1）、過剰歯が二本ありました（写真⑳―3の○の部分）。

過剰歯を抜かなければ矯正治療はできないというのが、矯正の専門家の意見です。

しかし、**過剰歯があっても治療できるかもしれません。**矯正医としては、歯肉の中に隠れている過剰歯が原因なので、歯肉を切開して、骨を開削し、過剰歯を抜歯しなくてはなりません。しかし、子どもにとって見えない歯を抜くのは大変な恐怖です。

この患者さんは、過剰歯が二本あり、大学病院に入院して抜歯をしなくてはならないと言われた小学校二年の正中離開の子です。怖いことをするならこのままでいいと入院を拒否したそうです。初診の時、この子は私の病院でも初めから終わりまで一言もしゃべりませんでした。私は「抜かなければ治療をしてもいいだろ」と言って治療を開始しました。

床装置に前歯を寄せるスプリングがついているだけの装置です。スプリングを寄せて歯を並べます（写真⑳―4）。歯は並びました（写真⑳―5）。歯を寄せる過程で潜っていた歯が出てきました。

「舌で触って気持ち悪いので、抜いてもいい」と言うので、その歯は抜きました。もう一方の過剰歯はそのままです（写真⑳―7）。そのままでも、正中離開は治癒しました（写真⑳―8）。

私は、過剰歯が潜っていても積極的に抜くことはないと考えています。

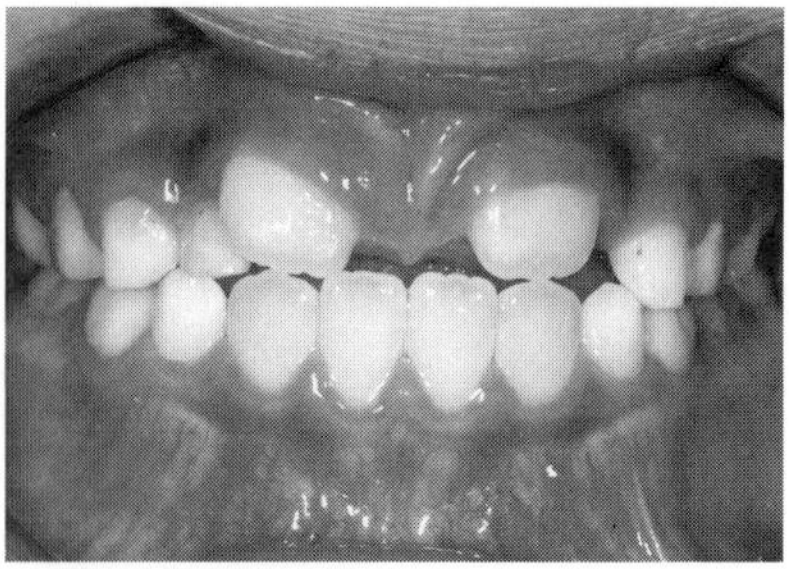
写真⑳—1（H10年1月）

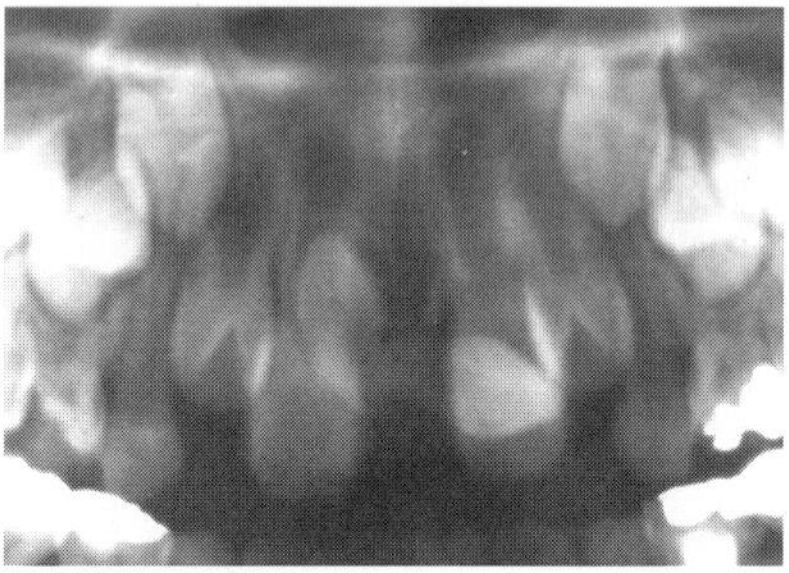
写真⑳—2（H10年1月）

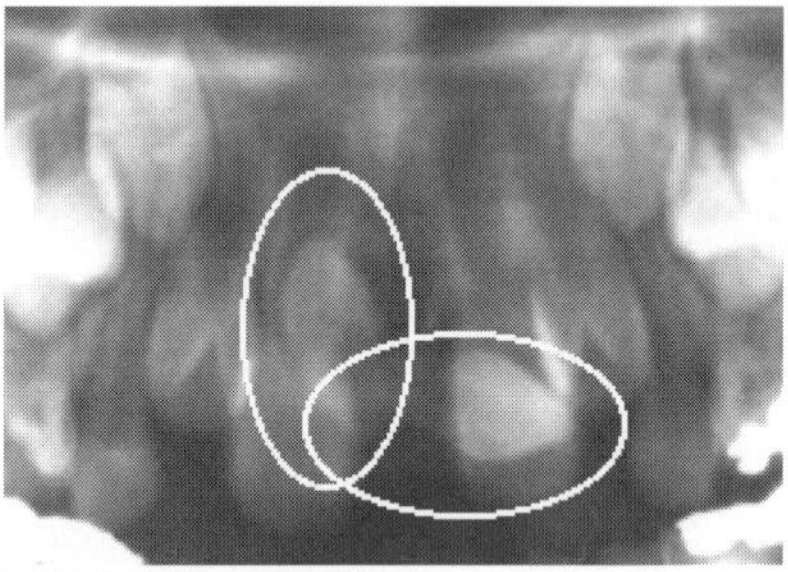
写真⑳—3（H10年1月）

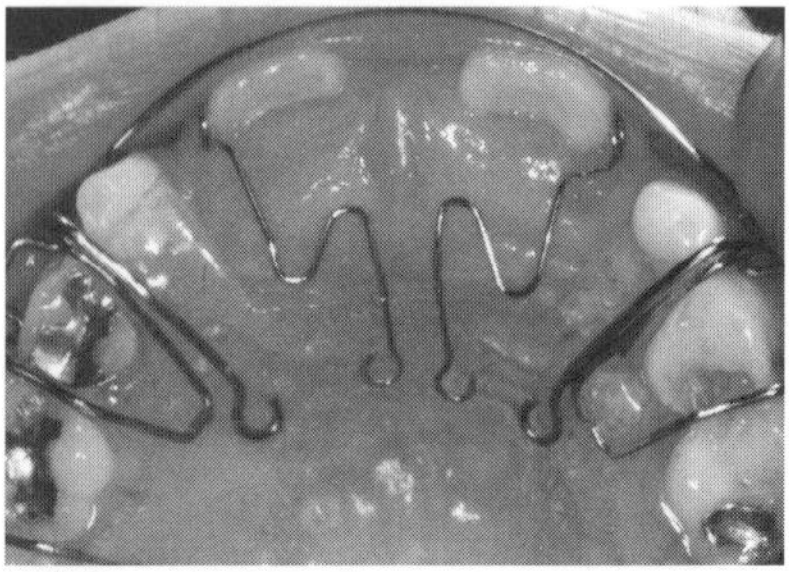
写真⑳—4（H10年1月）

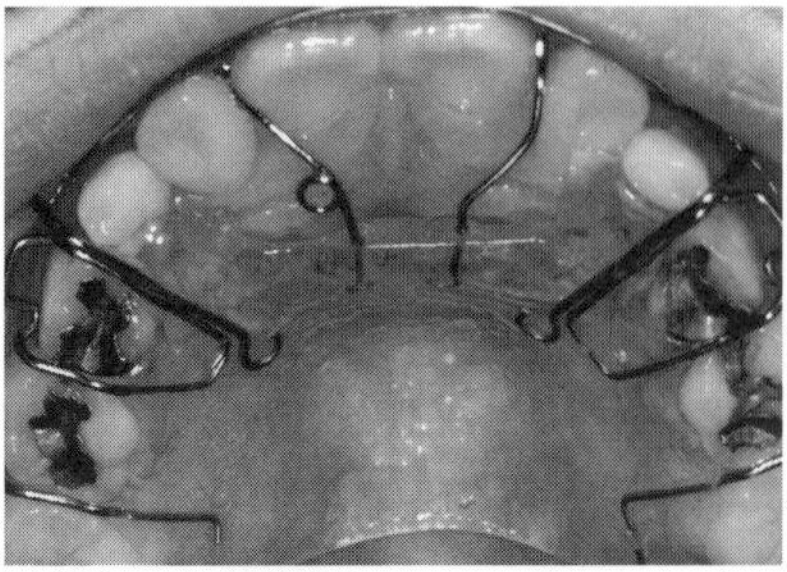
写真⑳—5（H10年8月）

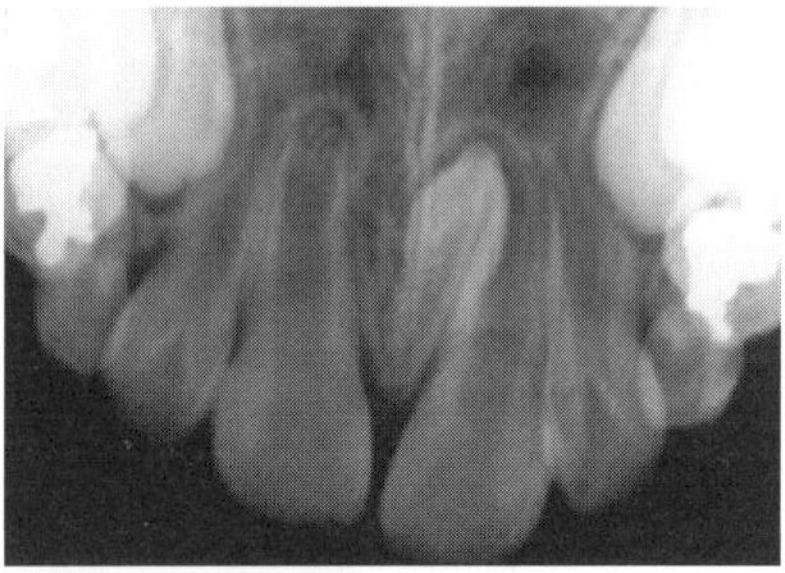
写真⑳—6（H10年8月）

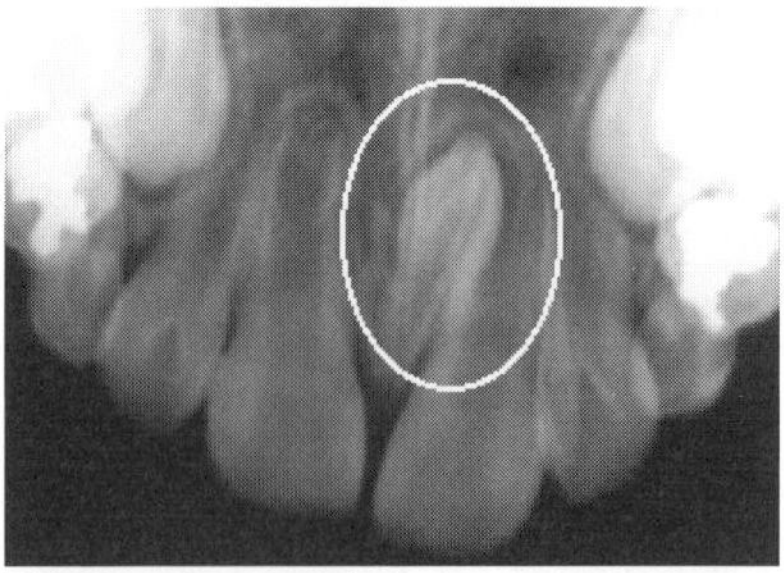
写真⑳—7（H10年8月）

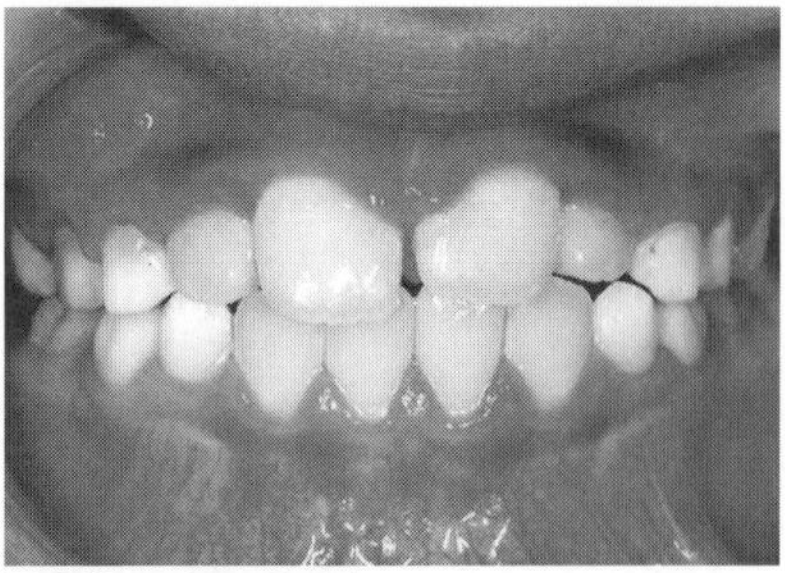
写真⑳—8（H10年8月）

歯の数が足りない？　永久歯の先天的欠如や、骨に潜っている埋伏歯《まいふくし》があります。

一般に五歳半の頃から下あごの前歯が生えかわります。次に上あごの前歯が生えかわります。一〇歳の後半から一一歳で犬歯と小臼歯が永久歯に交換します。一二歳の頃にすべて永久歯に生えかわります。なかなか乳歯が抜けかわらない場合には、永久歯がない場合もあります。先天性欠如といわれ、第三大臼歯、第二小臼歯、側切歯などに多くみられます。

また、永久歯が骨の中に隠れて生えてこない状態を埋伏歯といいます。第三大臼歯、犬歯、第二小臼歯、上あごの中切歯に多くみられます。過剰歯の埋伏も多く発現します。

過剰歯の埋伏は、正中離開などの歯列不正をおこす原因になったり、隣の歯の根を圧迫して吸収をおこさせることもあります。このような危険性がなければ、あえて抜歯をすることはないと思います。正常な歯の埋伏は、歯の数が足りないのですから埋伏歯を骨から出して、正しい歯並びにする必要があります。

お母さんのチェックポイント

いつまでも乳歯が残っている場合には、埋伏歯を疑います。永久歯がないので、乳歯が残っているケースもあります。簡単な検査は歯医者さんでのレントゲン検査です。乳歯が残っている原因が、埋伏歯があることなのか、永久歯がないことなのかがわかります。

治療はこんな風にします

歯がなくなった場合には、どのような治療を選択するかを考える必要があります。治療方法は一つだけではなく、生涯を通じて、今の時点で最良な治療方法を選択すべきです。

1　入れ歯（義歯）をする

小さな義歯は誤飲の危険があります。義歯は老人が使用するものとの考え方から精神的に拒否するケースもあります。

2　前後の歯を削ってブリッジにする

この治療法が一般的なのですが、一本の歯がないためにブリッジを製作するには前後二本から三本のきれいな歯を削らなければなりません。歯科医師、患者さんの立場からして、ちょっと耐えられない治療です。歯を作る補綴の治療です。

3 インプラント(人工歯根)を処置する

欠損した歯を補うにはいちばん適した治療だと思います。口腔外科の治療です。しかし人工の歯の根をあごに埋めこむのですから、骨の厚みなどすべての症例に適応するとは限りません。

4 矯正で歯を移動する

歯を移動させて歯のないところを補います。保存的な矯正治療です。

治療法を選択するのは、患者さんです。次の症例は、保存的矯正治療をしたケースです。この治療方法を応用すれば、やむなく歯を抜いて欠損になったという、日常よくみられるケースにも適用できます。矯正治療は、単純に外見をよくするだけではなく、失った歯の部位に奥の歯を移動するなどの矯正治療にも活用できると思います。

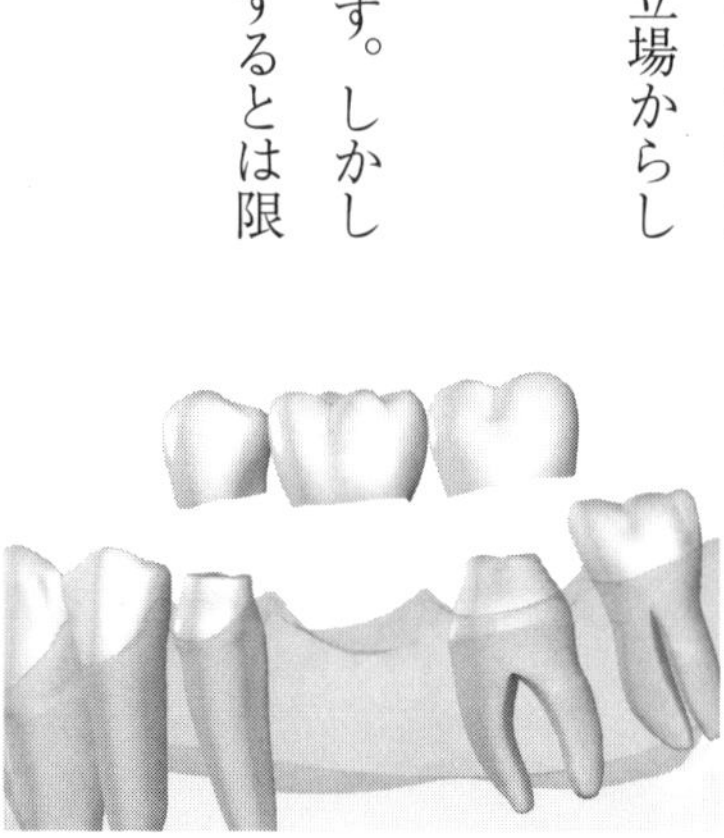

ブリッジによる処置

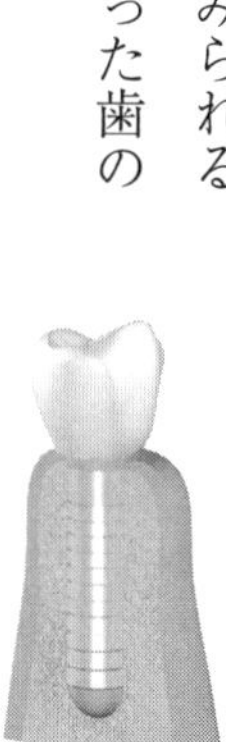

インプラントによる処置

症例㉑ 犬歯がありません。矯正治療を利用して今までと違った治療をすることも可能です。患者さんはどの治療を選択しますか？

※初診時一二歳三カ月の男子。
治療期間二年一カ月。

犬歯がありません（写真㉑—1）。どのような治療を選択するかです。今までの治療だと両隣りの歯を削ってブリッジにするところです（写真㉑—2）。歯を削るのが嫌なので奥歯を寄せることにしました。ワイヤーを利用して、奥歯を犬歯の位置に誘導します（写真㉑—3）。奥歯は移動しました（写真㉑—4）。歯はきれいに移動しました（写真㉑—5、6）。

左右の歯の数が違うのですから、正面から見て前歯がずれているケースもあります。上下の歯の数も異なるので、噛みあわせのチェックが必要です。

この方法は歯の数が足りないケースでも歯を抜いてしまったケースでも応用できます。

二一世紀は、従来とは違ったいろいろな治療法が行われることでしょう。

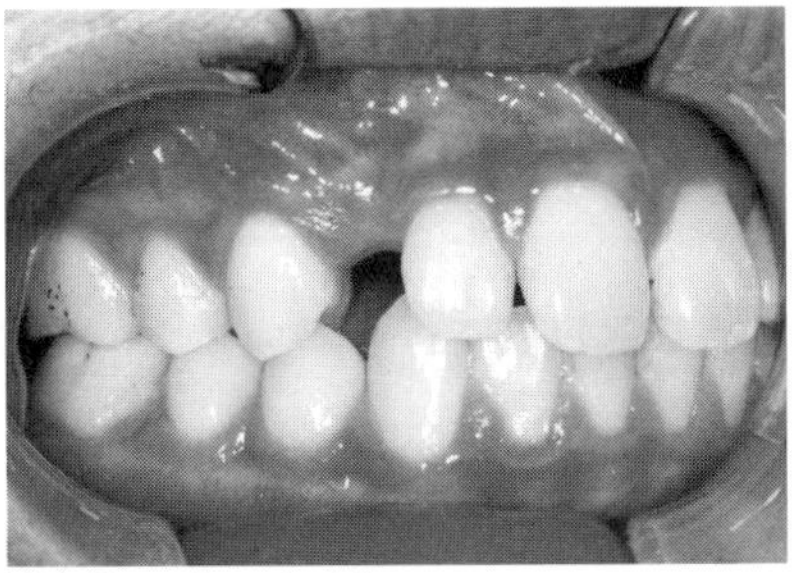
写真㉑—1（H11年1月）

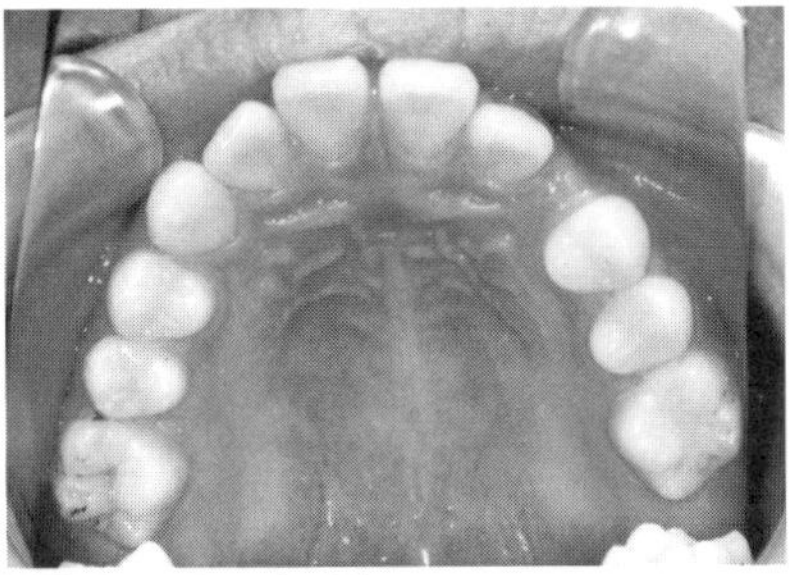
写真㉑—2（H11年1月）

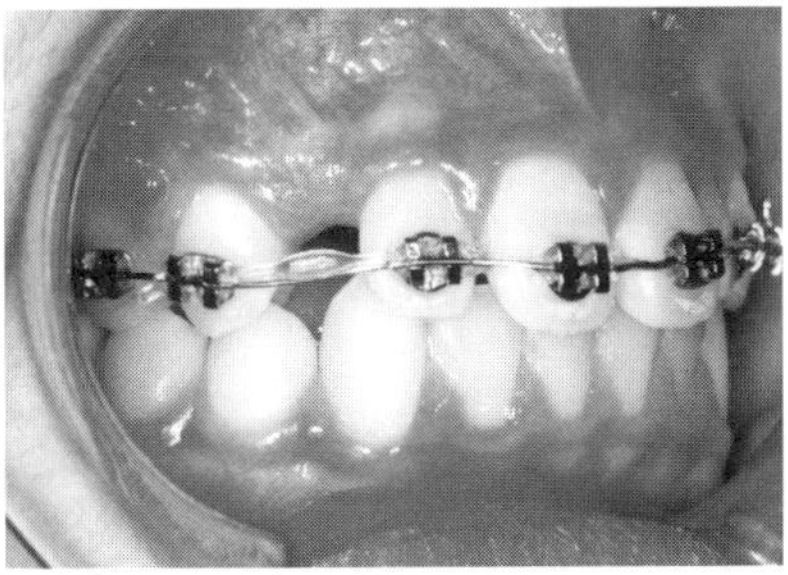
写真㉑—3（H11年1月）

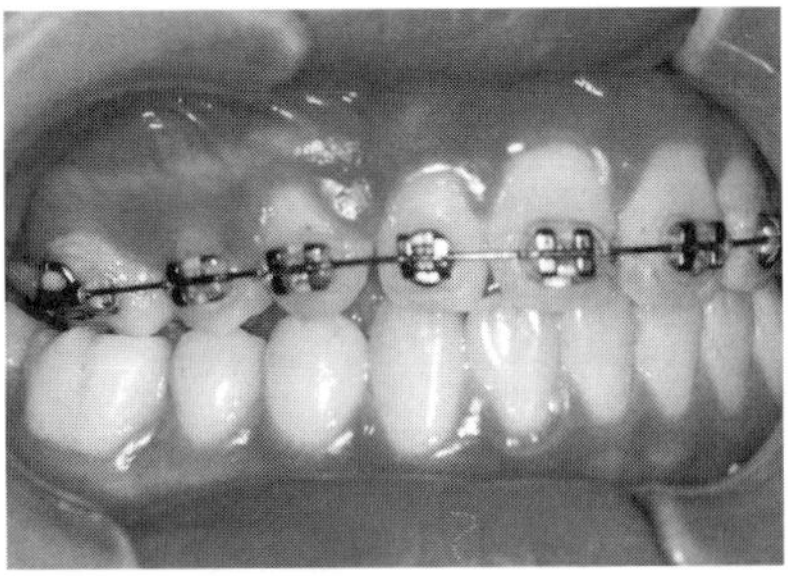
写真㉑—4（H12年8月）

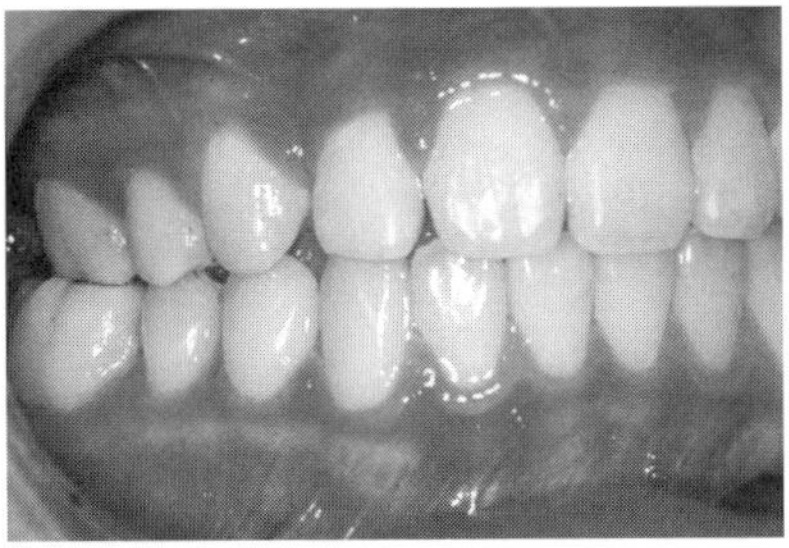
写真㉑—5（H13年2月）

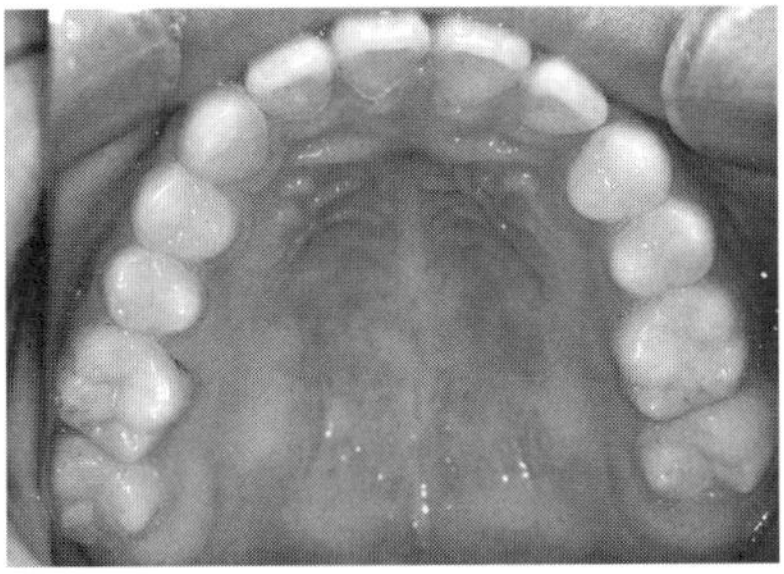
写真㉑—6（H13年2月）

症例㉒ 先天性欠如と犬歯の位置異常

※初診時一四歳一〇カ月の男子。治療期間 一年八カ月。

歯が生まれつき足りない人も多くいます。先天性欠如と呼ばれる歯数の異常です。歯がなくなる場合もありますが、歯の形が正常より矮小化している形態の異常もあります。歯並びは大きく分けて前歯、小臼歯、大臼歯の三つのグループに分けることができます。これらのグループの異常は、グループの奥の方（遠心）の歯に異常がおこるという、一つの共通した傾向があります。前歯は二番目の側切歯、小臼歯では第二小臼歯、大臼歯では第三大臼歯の親知らずにおこります。親知らずがなかったり、曲がって生えてくるのも同じ現象です。この症例は上あごの側切歯がなかったケースです。

左（写真では右側）の二番目の歯は乳歯です（写真㉒―1）。レントゲンでみると、乳歯の次の永久歯がありません。犬歯の位置も異常です。つまり二つの異常があります（写真㉒―2）。

乳歯を抜くと、犬歯がとんでもないところから生えてきました（写真㉒―3）。犬歯は外側に飛び出しています（写真㉒―4）。

形状記憶合金のワイヤーをセットしました（写真㉒―5）。ワイヤーは三次元的に歯を動かせます（写真㉒―6）。犬歯は正しい歯並びに移動してきました（写真㉒―7）。犬歯が二番目の歯のスペースも埋めてくれました（写真㉒―8）。

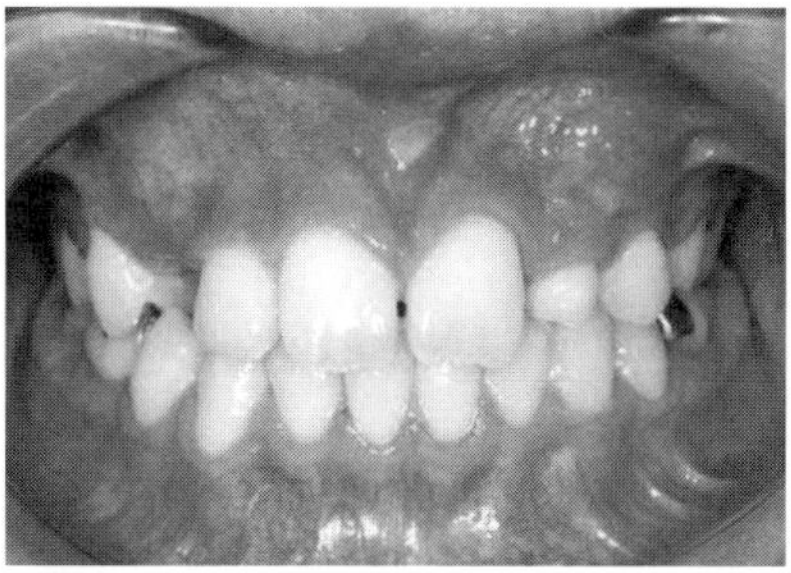

写真㉒—1（H9年7月）

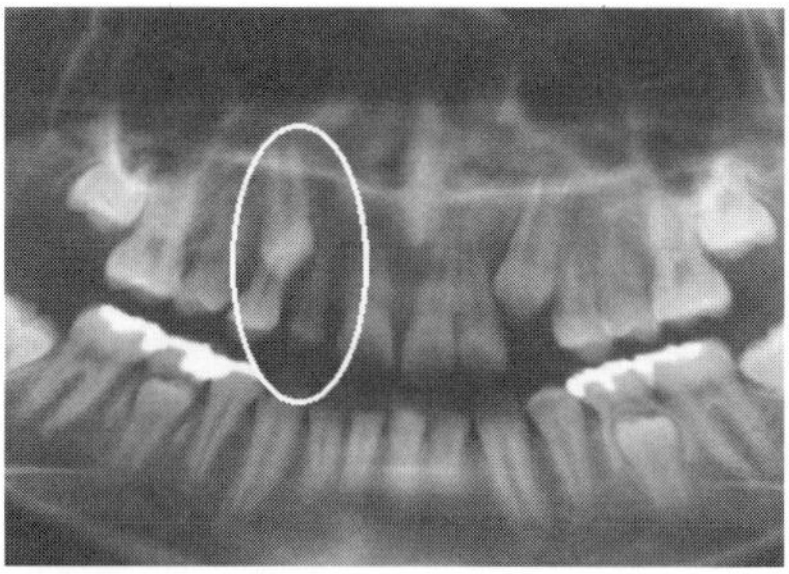

写真㉒—2（H9年7月）

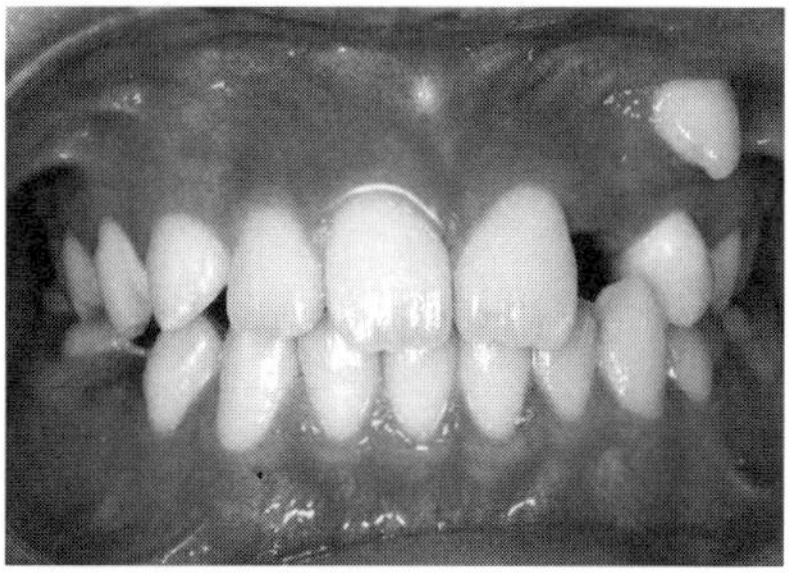

写真㉒—3（H10年3月）

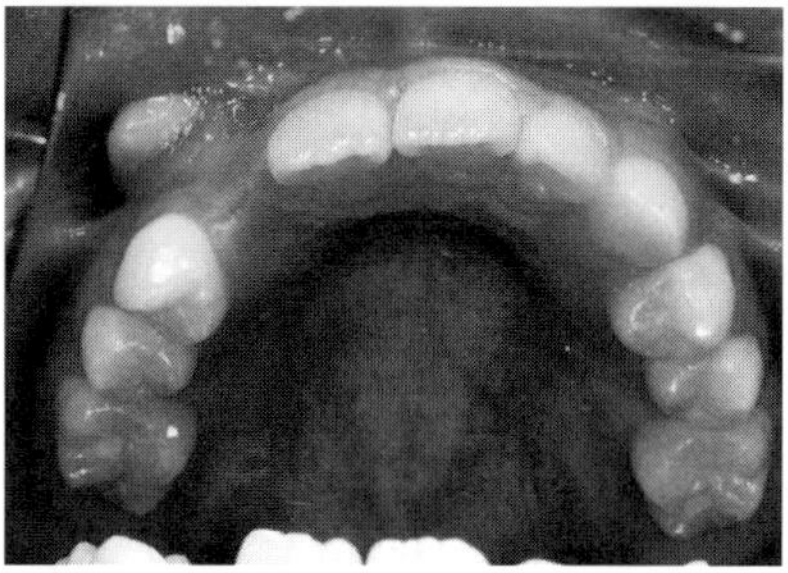

写真㉒—4（H10年3月）

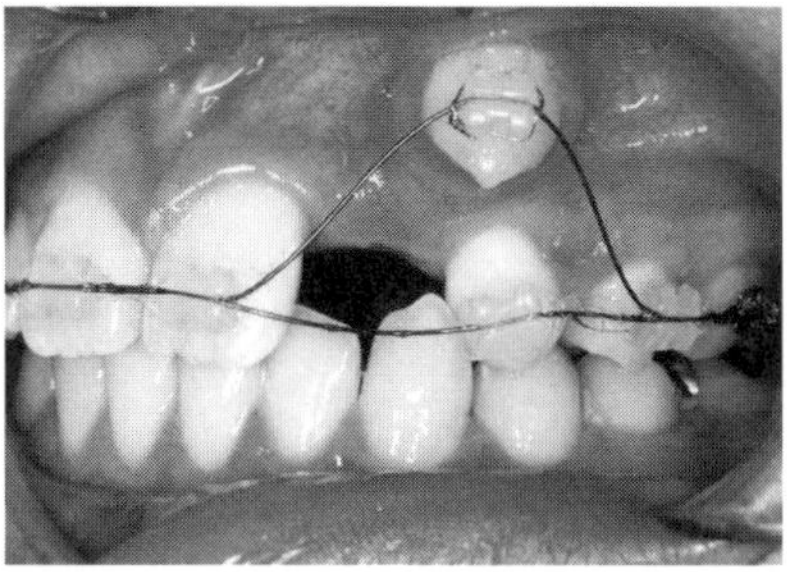

写真㉒—5（H10年3月）

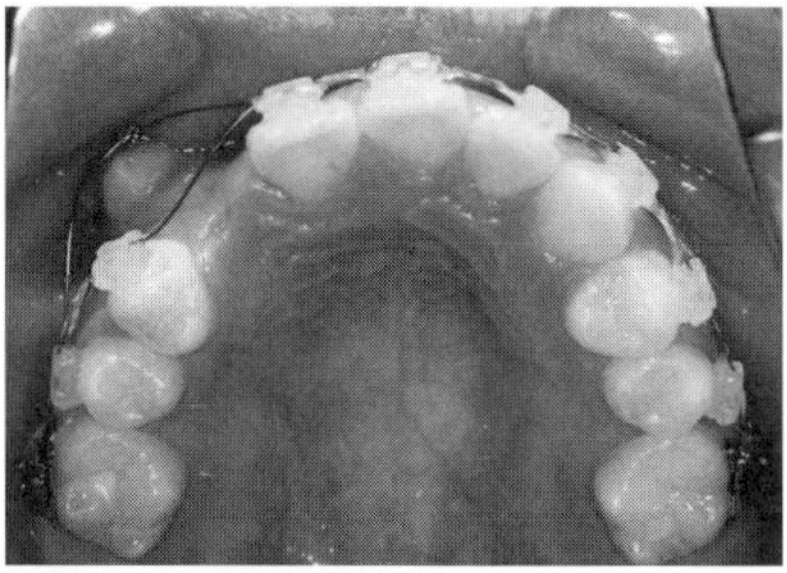

写真㉒—6（H10年3月）

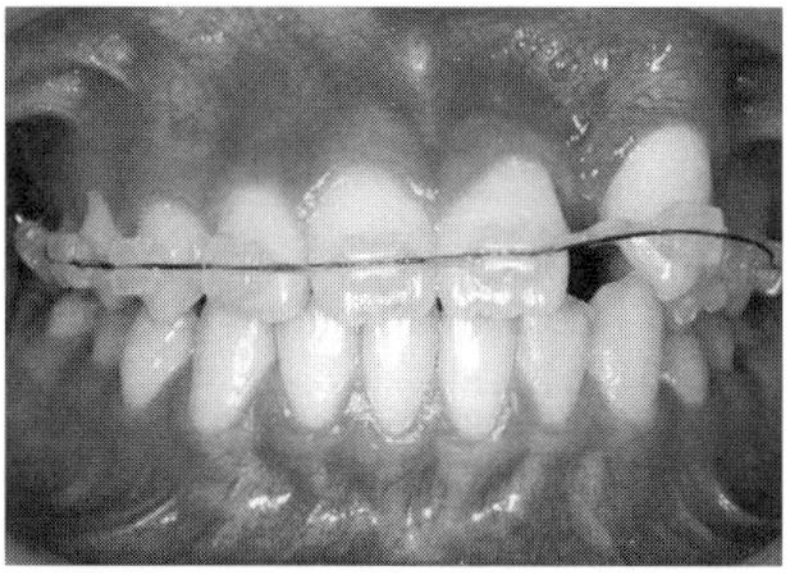

写真㉒—7（H10年6月）

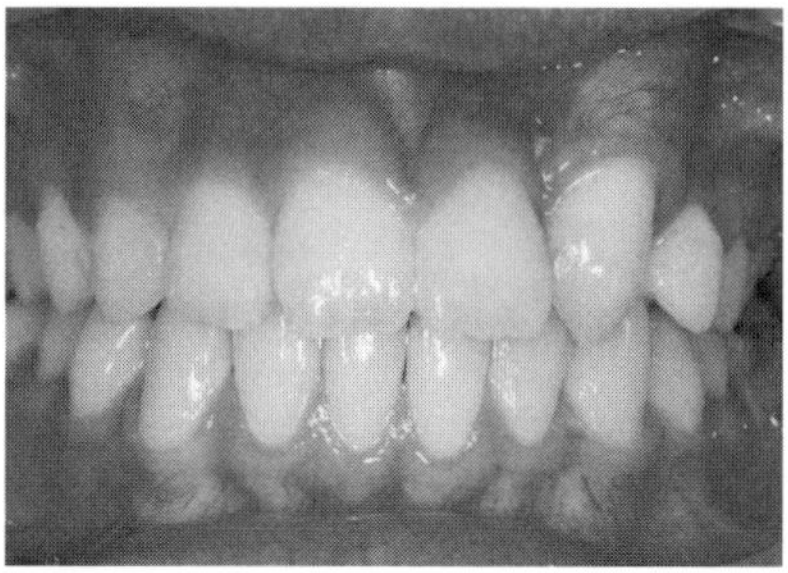

写真㉒—8（H11年3月）

症例㉓ 犬歯の埋伏

※初診時一三歳八カ月の女子。治療期間二年八カ月。

左側の犬歯が永久歯に生えかわらないと一三歳の女の子をお母さんが連れてきました(写真㉓—1)。普通は一二歳頃までには乳犬歯は永久歯に生えかわります。レントゲン検査をすると、乳犬歯の下に犬歯が真横に埋伏していました。埋伏した犬歯は、歯列の内側にあります(写真㉓—2)。

初めに歯肉を切開して、犬歯を牽引するホックをつけて頬側に歯を牽引しました(写真㉓—3)。

八カ月かかって犬歯は頬側に出てきました(写真㉓—4)。ここからは形状記憶合金のワイヤーを装着して、犬歯を正しい位置に引き出します(写真㉓—5)。

九カ月かかってワイヤーが犬歯を正しい歯並びに移動させました(写真㉓—6)。犬歯はきれいに並びました。犬歯の根の周囲の骨ができるのを待ってワイヤーを除きます(写真㉓—7)。上あごがきれいな形になりました(写真㉓—8)。

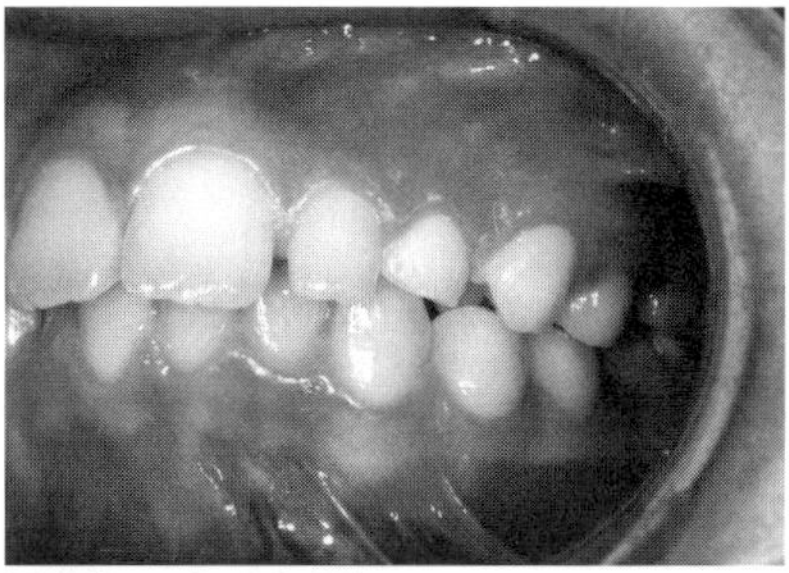
写真㉓―1（H10年4月）

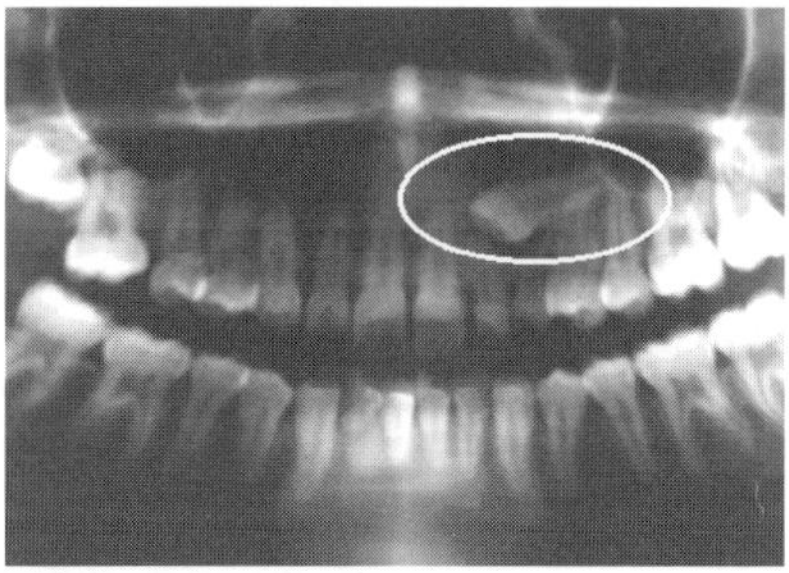
写真㉓―2（H10年4月）

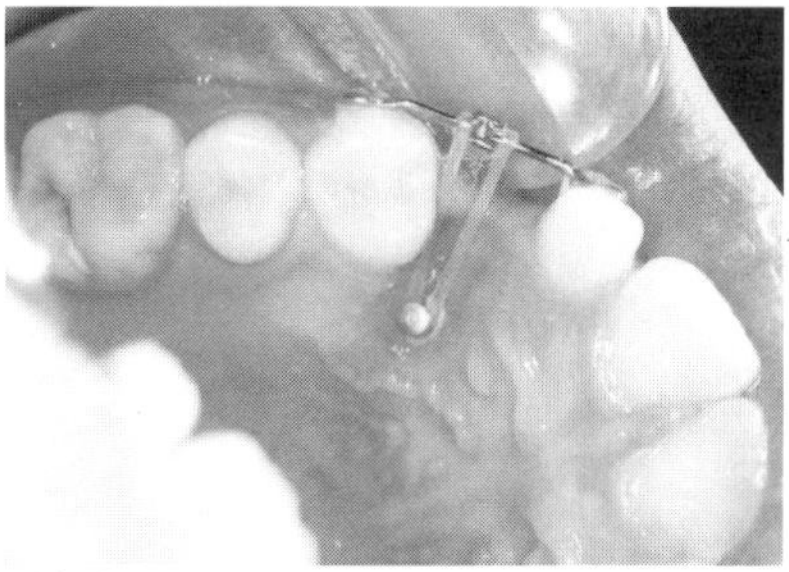
写真㉓―3（H10年6月）

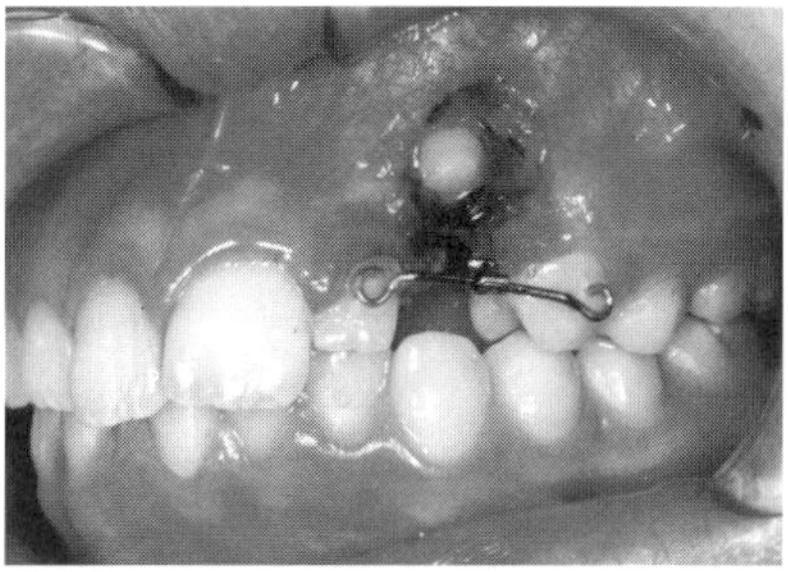
写真㉓―4（H11年2月）

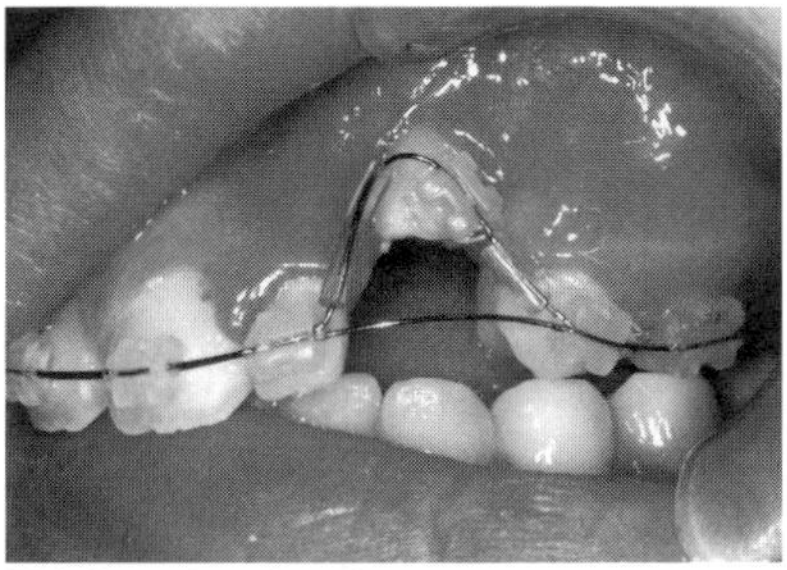
写真㉓―5（H11年5月）

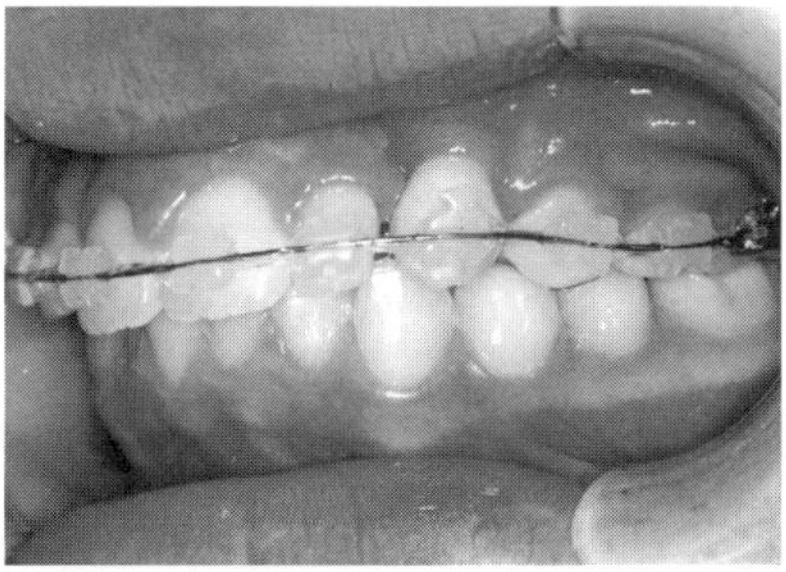
写真㉓―6（H12年2月）

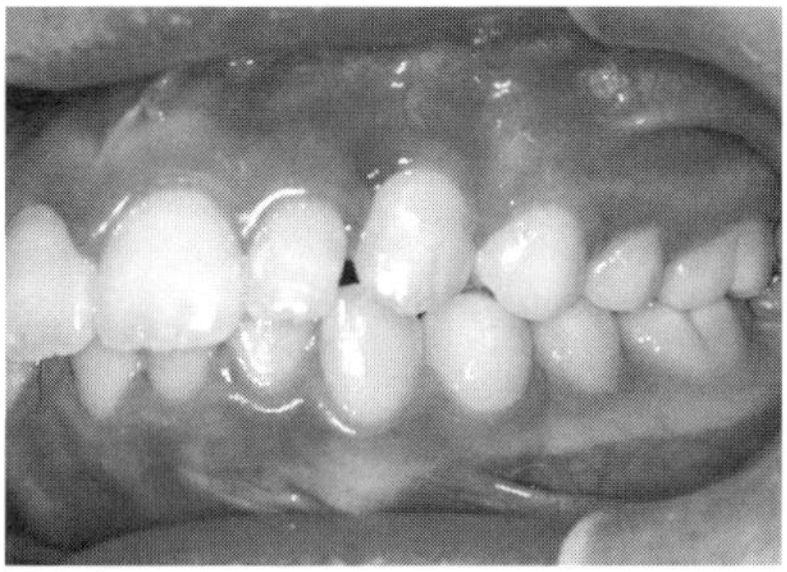
写真㉓―7（H12年12月）

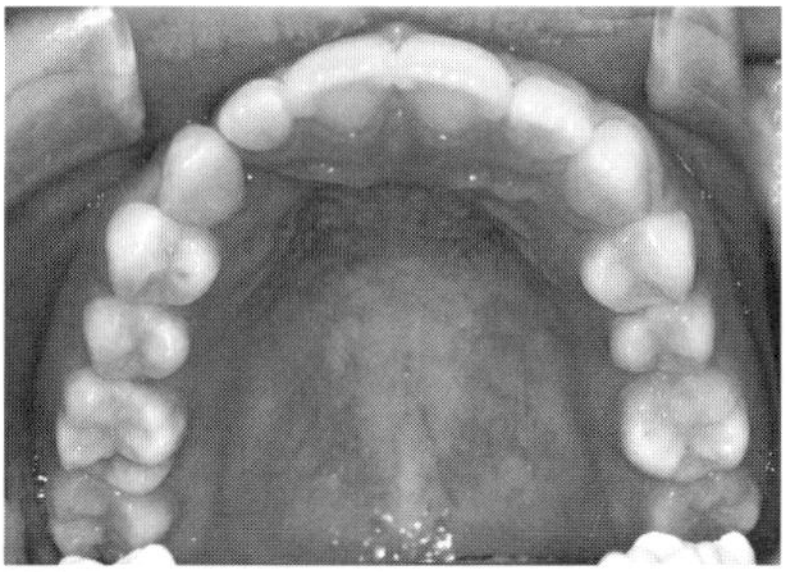
写真㉓―8（H12年12月）

治療の主人公は自分自身。

歯並びの話を書いてきましたが、いちばん大切なことは、「治療の主人公は自分自身」という自覚です。

外科医が手術をするときは、治療の長所・短所を患者さんが納得し、承諾を得た上でなくては手術は行われません。歯科医院では「保険治療にしますか」といった治療費の説明をすることはあっても、いろいろな治療法に関して患者さんの意見や同意を求めることは少なく、歯医者さん中心に治療を考える傾向があります。「歯医者さんのイスに座れば、歯医者さん任せで、歯医者さんが治療のすべてを決めて治す」という考えはそろそろ変えませんか。

歯科治療は後戻りのできない外科的治療が少なくありません。治療により将来にわたって患者さんの生体バランスをくずすことがないよう、マイナス面を少なく、プラス面をどこまで得られるかを考えることが必要です。

顔が他の人に与える印象はとても大切です。目、鼻、口、頬の形は上あごの骨の形によって決まってしまいます。上あごの骨の発育には噛む力が必要です。歯の形だけを見ていてはいけません。歯は食べ物をおいしく食べるだけの器官ではないのです。見た目の歯並びだけではなく、正しい機能が得られる歯並びにしなくてはなりません。

二一世紀に入り、様々な治療法が開発・考案されています。歯医者さんはそれを患者さんに説明して、患者さんの求める治療のアドバイスをしていますが、歯並びを本当に治すのは患者さん自身であり、親御さんです。

コラム

いま、子どもたちに歯周病が増えている

平成一一年度の歯科疾患実態調査では、五～一四歳の児童の一九％が歯肉炎、一七％が歯石の沈着、〇・三％が重症の歯周病にかかっているとの報告があります。

では子どもたちが歯を磨いていないのかを調べると、平成一一年の調査では、毎日歯を磨く子どもが九六％であり、二回以上磨く子どもが六七％います。口の衛生管理は良くなっているはずなのに、なぜ歯周病は増えたのでしょうか。

理由として、①磨き方の問題が考えられます。丁寧に、時間をかけて、しっかり磨けているか、歯と歯・歯肉と歯の間も磨けているかなど、回数だけでなくその内容も大切です。

②歯周病になりやすい生活環境の問題です。国民栄養調査では、菓子の摂取量をみると、平成五年度では一日あたり二〇・三グラムだったのが、平成九年度は一日あたり二四・二グラムで一九％の増加傾向がみられます。スナック菓子など歯につきやすい菓子を好む傾向も気になります。

③歯石やプラークが付着しやすい歯並びの問題もあります。歯の少しの重なりでも歯磨きに支障が出て、歯周病の誘因となり、一生の問題につながっていきます。平成一一年のデータでは、一二～一五歳の一七・二％が、歯が重なっています。前歯の噛みあわせが深すぎるなど、歯並びに問題のある子どもは四〇％もいることが報告されています。早期治療が必要です。

＊この内容は、平成一三年四月二日にテレビ朝日で放映された「スーパーモーニング」で話したものです。

第3部

正しく噛むと、顔が変わる!

日本でも外国でも、「いい顔になりたい」という子どもたちの願いは共通です。これが歯並びを治すきっかけになることが多いのです。

一二歳の男の子を連れたお母さんが、診察室に入ってすぐに「実は大学で矯正の治療を受けさせようと、この子を連れていったのです」と困り顔で話しはじめました。

「前歯が重なっていて、本人も気にしているので、学校を休んで大学病院に行きました。大学病院の先生に検査をしていただき、結論は歯を上下四本抜くしか、治療はできないとのお話でした。息子には歯並びをよくするために、歯を抜かなければならないという話はしていませんでした。大学の先生は『アメリカなどの先進国では歯並びがきれいでなければ、偉くはなれないし、お金持ちにもなれない。テレビでも映画でもみんなきれいな歯並びをしているだろう』と息子に丁寧に説明をしてくださいました。

しかし、息子は『歯を抜くのは嫌だ、歯並びが悪くても、僕は絶対に偉くなってやる』と言って泣き出してしまったのです。歯並びは気になるし、息子は矯正は絶対に嫌だと言うし、本当に困ってしまいました」。お母さんは、うつむいてしまいました。

私は、男の子に「歯並びと偉くなる問題は別だと思うよ。でも歯が並ばないのはあごが小さいからだということはわかるね。あごが小さいことは顔が小さいのではなく、あごが貧弱なんだよ。貧弱な顔は良い顔ではないよ。歯を抜くのではなく、歯が並ぶ正しい大きさにして、きれいな顔になるようにがんばろう」と励ますと、「うん、僕がんばる！」と明るい声が返ってきました。

イギリスの矯正医のミュウ氏と、どうしたら子どもたちが歯列矯正に目を向けてくれるかを話したことがあります。

イギリスでも、矯正をすれば勉強ができるようになる、サッカーがうまくなると言ってもあまり治療に反応を示さないそうです。でも、男の子も女の子も、いい顔貌になりたいという要求は持っているとの話をしていました。日本でも子どもの気持ちは同じです。子どもの化粧品を売っている日本のほうが、良い顔になりたいという要望は強いかもしれません。

噛む能力を高めると、美人になれる！　イイ男になれる！

お母さんが「（娘は）一年前はきれいな口元だったんですが」と来院されました。

幼児の時の写真を持参していただきました（写真1）。上唇はキューピッドの弓の形をした、とてもきれいな口元のお嬢さんです。

歯並びだけを見ていると、出っ歯に見えますが、下あごが後退しているのです（写真3）。試しに下あごを前に出すだけで、かわいい顔に戻ります（写真2）。上あごの歯を抜いて、歯並びだけを矯正すれば、上あごが後退してさらに貧相な顔貌になってしまいます。

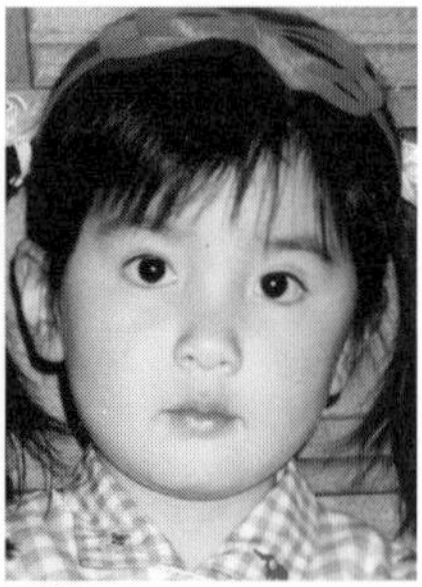

写真1

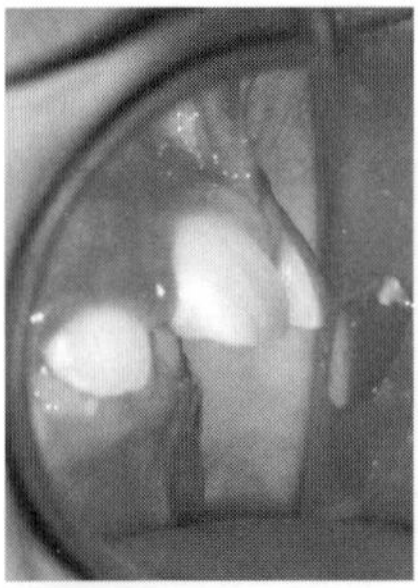

写真3

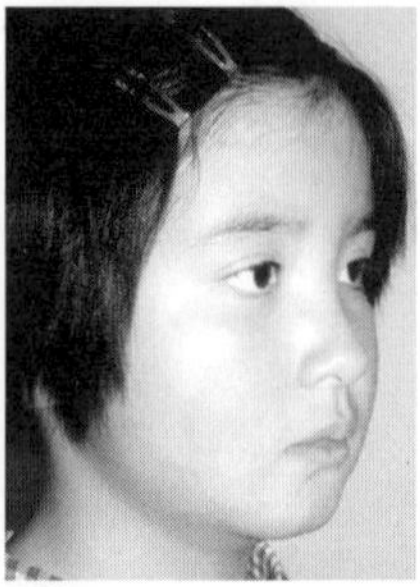

写真2

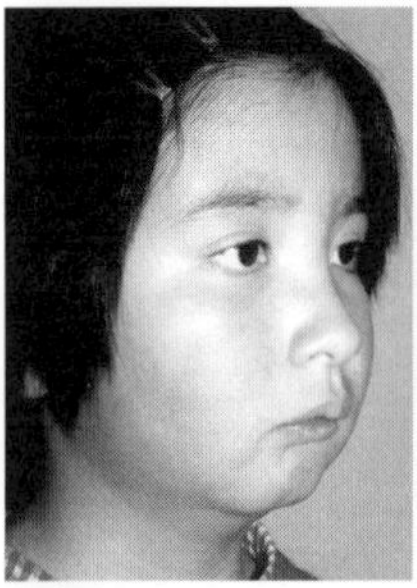

写真4

お母さんのお話では夜寝る前に本を読む習慣があり、その時に枕にあごをのせているようです。ちょっとした悪習慣が顔を変えてしまいます(写真4)。

歯医者さんの仕事は歯並びだけを治すのではなくて、このお嬢さんをかわいい顔に戻すのが仕事です。

顔の大部分は上顎骨《じょうがくこつ》といわれるあごの骨です。

この上顎骨に刺激を加えなければ正しい骨の発育ができません。この刺激が噛むことです。しっかり噛むことが、きれいな顔を作ることになります。

あごの萎縮は歯列だけの問題ではありません。顔を変えてしまいます。

歯からの外力は上顎骨の発育に大きな影響を与えます。歯の見える部分は全体の三分の一しかありません。歯の根は見える部分の二倍の長さがあります。大部分の歯が上あごの骨に隠れています。噛むことで歯の根を通して、上あごの骨が刺激されて良い顔が育成されます。噛むことは上あごの骨を育成するのに絶対必要な刺激なのです。

歯が顔を支配していると言っても過言ではありません。噛む能力を高めると良い顔に変わってきます。当然食事もおいしく食べられるようになるし、心も明るく軽くなります。そう、幸せは口の中から入ってくるのです。

人は四〇歳になったら顔に責任を持とうと言われます。あごの骨の位置、大きさによっても顔は大きく変わってしまいます。奥歯だけで噛んでいると下あごが後方に下がってし

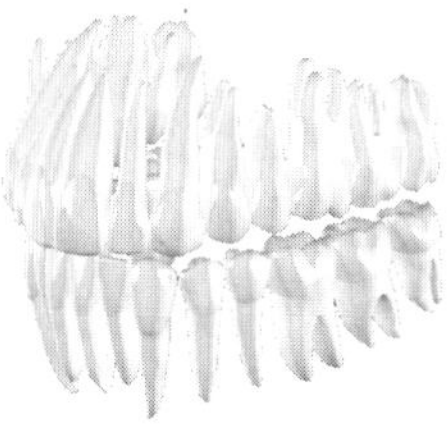

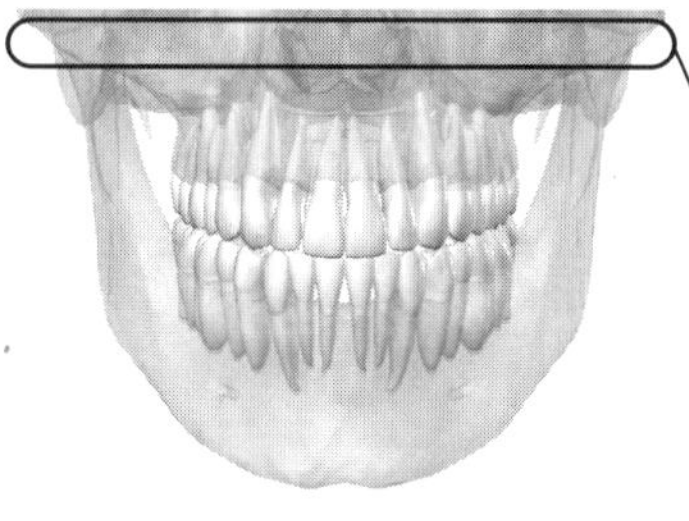

まいます。机の上に腕を置いて、頭をのせているだけで同様です。横顔から見てあごが後ろに下がっている子どもが下あごを前に出すだけで、とても魅力的な顔に変わってきます。

上あごを発育させましょう。目は上あごの上にのっています。上あごの発育が悪いと目じりは下がり、白目が多くなります。目の下のしわも多くなります。

前歯で噛むことは、口のまわりにある口輪筋という筋肉をよく使うことです。前歯で噛んでいると唇の周囲の筋肉をよく使います。唇は口輪筋の上にのっています。前歯で噛んで唇を使わなければ唇は厚くなります。

スイカやトウモロコシをどうやって食べていますか。昔は前歯でかぶりついて食べました。今は、スプーンを使ったり、トウモロコシをほぐして食べている子どもが大半です。前歯で噛むことは口輪筋を使うことです。口輪筋を使えば、唇の形は変わっていきます。上唇の形を英語では「キューピッドの弓」の形にたとえられています。日本では「富士山」の形にたとえられています。前歯でよく噛んでいると、上唇が富士山の形に変わっていきます。

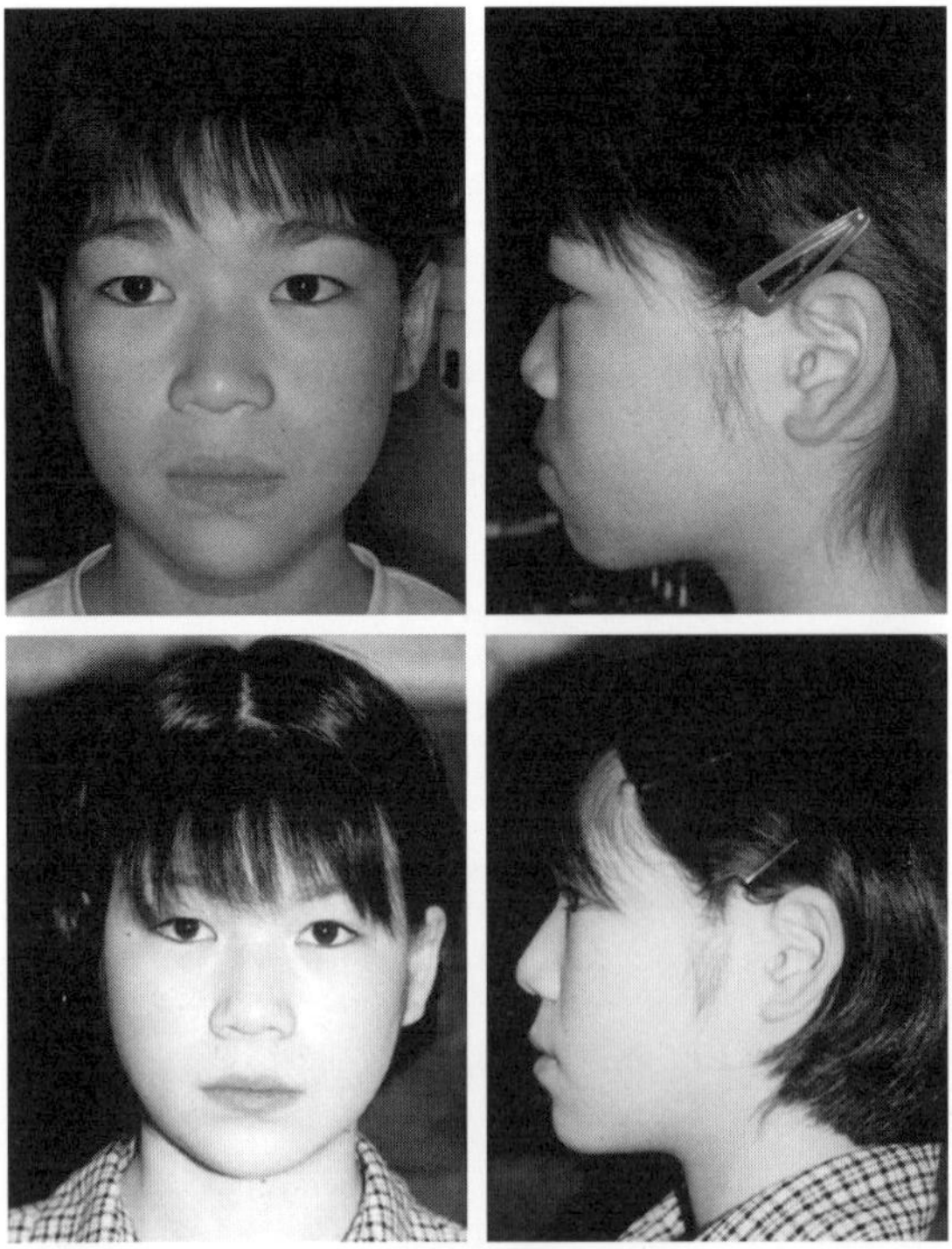

年をとってくると頬の筋肉がたるんで、下ぶくれの顔になっていきます。これは頬の筋肉が弱くなったからです。子どもでも下ぶくれの子どもを見かけます。これは、よく噛んで頬の筋肉を使わないからです。その他にも噛む時に舌を噛んで飲みこむ習慣があったりすると、頬の筋肉を使わないので下ぶくれになります。

顔は、筋肉で表情を作ります。この表情を豊かにする第一歩がよく噛むことです。

噛む訓練により目の周囲の表情筋が活性化し、白目は小さくなっています(前頁の写真)。また、口元も治療開始以前よりも口輪筋が緊張して、上唇はきれいな富士山の形になっており、上あごの発育が見られます。

噛む訓練で上唇の形がきれいな山型に変わります。

昨今は、女性週刊誌などで、きれいな顔を作るエステのコーナーが話題を呼んでいます。顔の表情を作っている表情筋は二六種類あります。これらの筋肉を人為的に動かすより、日常生活のなかで良い顔を作ることの方が大切です。特別な努力をするのではなく、日常の行為の積み重ねが本来の美しさにつながると言えます。しかし、より効果的な結果を求めるには口輪筋をトレーニングする「リットレメーター」など口腔免疫を向上するトレーニング装置が歯科医院で購入できます。

「食べる」という、口を最大に使う運動を子どもの頃にせず、大人になって「このお肉は柔らかくておいしい」と言いながらエステに期待しても、本末転倒と言わざるをえません。

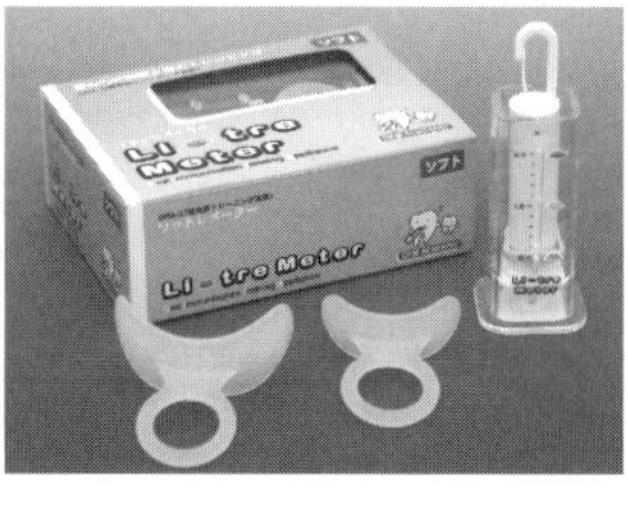

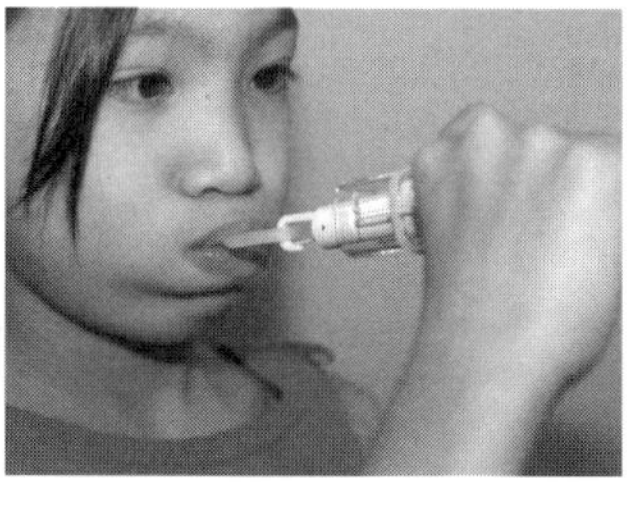

※説明は次のページ参照

矯正治療と噛む訓練で顔が変わります

口元が大きく変わりました。目の大きさ、下がっていた目じり、白目、目の下のしわも大きく変わりました。鼻の形も変わっています。

口元はわかりますが、なぜ目まで変わったのでしょうか？　目は上あごの骨の上にのっています。上あごが発育不足なら、目が変わるのも当然です。歯並びが正しくなり、噛む機能が向上すれば、発育刺激により上あごの骨が発育し、咀嚼筋、表情筋、活性化をして顔をよりよく変化させるのです。

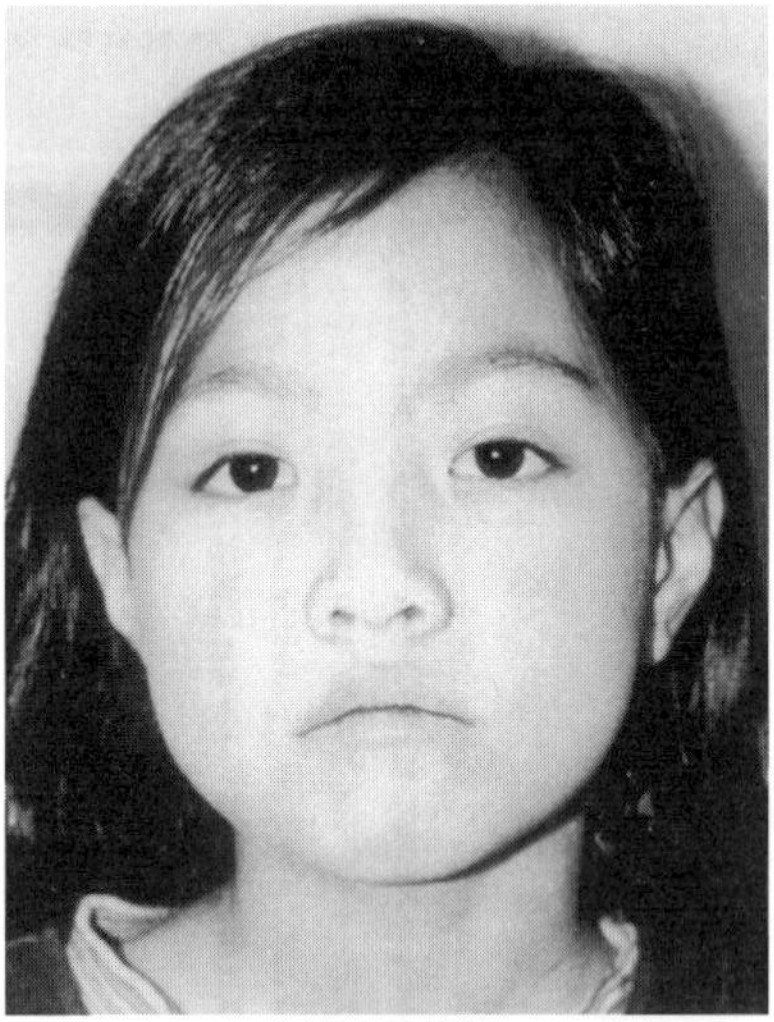
矯正の治療前

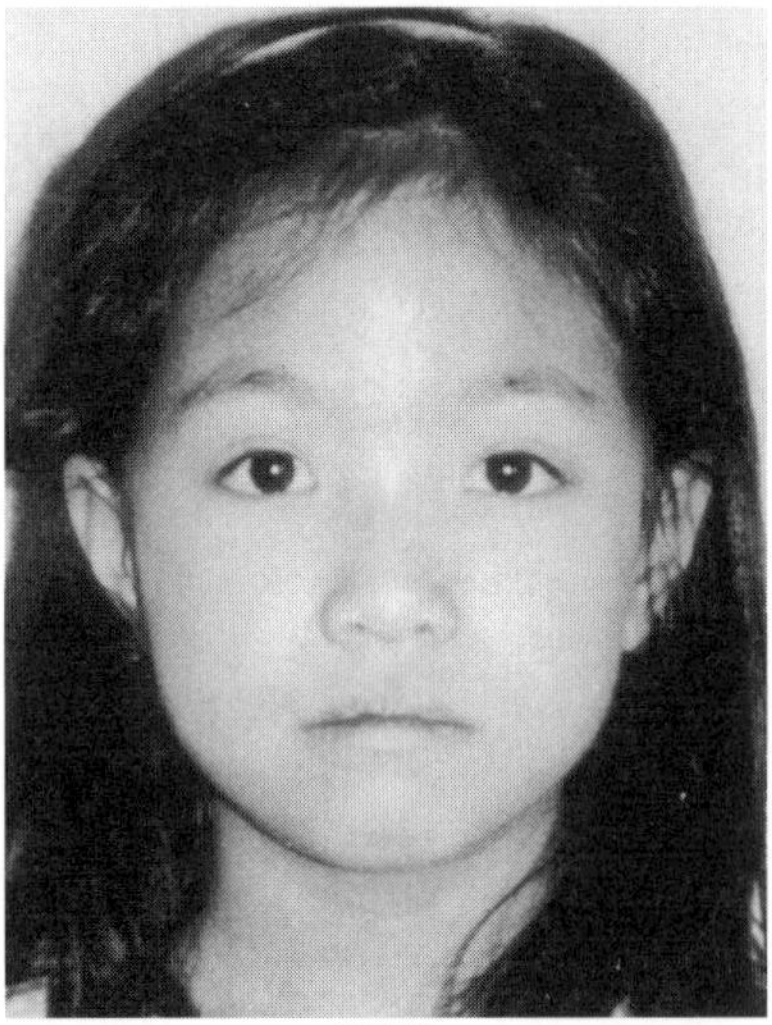
治療後

前ページの写真の説明

「リットレメーター」でマウスピースを牽引することで口輪筋の引っ張り強さの測定と、口輪筋の強化トレーニングができます。

引っ張り強さが一・五キロ以上あればきれいな形の唇になります。唇が厚かったり、口角が下がっている患者さんには効果的な結果が得られます。

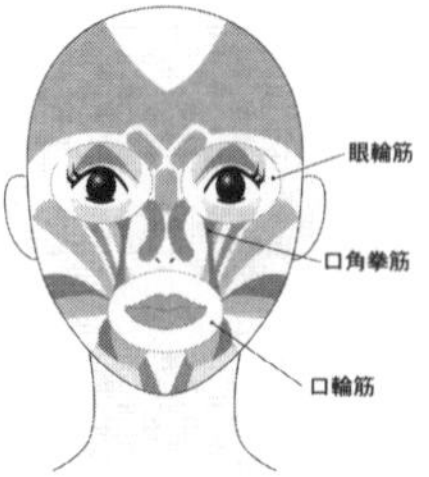

歯は、必要があってあのような形で生えてきます。

からだの、すべての器官はバランスを保ち、それが機能して、一人の生命体を維持しています。歯は、必要があって、そこに生えているのです。**一本たりとも余分な歯はないのです。**

歯の数も形も歯並びも噛む機能によって決まってきます。羊や牛のように草食動物の歯は、臼のようにすりつぶすのに適した形をしています。ライオンや豹などの肉食動物の歯は肉を切り裂くのに適した形をしています。

ただこれだけではありません。指で下の歯並びを触ってください。歯並びの噛む面は、舌側に少し傾いています。なぜでしょう。

噛むことは一回だけではなく何十回も反復する運動です。上の歯と下の歯の間にあった食べ物は、噛むことで頬側と舌側に噛みつぶされて分けられます。次の瞬間に口が開い

前ページの図の解説

口輪筋から顔の表情を作るいろいろな表情筋が付着しています。口輪筋が緊張していなければ、これらの表情筋も緊張できません。口輪筋を緊張させることで顔の表情筋を活性化させ、良い顔になるのです。

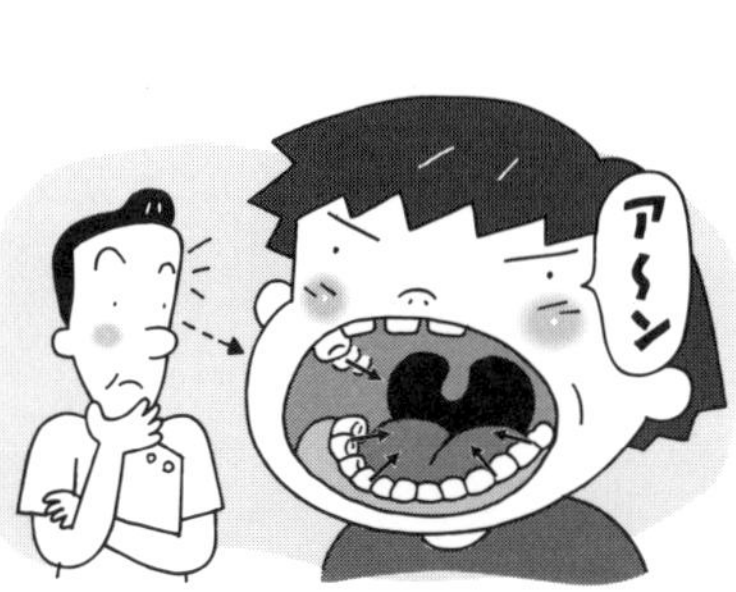

て、舌側に流れた食べ物は舌によって歯の噛む面に、頬側に流れた食べ物は頬の筋肉によって再び歯の噛む面に押し戻されます。これを繰り返して、食べ物を細かくして唾液と混ぜているのです。舌と頬は、どちらがよく動くでしょうか。舌のほうがよく動きます。そのために食べ物の流れを考えて自然の摂理が歯の噛む面を舌側に傾けたのです。上あごの歯が下あごの歯をおおっているのも同じ理由です。上あごの歯並びも同じ自然の考えが働いています。歯と歯は、すきまなく並んでいますが、歯の真ん中で噛みあうわけではありません。少し頬側にずれて噛みあっています。なぜでしょう。

歯と歯が真ん中で噛みあっていれば食べ物は頬と口の中に同じ割合で分かれていきます。接触するところを頬側にずらすことにより、食べ物を口の中に多く落とすような自然の考えがあります。このように歯の形、噛みあう場所、方向にも意味があります。これらのバランスがくずれれば、噛む機能が低下するのは当然です。この機能が低下すれば形態も変化します。悪い形態になれば悪い機能になり、悪い機能はますます悪い形態になります。**機能が改善されれば形態もそれに伴い、より良く改善されていきます。**

一言付け加えると、魚のおこげなど多くの食品に発ガン性物質が含まれていて、体の中に完全に入れなくするのは不可能です。しかし歯で細かく砕いて唾液に浸すだけで発ガン性毒素が極めて少なくなります。歯と口腔の機能は自然の摂理に従った防御組織でもあります（西岡一『あなたの食卓の危険度』農文協より）。

噛むことは、あごの成長に必要な外力です。

頭の重さは赤ちゃんの重さと同じで、三キログラムもあります。頬杖であごにこの三分の一の重さが加わればあごも変形するのは当たり前のことです。唇をしっかり閉じて、舌、唇、頬のバランスと正しい姿勢のバランスを保つことが歯を正しい位置に保つ第一の条件です。歯列不正は機械的に歯を移動すれば治ります。しかし、なぜ歯列不正が発症したのかを見抜く必要があり、発症した原因からの機能の治療が必要です。

歯に対するいちばんの外力は噛む力です。体重に近い力で噛むと言われています。しかし、歯列不正で来院する患者さんの噛む力を調べると一〇キログラム以下の力しかありません。より良いあごに成長するには二〇キログラム以上の噛む刺激が必要です。お母さんは栄養面のことには気を配りますが、噛むことが運動であり、あごの成長に必要なのは外力による刺激なのだということまでは気を配りません。あごに正常な刺激が加わらず、歯が正常に並ばない小さなあごになってしまいます。その結果は歯とあごのスペースに不一致を生じて、歯は叢生《そうせい》(乱ぐい歯)になってしまいます。

私たちは毎日どれくらいの量の食べ物を食べて飲んでいるのでしょうか。

ある調査では、一日の食べ物の摂取量は多い人で一日四キログラムでした。平均で二・五キログラムという結果が出ました。これを一年間に換算すると九一二・五キログラムで、約一トンにもなります。普段は特に気にもしていませんが、考えてみればそれは大変な量です。これだけの量を食べたり、飲んだりしているのです。そして、これだけの量を食べることで噛む筋肉や歯や骨に刺激を与えているのです。食べ物を流しこんでいても、しっかり噛んでから水を飲んでいても、食べ物の摂取量は同じですが、しっかり噛んで歯を使うと、骨に伝わる刺激量は大きく変わっていきます。

これだけの量を摂取するのですから、噛む筋力にも影響を与えます。

奥歯の方に食べ物をスプーンなどで流しこまず、前歯で噛むことによって、唇の筋肉をより使うことになります。その結果として、あごの骨ばかりでなく、唇の形や厚みが改善されていきます。

機能も治療しなければ、歯並びだけ治してもムダになります。

歯科医師が「この歯並びは正しくない（歯列不正）」と診断しても、患者さんは不正な機能に慣れてしまっているので、実はその歯並びがいちばん安定している歯並びです。**機能も治療しなければ、歯並びは元に戻ってしまいます**。これを、矯正では「後戻り」といいます。

アメリカで矯正したというお嬢さんが歯の検診に来院しました。下の前歯の裏側に金属が固定してありました。余計なものがついていれば、食べ物のかすや歯石が沈着して虫歯になりやすいので「この金属をはずしましょう」と相談したところ、アメリカの矯正の先生から「この金属をはずすときれいな歯並びから元の悪い歯並びに戻るから一生つけていなさい」と指示されているからという理由で断られました。矯正の途中で、歯を動かした後、ある一定期間金属やプラスチックの床で保定します。歯を機械的に移動して歯の周囲の骨が新しくできるのを待っているのです。しかし、**一年以上保定して保定装置をはずし**

たら見事に元の悪い歯並びに戻る例はいくらでもあります。矯正のデータでは、六〇％以上が多かれ少なかれ後戻りをすると報告されています。つまり、機能の矯正治療をしなかったからです。

噛む機能を測定する器械があります。噛む力、面積、左右のバランス、前後のバランスなどを測定します。子どもで二〇キログラム、成人では三〇キログラム以上の噛む力があるのが正常です。子どもでも四〇キログラム以上の噛む力を持っている子もいます。

例えば前歯を見てください。**下の前歯にギザギザがありますか。**前歯が生えてきた時には、このギザギザは誰でもありますが、前歯で噛んでいれば摩耗して平らになっていきます。いつまでたってもこのギザギザがあるということは、前歯を使っていないということであり、噛む力がないということです。歯は噛むための道具ですから正しく使っていれば、減るのは当然です。矯正治療を必要とする患者さんの機能を測定すると、ほとんどの患者さんの噛む力は一〇キログラム以下です。左右の噛むバランスも一〇％、ひどい場合には三〇％以上もバランスをくずしている人がいます。前後のバランスが悪く奥歯だけで噛んでいる場合もあります。それは前歯を使っていないということであり、このように噛む機能が低下していたり、噛むバランスがくずれているのをそのままにしていれば、再び歯並びが不正に戻るのは当然の結果だと思います。機械的に歯並びを正しく矯正したのですから、噛む機能も改める訓練の治療が必要であり、いちばん大切なことだと思います。

正しく噛む機能を取得すると、歯並びは、自然に安定します。

正しく噛んでいる前歯は、上の歯が下の歯の三分の一までおおっています。これを被蓋《ひがい》といいます。

噛む機能を調べると前歯で噛んでいない子どもの被蓋の状態は浅いのですが、**前歯で噛む訓練をすると被蓋は深くなります**。私はこれを「バイオセラピー（生物学的療法）」と呼んでいます。歯並びが正しい機能によって維持されている目安と考えています。

からだは機能によってどんどん変化しています。ダーウィンの進化論も生物をとりまく環境や機能の変化によって種の形は変化していくと言っています。

機能の変化によっても形態の病気はおこります。靴の形と足の形が不一致で不正なあり方をすれば、足の骨の形は変形して「外反母趾《がいはんぼし》」になる傾向があります。畳職人の手を見れば指が曲がっています。ペンを仕事で使っている人はペンダコができています。これは、

写真1

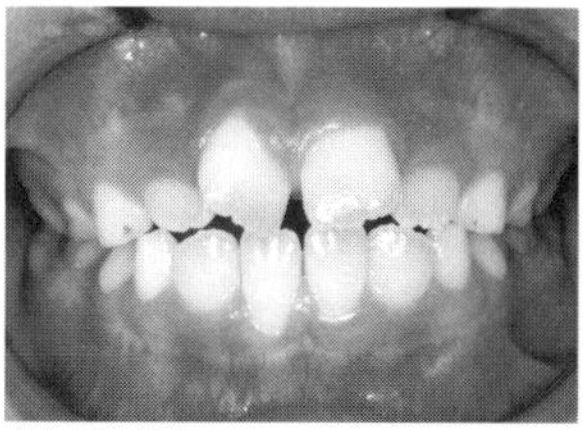

（H10年8月）

写真2

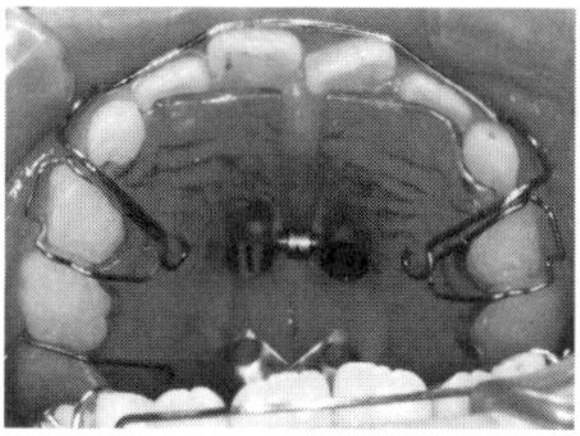

（H10年10月）

機能によって生体が変化したのです。反面、生体を元に戻すと機能も自己改善をする能力を持っています。**この生体の自己改善の能力を引き出すことが治療としていちばん大切なこと**なのです。機械的に歯を正しい位置に移動しても、移動した歯が正しい機能を発揮できなければ、歯は元の位置に後戻りするでしょう。正しい機能を発揮すれば自己改善はさらに進み、安定した機能に移行していきます。この考え方が**自己免疫改善による、歯並びを正しく、そして安定させる保存的治療です**。

床装置でもワイヤーを使用した治療でも、機械的に歯を動かすことができます。つまり機械的治療です。あごが小さくなったのは機能の問題ですから、機能の治療が大切です。正しく噛む機能を得られれば、生物学的療法によって、歯はより安定した自然の形になっていきます。

生えるスペースがないので、前歯が二本とも曲がってしまったケースです（前頁、写真1）。床装置で上あごを側方に二ヵ月間拡大しました（前頁、写真2）。ここまでが機械的治療です。

機械的治療の終了後は生物学的治療を開始しました。平成一〇年一〇月では前歯二本の歯の曲がりは治っていますが、前歯の重なりが浅く、下あごの歯をおおっていません（写真3）。一三ヵ月後、自分の力で前歯は下りてきて、前歯の噛みあわせが深くなっています（写真4）。良い治療結果になりました。この治療方法が生物学的治療法です。

写真3

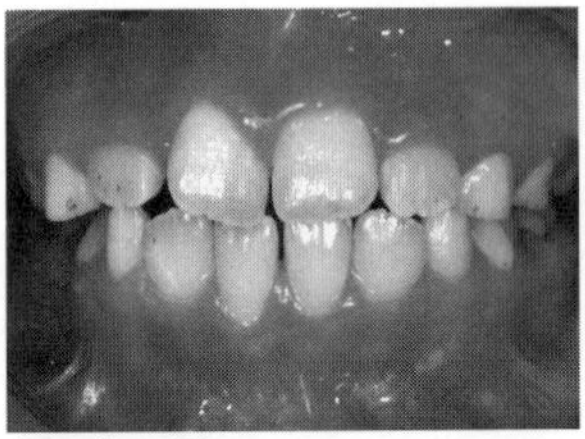

（H10年10月）

写真4

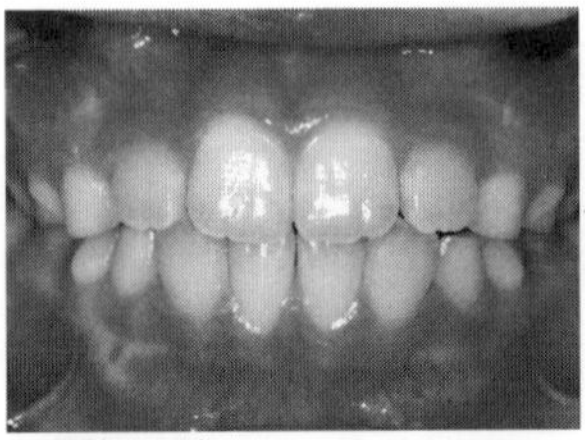

（H11年11月）

噛む力の検査をしました。結果を見てみましょう。

初診時の平成一〇年八月には、噛む力は九一ニュートン（歯の一平方センチメートルあたり約九キログラムの力が加わっています）です。握力以下です。文部省のスポーツテストでも一五歳の握力は、男子で四〇・五キログラム、女子で二七・三キログラムもあります。握力以下の力で食事をしていたのですからあごも大きくならないはずです。噛む面積も一二・六平方ミリメートルしかありません（データ1）。

平成一一年一一月の検査では三〇三ニュートン（約三〇キログラム）と噛む力が三・三倍に増加しています（データ2）。噛む面積も五三・六平方ミリメートルと四・一倍にもなりました。

この噛む力の差が歯並びをさらに安定した形にしたのです。

データ1

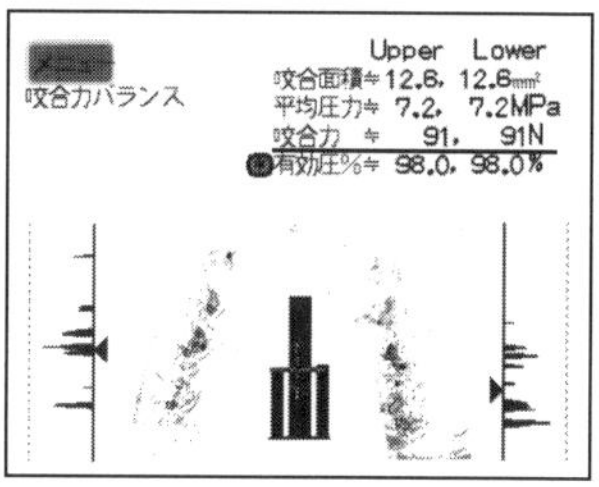

データ2

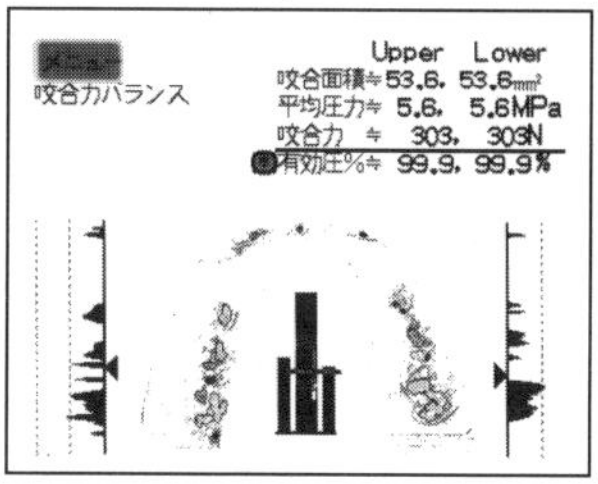

歯は筋肉のバランスの良いところに並びます。

歯は、内側からは舌の筋肉、外側からは頬と口の周囲の筋肉（口輪筋《こうりんきん》）のバランスのとれたところに並んでいるのです。

お母さんが六歳くらいの子どもを連れてきて、下あごの前歯の後側から永久歯が生えてきましたとびっくりして来院されることがあります（写真1）。歯の生えるスペースさえあれば、この歯列不正は簡単に治ります。永久歯が乳歯の後から生えてきたのは乳歯が邪魔をしているからです。乳歯を抜けば、永久歯は何もしなくても正しい位置に並びます（写真2）。舌の力で正しい位置に治したのです。

このバランスが舌や唇を噛む悪習慣などでくずれると、簡単に歯は移動してしまいます。歯列不正の始まりというわけです。

例えば、**指しゃぶりをしていると、指で前歯を押すので、力のバランスがくずれて前**

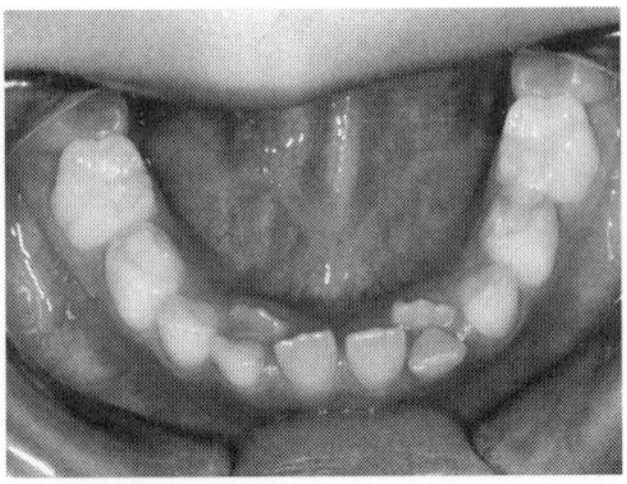

写真1

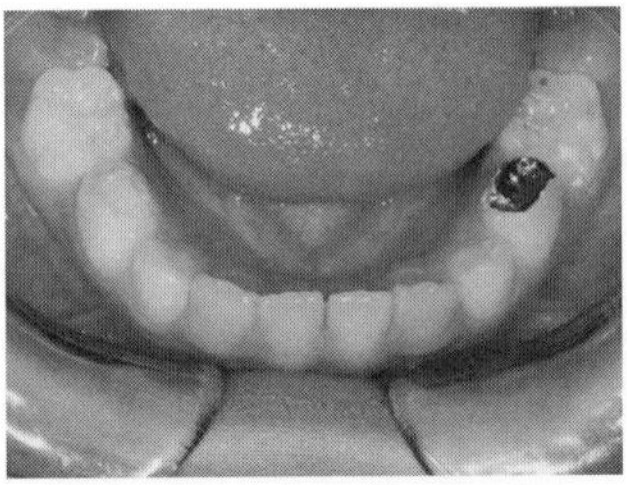

写真2

歯は前に押されて出っ歯になります。出っ歯になって、前歯の上下の歯にすきまができると、舌が歯の間に入りこんで、**寝ていると舌が出る悪習慣となります。**やがて、舌で上あごの前歯を押し上げて、歯と歯の間が開き、**開咬《かいこう》の不正歯列に発展するのです。**

まず、正しい口の機能を獲得することが大切です。正しい機能を獲得することで、口のみならず、より安定した全身の生体バランスを獲得できるのです。口腔の機能が向上することで、生体全体のバランスの向上と維持が可能となります。

歯を矯正治療のために抜歯すると、歯の数が減少するだけでも噛む機能は低下します。人間の口のスペースは歯が一四本並ぶように進化してきました。矯正治療という名目で一二本しか並べない狭いあごにすることは、歯並びがきれいに並んでも、筋肉の機能からみると、口の周囲の筋肉のバランスを崩してしまいます。下あごの動きも制限されて、顎関節にアンバランスを生じます。抜歯矯正をしたあとで、噛めなくなった、舌の置く場所がなくなった、口元が寂しくなったと訴えるのは口のバランスが崩れたからです。このバランスの崩れが生体に及ぶと、頭や身体の傾斜、偏頭痛、生理痛などの不定愁訴の原因にもなります。

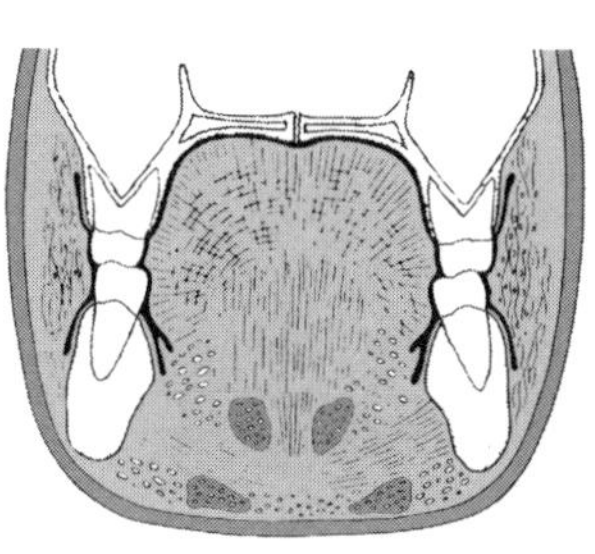

口を横に輪切りにしてみると、口はほとんど筋肉で満たされているのです。内側からは舌の筋肉が、外側からは頬筋（前歯は口輪筋）で臼歯を押しているのです。口をとりまく筋肉の力のバランスにより歯の位置が決まります。

歯はあごの骨に直接についているのではありません。

歯はあごの骨に直接についているのではありません。歯と骨の間に〇・一五～〇・三八ミリメートルの厚さで、歯根膜《しこんまく》という歯を支持する繊維があって、それで間接的につながっているのです。

歯根膜は歯が移動するのに重要な役割を持っています。

大臼歯の歯根膜は二〇〇キログラムの力に耐えられる構造になっています。

歯根膜は、歯に加わる力のクッションにもなっています。感覚を感じる歯根膜の働きも大切です。噛んだものが食べられるものか、安全かどうか、の判断もします。

歯根膜は、食感を司《つかさど》っています。ご飯が軟らかいか硬いか、新米か古米か、などの微妙な歯ごたえを五ミクロン単位で判断します。私たちは無意識に食事をしていますが、この噛む反射機能を咬筋《こうきん》歯《し》根膜《こんまく》反射《はんしゃ》といいます。咬筋歯根膜反射は、食べ物をどこの歯でどれくらいの力で噛むのか、もっと細かく噛むのか、もう飲みこんでいいのかを反射として指示を出しています。

矯正で歯を動かすことができるのも、実は歯根膜の働きなのです。歯を矯正装置によって圧迫すると、圧迫された側の歯の周囲の骨は吸収されます。反対側の歯根膜は、引き伸ばされます。この引き伸ばされた歯根膜の刺激で、歯の周囲の骨が新しく形成されていきます。

例えば、歯を抜いてしばらく放置しておくと、奥歯は前に傾斜してきたり、反対側の歯が伸びてきたりします。せっかく歯を削って次に歯を入れる段階まできたのに、忙しくて歯医者さんに行けなかった場合、数カ月を過ぎると歯が寄ってせっかく作った冠が入らないという経験はありませんか？

歯が抜けたすきまを埋めるために歯が移動したり、伸びたりしたのです。奥歯の臼歯は、前方に移動する性質を持っています。乳歯が早期に抜けると、永久歯が前方移動して、乳歯の下にある永久歯が生えるスペースを失って歯列不正になります。

動物によって違いがあります。ネズミの歯は後方に移動します。サメは歯が抜けると内側に並んだ予備の歯が外側に回転します。

歯はあごの上に並んでいますが、勝手に並んでいるのではありません。歯の形も勝手な形になっているのではありません。前にも述べましたように、ライオンや犬などの肉食獣

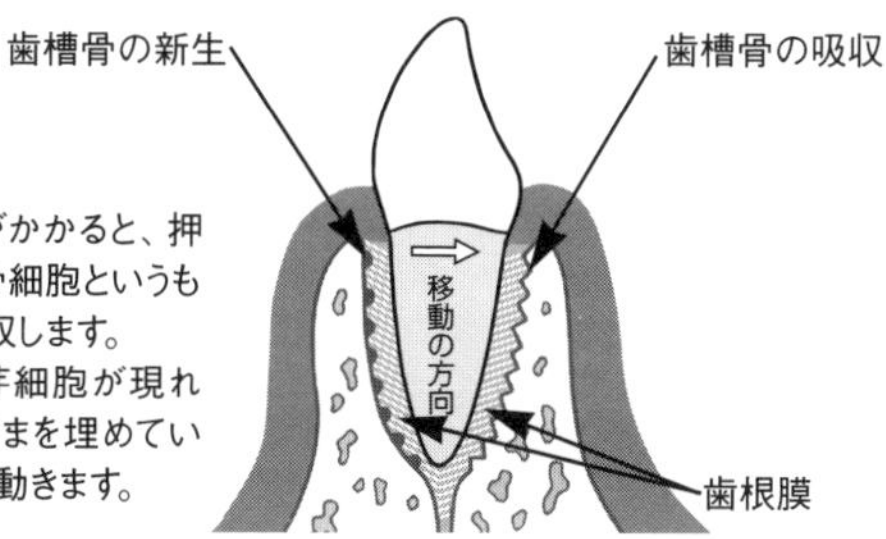

歯に持続して弱い力がかかると、押された側の歯根膜に破骨細胞というものができて、歯槽骨を吸収します。
一方、反対側には骨芽細胞が現れて新しい骨をつくり、すきまを埋めていきます。これによって歯が動きます。

の歯は、肉を引き裂くために尖った形をしています。牛や羊などの草食獣は草をすりつぶすように臼の形をしています。人間は雑食ですから、前歯と奥歯とで形を変えています。上あごの根のほうが下あごの歯より大きく、根の数も多くできています。それは歯の構造が違うからです。

下あごの骨は硬い骨でできていて、上あごの歯は重量を軽くするために薄くできており、いろいろな骨が寄せ木細工のように組み合わさっています。歯医者さんで上あごの麻酔は効きやすいけど、下あごの骨は麻酔が効きにくいと言われるのは、下あごの骨が緻密にできているので麻酔の薬が骨に浸透しにくいからです。

下あごの骨は硬く、土台がしっかりしているので、歯の根の数は少なくてすみます。一方上あごの骨は柔らかいので歯の根は太く、数も多いのです。自然は無駄なことはしていません。

子どもたちは古代の恐竜が好きです。ティラノザウルスが強くて、大きくて人気のある恐竜だそうです。何でも引き裂けそうな大きな牙と何でも噛みくだくあごを持っています。

ティラノザウルスの歯が欠けてしまったらどうするのでしょう。自然はうまくできています。牙の表面には細かい切れこみがあって、牙にかかる力を分散しているのです。しかもスゴいことに、切れこみの先端は丸くなっています。先端を丸くすることで、力を分散して逃がして、歯に無理がかからないようにしているのです。

まともに噛めない若者が大勢います。あごが細長く、虚弱になっているのです。

国立科学博物館人類研究部長で、東京大学大学院理学系研究科教授の馬場悠男氏が、一九九九年八月二六日付の読売新聞に書いておられました。現代日本人の若者は、縄文人に比べて、極端にあごが虚弱になっている、と。確かに、背が高く、顔が細長くかっこうはいいが、まともに噛めない、したがって「運動能力にたとえるなら、杖をついた老人と大差ない」と。「硬い食物をよく噛んで食べないと、咀嚼《そしゃく》筋が発達せず、あごの骨が細長く虚弱になる」からなのだ、と。

縄文人は頑丈なあごを持っていました。歯並びがよく、咀嚼筋も現代人よりはるかに強力でした。「人間本来の健康な構造」になっていたというのです。

頑丈なあごを取り戻すには、まず歯並びを治すことです。

軟食が主食になると、顔は細長く、受け口になってしまいます。
～未来の人の顔は「しの字型」？

人種によってからだの形が変わります。暑いところに住んでいる民族は手足が長く体型が細くなります。寒いところに住む民族は手足が短く体型が丸くなります。なぜでしょう。

暑いところに住む民族はからだの熱を早く逃がす必要があります。そのためにからだの表面積を多くする必要がありました。そのために手足が長く、ひょろ長い体型になりました。寒いところに住む民族はからだの体温が逃げないようにする必要があります。その結果、からだが丸くなりました。

西洋人と日本人とは体格がだいぶ違います。日本人は胴長といわれます。それは、胴の中の腸の長さと関係します。日本人は腸の長さが一メートルも西洋人より長いのです。

それは食事の内容が消化しにくい植物系であり、西洋人は消化のよい動物系の食事だったからです。また、日本人は煮たものを食べ、西洋人は焼いたものを食べます。煮たものと焼いたものとどちらが硬いでしょうか。煮たもののほうが軟らかくなります。縄文時代は狩りの時代だと教科書では教えていますが、青森県・三内円山遺跡の発掘で、縄文時代から栗を栽培して煮炊きをしていたことがわかってきました。こうした食べ物の調理や食材で民族的な違いがでました。

繊維質の食べ物を、**時間をかけて多く噛む人は、下あごの角が角張ってエラがはる型になります**。エラがはるという表現は、正面から見て、下あごの角が外側にはり出している状態で、横顔から見ると、下あごの角がしっかりと「L型」をしているという意味です。この角が浅くなると、つまり、よく噛まない（噛めない）からあごの骨が弱くなって「しの字」の型になり、角がなくなると未来の顔になります。そう、柔らかいものばかりを食べていると、「しの字型」になってしまいます。ちなみに、アメリカの映画女優オードリー・ヘップバーンも、小顔ではありますが、横顔を見ると、下あごの角がシッカリと「L型」をしています。

映画に出てくる宇宙人は、スピルバーグの『E・T』にしても、火星人にしてもあごが小さいことが共通しています。宇宙人がバリバリ食事をしている映画シーンはありません。感覚的に食事とあごの形が関係あると思っているのでしょう。

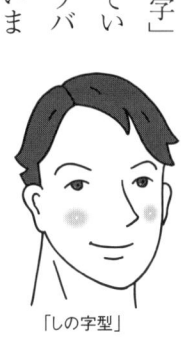

「しの字型」

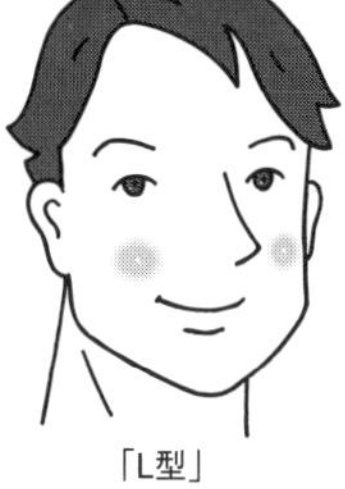
「L型」

徳川家の墓地の発掘調査がありました。昔は土葬でしたから骨はそのまま残っています。将軍が何を食べていたかも記録されています。家康は戦国武将ですから、あごの形もしっかりした「L型」をしています。食事も粗食でした。しかし、一〇〇年後の六代将軍家宣になると食事は落語の「めぐろのさんま」です。軟食になりあごの形も「しの字」に変化しています。

新聞、雑誌で報道される未来の日本人の顔を予測した顔は、下あごの角は「L型」ではありません。この部位は、口を閉じる咬筋《こうきん》が付着している場所で、噛む力がなくなれば、咬筋は脆弱になり、結果的に下あごの角がなくなり「しの字」になりのっぺりした顔になってしまいます。**噛むことが、顔の形を変えていくのです。**

町中で、あるいは電車の中で、注意して若者たちの顔の形を観察してください。「しの字」の細いあごの若者たちをたくさん見つけることができます。形態は環境と機能によってどんどん変化していきます。「しの字」の顔にしてしまったのはお母さんの責任です。

幼児期から少年少女期に、この子どもたちのあごと咬筋をはじめとする咀嚼筋を鍛えるためには「食べることは運動である」というお母さんの意識が大切です。お母さんは子どもたちの教育や健康の生活環境にはとても気を使っていますが、顔の育成にはあまり関心がないように感じます。お母さんは幼児期から健康な食習慣を子どもたちにつけさせる必要があります。お母さんの作る食事が子どもたちの一生の顔を作るのです。

賢いお母さんになってください。お母さんは、食卓から飲み物をはずしてください。

お母さんが子どもの頃の食事を思い出してみてください。食事が終わってからお茶が出て「ごちそうさまでした」。禅寺の食事も最後に白湯が出て食器を洗いそれを飲んで「ごちそうさまでした」。このように、以前は食事の最後に飲み物がでました。

現代では食生活がくずれています。

調査では小学生の八〇％は食事の時に飲み物で食べ物を流しこんでいます。食卓に飲み物を置くことで食べ物を流しこんでいたのでは噛むことはできません。この習慣は噛む回数を減らすばかりか、唾液の分泌の減少につながります。唾液は一日に一・二〜一・八リットルも分泌します。分泌が減少すれば、内分泌機能の低下を招く恐れもあります。

水分系の多い調理方法も困ったものです。「納豆ご飯」「卵かけご飯」「とろろかけご飯」

を食卓に出したり、マーボー豆腐をご飯にかけたり、おみおつけをご飯にかけたりして、お母さんが「よく噛みなさいよ」と言っても、これは無理な話です。賢いお母さんになって、調理方法を考えてください。

食材の取扱いも同じです。食材を細かく切って食べやすい状態にして「よく噛みなさいよ」と言っても、無理です。お母さんは料理の手を抜いて大きく切った食材にしましょう。

食材は動物繊維、植物繊維の多いものを選んでください。ハンバーグは動物繊維を細かくしているので、噛みしめることはできません。ハンバーグを選択するよりも肉の細切りのほうがよく噛みしめることができるのは当然です。野菜にしても、煮た野菜よりも生野菜のほうがよく噛めます。同じ食べ物でもちょっとした工夫で噛む回数は大きく変わります。

例えばお寿司などの太巻きの中身の具は細かく切ってあったり、卵など入っていますから、一〇グラムあたり二〇回噛むことで食べられます。かんぴょう巻き、鉄火巻きは四〇回、たくわん巻きになると八〇回も噛みます。つまり、のり巻きを何回噛むというのではなく、お母さんがのり巻きの中にどのような具を入れるのかが問題です。子どもたちの好きなカレーライスもルーとご飯だけでは一〇グラムあたり二〇回で食べられますが、お母さんがルーの中に大きく切った肉や野菜を入れることで、噛む回数は大きく変わってきます。栄養面ばかりを考えるのではなく、食べることは運動であるという認識をお母さ

H11年8月

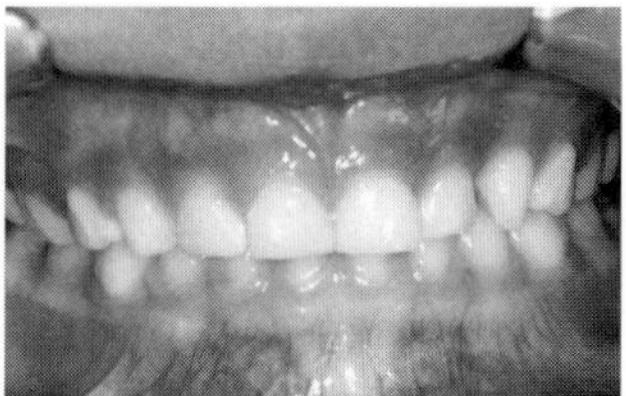

H12年6月

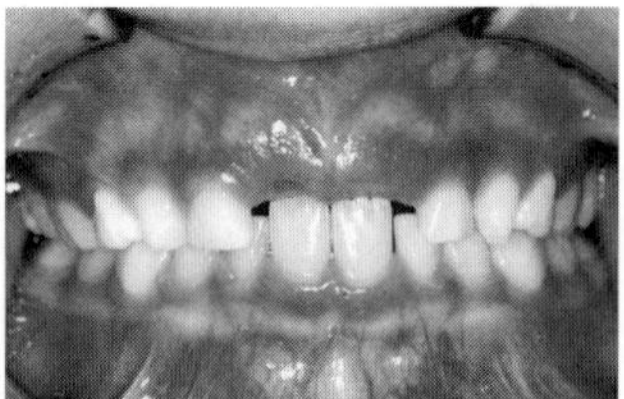

んたちが持つことが重要です。

お母さん、前歯でかじるものを作ってください。前歯は噛み切る歯です。現在は、大きく口を開いて食べ物を前歯で噛み切ることをしなくなりました。

歯は、全部で二八本あります。歯並びの悪い子の噛みあわせを調べると、奥歯で噛んでいる子が大半です。前歯で噛むことは、顔を作っている上あごの骨に噛む刺激を与えることになります。

下の四枚の写真を見てください。乳歯の前歯がびっしり並んでいます。少しのすきまもありません。上あごが発達していないので、歯と歯のすきまがないからです。永久歯は乳歯よりも大きいのです。上あごが発育しなければ、小さなあごのままで、永久歯の前歯は並ぶことができずに歯並びは悪くなります。

咀嚼訓練と前歯を使うことで、自然に上あごが発育し、永久歯が並ぶようになりました。

H12年12月

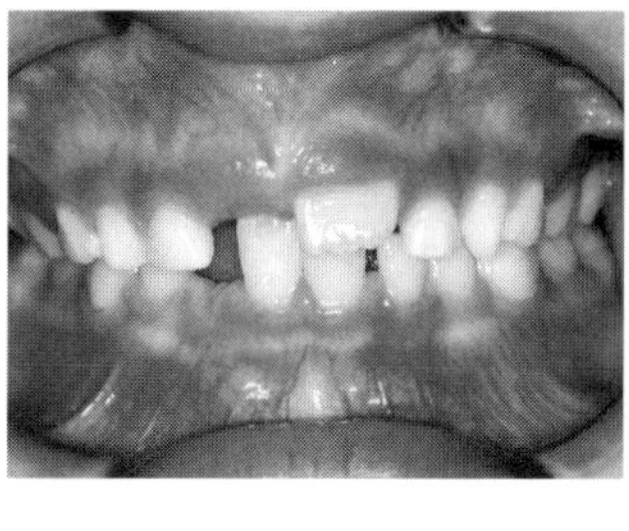

H13年3月

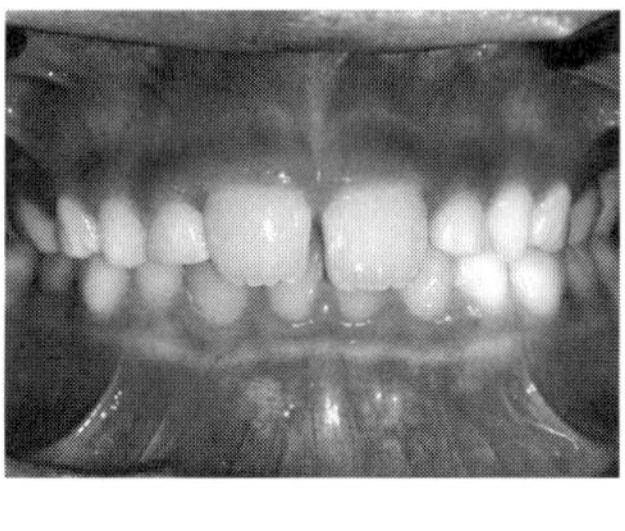

食事にかける時間が短くありませんか？

小学生以下の子どもを対象にした生保会社の調べでは、朝食の所要時間が一五分以上の子どもは二〇％しかおらず、約五〇％が一〇分から一五分でした。五分以内の短い食事時間しかとらない子どもも三・七％いました。学年が上がるほど食事時間は短くなる傾向があります。学校給食の昼食時間でも、子どもたちは遊びに夢中になり、食事を急いで食べる傾向があります。少なくとも教育の現場においては、食事時間を充分にかけるという基本生活を教えるべきです。

今の子どもたちは、塾やクラブ活動など昔の子どもたちよりも忙しいことは確かです。家庭においても、これらを理由にして、夕食の食事時間を短くしていることも事実です。しかし、このような食事をする子どもの環境では、噛む回数が足りません。噛む刺激が足りずに貧弱な顔に育成されてしまいます。顔の問題だけではなく健康な生活も営むこと

飲食とプラークpHの変化

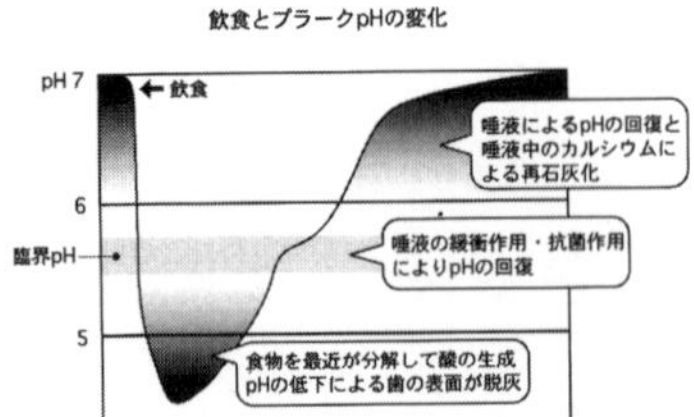

ができません。

満腹感や空腹感は、胃や腸ではなく、脳の満腹中枢・空腹中枢（摂食中枢）によって調整されています。この満腹中枢は、七分から一五分以上噛むことにより作用します。ですから、短い食事時間では、満腹中枢が働きません。短時間での食事では、栄養は充分ではなく、後で食事を欲しがります。学生時代に朝の一時間目と二時間目の間の休み時間に「早弁」をした経験はありませんか。早弁をしても、昼食をしっかり食べられるのは、満腹中枢が早弁では満足しないからです。受験生が夕食の時間を惜しんで、夕食を短くする結果、夜食が欲しくなるのです。結果的に栄養過多となり、肥満になります。

忙しいことを理由にした食事時間の短縮は満腹中枢が満足していないので、子どもたちに学校帰りにジュースを飲んだり、ハンバーグなどを食べる習慣をつけてしまいます。食べる回数が多いということはむし歯になるリスクを与えている結果につながります。

食事をすると、歯の表面は細菌の作用によりpH五・五以下（臨界pH以下）の酸性に下がります。歯の表面は酸により歯が溶け出す脱灰がおこり、ミクロの傷がつきます。時間がたつと、唾液の中のカルシウムが歯についた傷を再石灰化というかたちで治していきます。歯に付着した酸性の面は唾液によりじょじょに中和されます。この経過をステファンカーブといいます。四六時中食べていると歯の表面は再石灰化より脱灰する時間が多くなり、結局むし歯になってしまいます。

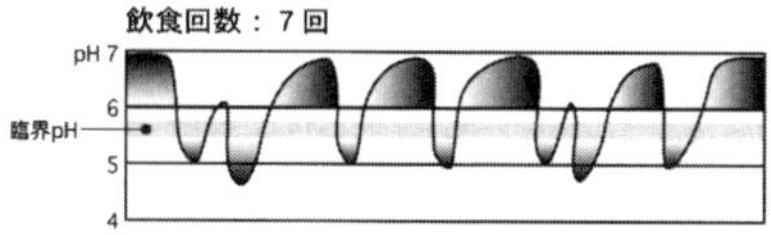

食事やジュースを飲む回数が多いと歯が脱灰する期間が長く、再石灰化する期間が短く、むし歯になるリスクが高まります。

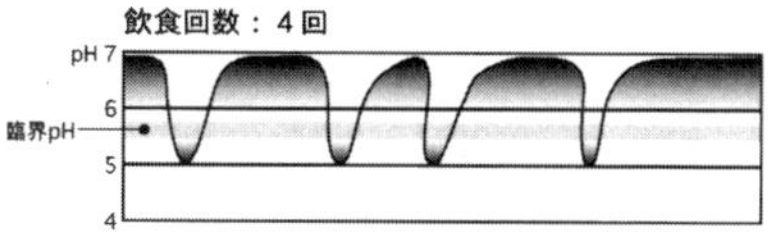

食事やジュースを飲む回数が少ないと歯の脱灰は少なく、歯を修復する再石灰化の期間が多くなり、むし歯になるリスクは減少します。

片側だけで噛むのはいけません。食べ物がしっかり噛めません。

噛む機能を測定すると、左右の噛むバランスがどちらかにずれている患者さんがいます。全身の写真を撮影すると片噛みをしているほうに頭や肩やからだが傾いています。

いつも片噛みをしていると、片噛みをしている側の筋肉が緊張します。バランスをとるために頭と首との間にある胸鎖乳突筋《きょうさにゅうとつきん》、僧帽筋《そうぼうきん》が緊張します。その結果、筋肉の緊張により頭や肩が傾いてくるのです。

頭や首の傾斜は、不定愁訴《ふていしゅうそ》と呼ばれる肩こりや偏頭痛の原因にもなります。「うちの子は子どものくせに肩こりがひどくて」と言うお母さんがいますが、その原因の多くは片噛みが疑われます。

いつも同じ側にショルダーバッグをかけていませんか。からだの傾きをショルダーバッグでバランスをとっているのです。いつも同じ側の肩ヒモが落ちることはありませんか。肩などが傾いているからです。

一度全身の立った状態を距離をおいて見てあげてください。ちょっとしたお母さんの気配りが大切です。

片噛みを簡単に見つける方法があります。唇を左右に動かしてみて下さい。同じように動きますか。動かせれば、まずは大丈夫です。片噛みがある場合は、同じように動かすことができません。程度はいろいろですが、口元が引きつってしまいます。口の周りを動かす口輪筋が自由に動かせないからです。噛んだり、口を動かすときは、頬の筋肉などの咀嚼筋と同様に表情筋などさまざまな筋肉を使っています。

この口の動きの治療は比較的簡単です。歯を磨くときに練習します。はじめに水を一口含みます。まずは右側で一〇回、ぶくぶく運動をします。次に左側です。このセットを五回ほど毎日、繰り返して下さい。この訓練で唇は左右に動かせるようになります。ただし、この運動だけでは片噛みは治りません。片噛みの治療方法は次頁の「診察室から④」で紹介します。

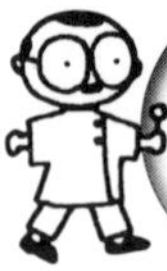

診察室から④

片噛みのある人は、片噛みをしているほうの肩が下がる

治療を始める前にいろいろな記録をとります。特別な記録ではありません。いろいろな角度からの歯並びの写真、顔の写真、唇の写真、全身の写真、歯の模型も作ります。噛む機能の記録もとります。

噛む機能の検査は簡単で、検査費用も安価です。検査結果から、片噛みをしているかどうか、左右のバランスを見ればわかります。

片噛みのあるケースは、全身の写真を撮影すると、片噛みのあるほうの肩が下がっています。「お母さん、お子さんのからだは傾いていますよ。」「あら、本当、どうしましょう」と驚かれます。「この子、学生カバンを左にばかりかけていませんか。」「先生、よくわかりますね。いつも気にはなっていたのですが。」「だって、からだが曲がっているから、学生カバンでからだのバランスをとっているのです。」

片噛みは不定愁訴の大きな要因になっています。お母さんは、子どもの姿勢や物を持つときのしぐさに注意を払ってください。肩こりがあるのなら、そのまま聞き流すのではなく、片噛みを疑うことも時には必要です。

片噛みの治療例

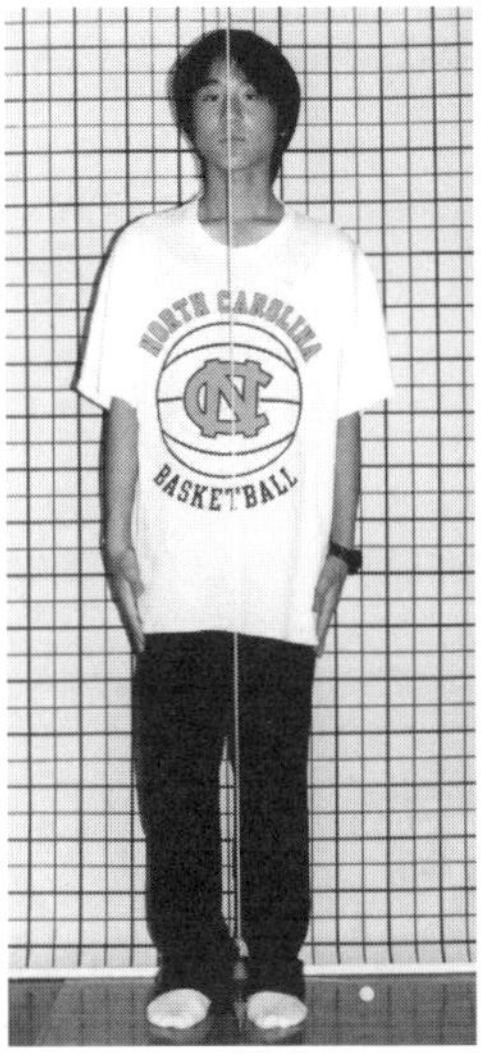

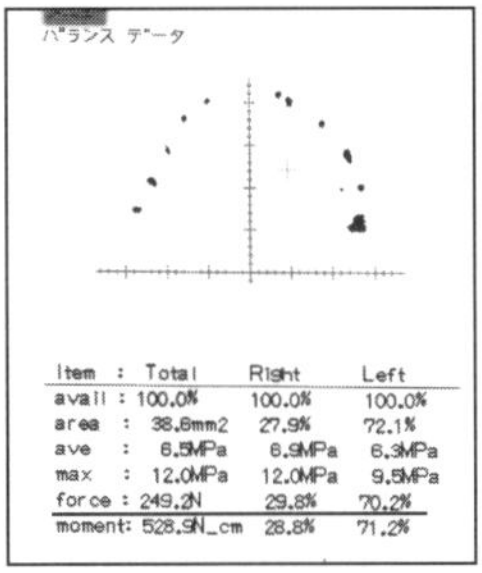

Item	Total	Right	Left
avail :	100.0%	100.0%	100.0%
area :	38.6mm2	27.9%	72.1%
ave :	6.5MPa	6.9MPa	6.3MPa
max :	12.0MPa	12.0MPa	9.5MPa
force :	249.2N	29.8%	70.2%
moment:	528.9N_cm	28.8%	71.2%

左肩が下がっています。

左肩は肩こりがひどいと悩んでいました。

咬合力はありますが、左右の咬合バランスは40%左にかたよっています。

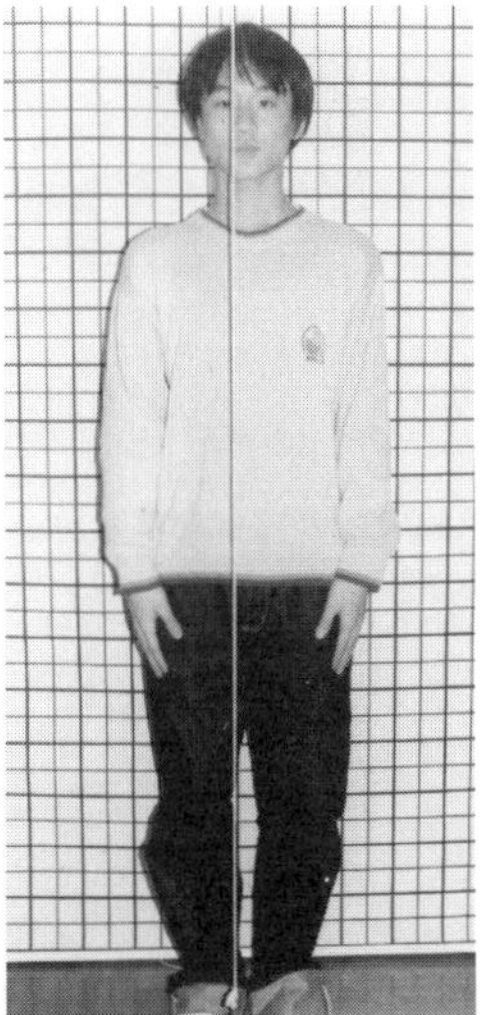

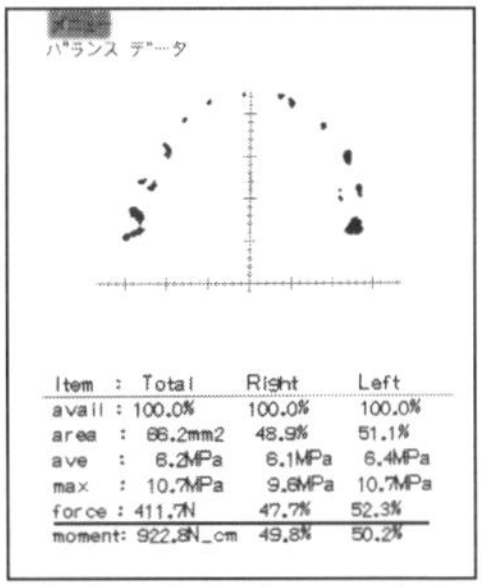

Item	Total	Right	Left
avail :	100.0%	100.0%	100.0%
area :	86.2mm2	48.9%	51.1%
ave :	6.2MPa	6.1MPa	6.4MPa
max :	10.7MPa	9.6MPa	10.7MPa
force :	411.7N	47.7%	52.3%
moment:	922.8N_cm	49.8%	50.2%

左右の咬合バランスが5%になりました。

治療前の肩こりは解消しました。

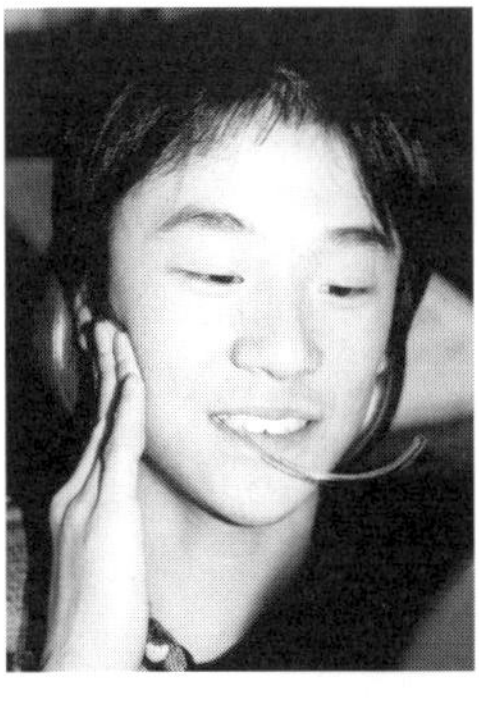

噛んでいない右側の奥歯の噛む面にチューブをのせます。

咀嚼訓練の方法は216頁の咀嚼訓練と同じです。

1日2回（5分）の訓練ですが、肩こりなど不定愁訴の強い症状がある場合は、10分以上行って下さい。

噛む筋肉を鍛える五つのトレーニングを紹介します。

スムーズに食事をするには舌の筋肉、口の周囲の口輪筋、頬の筋肉を使います。食べるのが遅かったり、食べ物をボロボロこぼしたりするのは、これらの筋肉をうまく使えていないからです。トレーニングが必要です。

舌の筋肉のトレーニング

まず、舌で唇の右の角を押しましょう。次は左の角です。そして、上唇をなめましょう。最後は、舌をできるだけ前へ出しましょう。アッカンベーの要領です。この舌の動きを一〇回繰り返しましょう。これで舌がうまく使えるようになります。

写真1　唇でくわえられるように、クリップの真ん中を曲げます。

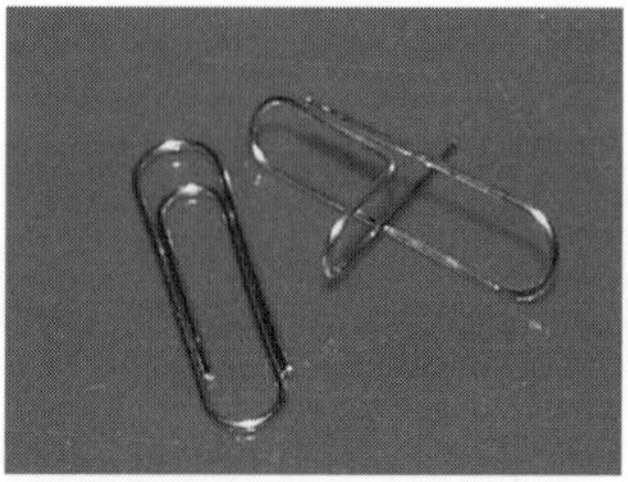

写真2

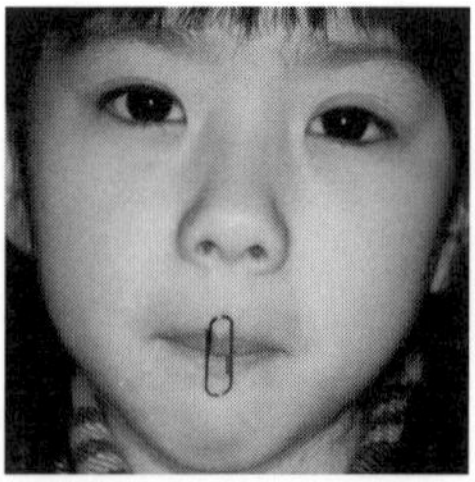

口輪筋のトレーニング

唇の運動です。唇の力がなければ、食べ物は前歯からこぼれてしまいます。力強く唇を閉じてから、パ、ピ、プ、ペ、ポと一〇回繰り返し言いましょう。

頬の筋肉のトレーニング

奥歯で噛んだ食べ物は、頬側と舌側に分かれます。頬の筋肉が弱い場合も、噛むことや食べるスピードは遅くなります。頬を大きくふくらませ、力強く引っこめる動作を一〇回します。リットレメーター（185頁参照）などの訓練器具も頬筋、口輪筋の活性化に有効です。

口を閉じるトレーニング

歯列不正を起こす最大の悪習慣は、口呼吸などでいつも口が開いていることです。いつも口を閉じていることが最大の治療です。口を開けている子どもは口輪筋が弱いのですから、筋肉の力を増強する必要があります。

口がどうしても開いてしまう子は、たとえばテレビを見ている三〇分に、曲げたクリッ

写真3

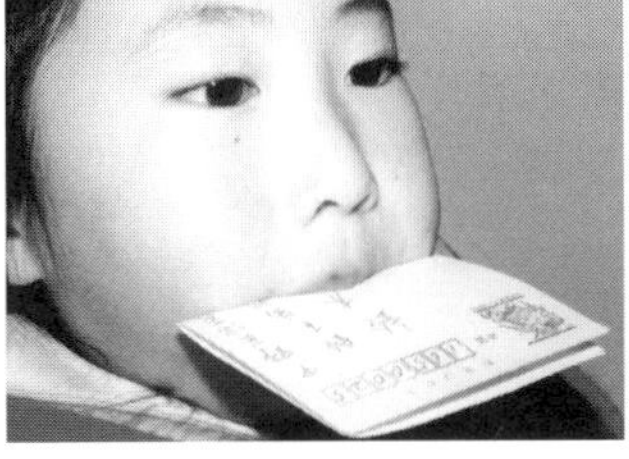

写真4

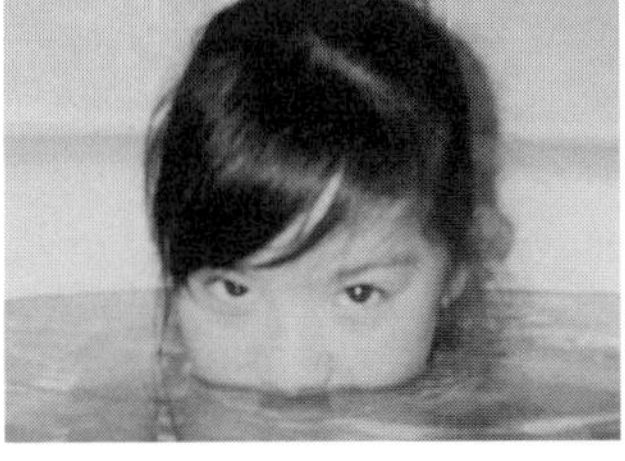

プ（写真1、2）か、二つに折ったはがきを口にくわえる（写真3）習慣をつけましょう。お風呂に入ったら、肩まではなく、口まで三分入りましょう（写真4）。

チューブを使った咀嚼トレーニング

噛む力を増強したり、噛むバランスを鍛える訓練です。水槽に使用するエアーチューブ（写真5）を第一小臼歯の部分に当てて噛みしめることで噛む力が増加します（写真6）。

方法は、約四秒間チューブを噛みしめてから、パッと放します。この運動を約五分間、一日に二回行います。いつやってもかまいません。この訓練をすると、一〜三カ月で噛む力が二倍になります。

矯正治療を必要とする子どもの噛む力を測定すると、ほとんどが一〇キロ以下の力しかありません。噛むバランスも奥噛みで、前歯や小臼歯の部分を使っていません。ケースによっては、二四本ある歯のうち（一二歳以上では奥歯が上下左右一本ずつ増えて二八本になります）、奥歯の四本でしか噛んでいない子どもも珍しくありません。前歯を使っていないので、これでは上あごの発育は望めません。第一小臼歯でチューブを噛むことで、歯根膜の機能が活性化され、前後の歯でも噛めるように変化していきます。

咀嚼訓練用の硬いガムが市販されています。噛む力を増強するためにこのガムを使用す

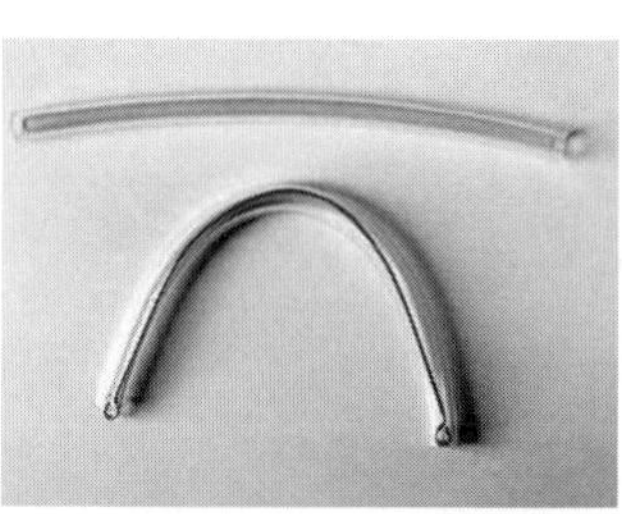

写真5　使いやすい長さに切ります。

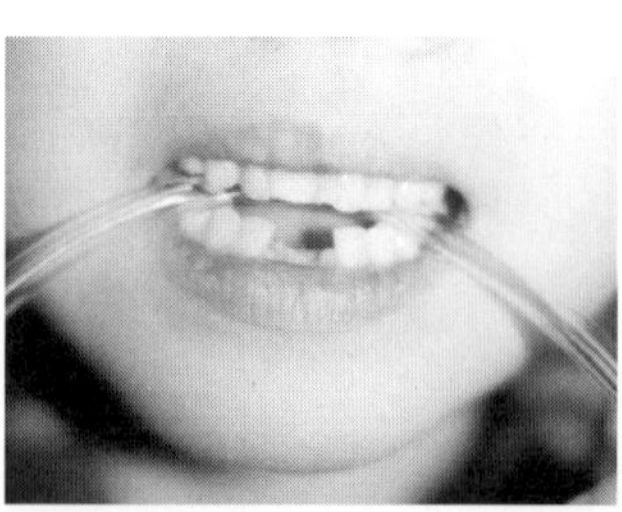

写真6

るのは有効ですが、左右の噛むバランスがくずれているケースや奥歯だけの片噛みのあるケースでは、噛みやすいところで噛むので、かえって症状は悪化しますから注意して下さい。

なぜ咀嚼訓練が必要なのでしょうか

昼食時どこの歯で噛んでいるか自覚していますか? 実は野菜と肉では噛み方が異なります。なぜでしょうか。

それは歯と骨との間にある歯根膜が食べ物の五ミクロン(五分の一〇〇ミリメートル)の違いを認識して、この食べ物はサラダだよ、肉だよ、と噛む筋肉に指令を出して、それぞれの噛み方を指示しているのです。この運動回路が、前にも述べた咬筋歯根膜反射で、中枢系の反射です。中枢系の反射は一度会得すると、その反射能力を失うことはありません。食べ物を一〇キログラムで噛んでいたのは、歯が一〇キログラムで噛むように噛む筋肉に指示したからです。そして歯根膜がその一〇キログラムの圧力をセンサーとして認識して、その程度を調整しています。チューブの咀嚼訓練は「一〇キログラムで噛みなさい」と指示して、その程度を歯根膜で認識できるようにするためのものです。

奥噛みの子どもがいます。その子にはこんなことを例にしてお話しています。「お母さんは女性だけど、小さい頃は(女性の自覚が無くて)男の子より強かったかもしれないよ。でも徐々に女性であると自覚して女性らしいしぐさや服装をするようになるよね。それと同じで、歯にも歯であるという自覚をもたせないと、歯として働かなくなってしまう。例えば、前歯には前歯の認識を持たせないと奥歯でしか食べ物を認識しなくなってしまうよ」と。

すべての歯に「歯」である自覚を持たせるのがチューブを噛む訓練です。

最近、「噛めない」という患者さんが多く来院されます。これらの患者さんの噛む力を測定すると一〇キログラム以下の力しかありません。また、歯列不正のある患者さんのほとんどは噛む力が減少しています。

噛む力のない患者さんに小臼歯部でチューブを五分間以上噛む訓練を指導します。その直後に噛む力を測定するとほとんどの患者さんは噛む力が向上します。患者さんによっては一時的ではありますが、訓練以前と比べると二〜三倍に噛む力が増加します。

噛めないという患者さんもチューブで噛む訓練を毎日続け、三カ月ごとに噛む力を調べると確実に噛む力は増加します。患者さんによっては初診時の一〇倍以上の噛む力が向上します。噛めないとあきらめずに、チューブを噛む訓練を続けてください。

がんばれば確実にその成果は上がります。

うちの子は上手に飲みこめない、との相談をよく受けます。

食べ物は歯によって細かく粉砕され、唾液でこねて食塊になります。食塊は舌の上にのせられ、包まれて上あごに触れながら、舌の筋肉の働きでのどに運ばれます。飲みこむ運動は、のどの粘膜に食べ物が触れる刺激による反射運動なのです。飲みこむには食塊が舌に包まれることが大切です。飲みこめない子どもは食塊を舌で包むことができないのです。舌の筋肉をうまく使えないのです。

一つのチェックをします。お母さんの人差し指を子どもの口の中に入れ、上あごにつけて、舌で吸わせてみます。飲みこめない子どもの場合、舌の先端は動きますが、舌の両脇が動かず、指全体をおおうことができません。舌の動きの訓練をしましょう。

少量の水を舌の上にのせて含みます。その時の舌は、普通なら端が曲がって皿状になり中央がへこんで、その中に水がたまっている状態です。それができずに、水をのせられない、あるいはのせることはできても上あごにつけることができずに、水をこぼしてしまう子どもがいます。それでは食塊をのどに送ることはできません。

水を舌の上にのせて、上あごに一〇秒間くっつけたままにします。この練習を一〇回、毎日続けて下さい。それだけで、舌の筋肉を上手に使えるようになり、うまく飲みこめるようになります。

お母さんは子どもの顔を観察していますか。

正面から見てみましょう。

顔の右半分と左半分は対称ですか？

上下のあごが奥歯できちんと噛んでいないと下のあごがどちらかにずれます。奥歯の交叉咬合になっています。曲がったままであごが発育すると顎変位症《がくへんいしょう》と呼ばれて、外科的に手術をしなければ治らなくなってしまいます。あごがずれていると、右と左の関節にかかる噛む力の負担が変わります。その結果として関節の形も変わっ

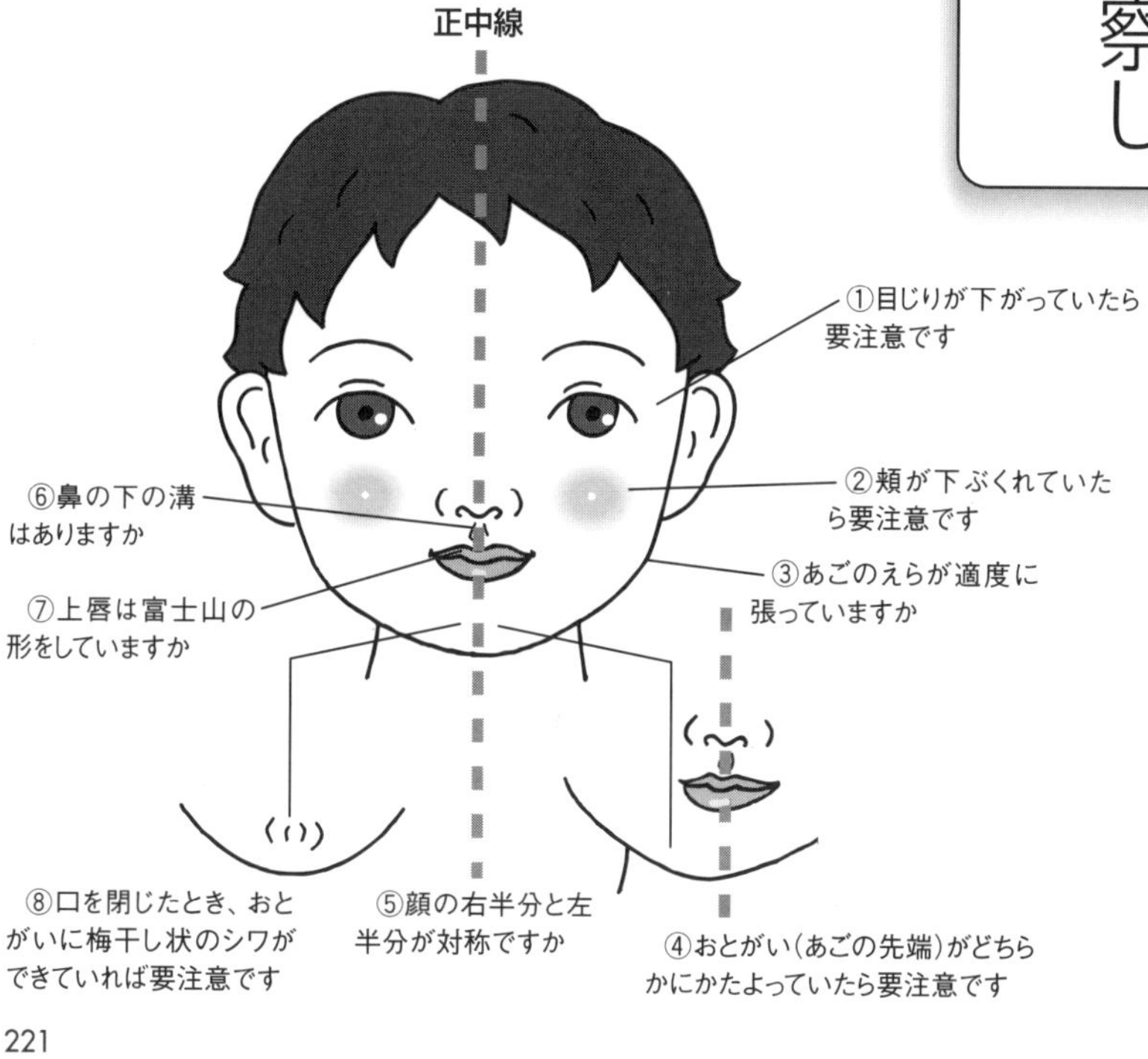
正中線
①目じりが下がっていたら要注意です
②頬が下ぶくれていたら要注意です
③あごのえらが適度に張っていますか
④おとがい（あごの先端）がどちらかにかたよっていたら要注意です
⑤顔の右半分と左半分が対称ですか
⑥鼻の下の溝はありますか
⑦上唇は富士山の形をしていますか
⑧口を閉じたとき、おとがいに梅干し状のシワができていれば要注意です

てしまいます。

あごが細くありませんか？

あごが小さければ歯は並びません。五歳の子どもの口の写真です（写真1）。乳歯の段階ですきまなく並び、すでに一部叢生《そうせい》になっています。これでは乳歯より大きい永久歯の生えるスペースがなく、将来は乱ぐい歯とよばれる、さらにひどい叢生になります。次の写真は乳歯と乳歯の間にすきまができています（写真2）。これならば永久歯が生えるのに充分なスペースがあります。もう一つの大きな問題があります。それは下あごの角が変化してきていることです。通常は下あごの角が「L型」をしています。この角度が浅くなって「しの字」の形に変化しています。

なぜ下あごの角の骨が変化したのでしょうか。この角には咬筋《こうきん》と呼ばれる噛みしめる筋肉がついています。噛まなければこの筋肉は弱くなり、筋肉がついている骨も発達しません。顔形は下あごの形だけが変化してきたのではありません。あごを支えている関節の骨の形も変化をしてきています。レントゲン写真を調べると、下あごを小さな関節の骨で支えています。これが小さければ噛む力に耐えられず、あごが痛くなったり、口が開かなくなる顎関節症になるのは当然です。

写真1

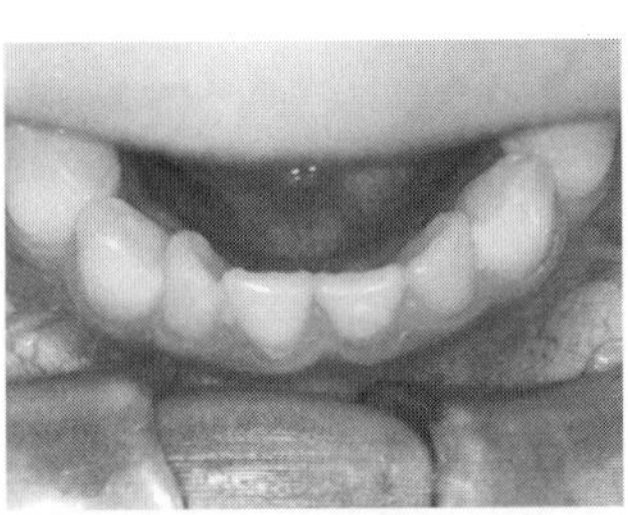

写真2

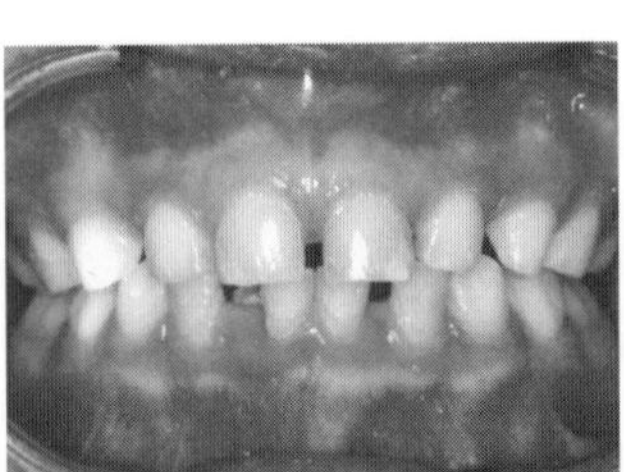

これでいいのでしょうか、日本の子どもたち

現代の若い人たちは、顔が細く、背が高い自分たちをかっこいいと思っています。確かに見かけはいいかもしれませんが、運動能力については厚生省の調べでも能力が低下していることが指摘されています。確かに三〇年間で平均身長は一〇センチメートル近く伸びてはいても、懸垂が一回もできない子がいます。

からだの骨と筋肉は、バランスのとれた運動と栄養とによってバランスよく発達します。栄養だけがよくても、運動機能が伴わなければ、背は高くはなりますが、弱々しいからだになってしまいます。からだばかりではなく顔の発育も同様に、繊維性のある歯ごたえのいい食べ物をよく噛んで食べなくてはいけません。またよく噛まなければならないような食事をお母さんが考えるべきです。食べることは運動です。そうでないと噛む筋肉もあごの骨も発達しません。

江戸時代までの骨を見ると、歯の数は三二本で、親知らずが生えるスペースはありましたが、現在は親知らずの生えるスペースはなく、歯医者さんで親知らずを抜いてもらう若者がたくさんいます。歯医者さんが使う模型にしても、すでに親知らずがない二八本の模型しかありません。あごが小さくなったのですから、当然顔がきゃしゃになってきていることも事実です。

噛む筋肉を発達させ、噛む機能を高めて、あごを発育させることが幼年期からのお母さんの重要な役割です。そのためには栄養の面ばかりでなく噛む機能を高める食生活が大切です。

昔、手塚治虫先生が、「鉄腕アトム」などのマンガの世界で未来の世界を描いて、子どもに大きな夢を与えて下さいました。たしかに、手塚先生が描いた世界に近づきつつあります。

現在の日本は科学の発展の面でも目を見はるものがあります。子どもたちも携帯電話やコンピューターを使うことで大人顔負けの知識を持っています。

反面、小学校で運動会が開催されると、毎年、前歯を折る子どもたちが必ず来院します。理由を聞くと、組み体操でつぶされた、転んだなどといろいろです。共通しているのは、顔を守るためにできるはずの、手の傷がないことです。身体のバランスをくずし、前歯を地面にぶつけてしまったのです。今の子どもには身体を自分で守る反射がないということです。

科学の進歩は、人間の生活を快適にしてくれています。しかし、子どもたちがより良い人生を歩むために得た便利さのために、逆に食事や運動などの基本的な生活が欠けているのではと心配せずにはいられません。

地球の歴史のなかで、最初の生物が発生してから約三八億年、細胞の中に核をもった生物が誕生して約一八億年、哺乳類が誕生して約二億年、人類の祖先が猿から別の進化を始めたのが約五〇〇万年前、その間に進化論的進化や突然変異を繰り返して現在の人類という生物にまで進化したわけです。しかしながら、火を使って食事をするようになり文明というものが形成されてからはまだ数万年しかたっていません（米を食べるようになってから数千年、電子レンジやパックの離乳食などにいたってはたったの数十年です）。つまり私たちの本来あるべき体は、柔らかくした食べ物に適したものではなく、少なくとも数十万年前の食生活に適したものです。

すなわち、時代の進化に体がついてゆけないためのギャップがあごの劣成長であり、その結果として叢生や前突などの不正歯列が現れているわけです。それを本来あるべき大きさのあごにして、噛みあわせだけでなく、異常な顔を正常にし（何十万年もつちかってきた顔は進化の結果であって、悪いわけがありません）、美人・美男になれる条件を整えてあげ、その子が幸せな人生を歩んでほしいと願って診療をしています。

都道府県	歯科医院	氏名	〒	住所 電話	FAX
大分県	医療法人 皓歯会 鉄輪歯科クリニック	久保 周次郎	874-0042	別府市大字鉄輪129-1 0977-66-1365	0977-67-7500
	医療法人社団 歯正会 中川歯科クリニック	中川 正洋	876-0037	佐伯市大字長谷7726-1 0972-25-0066	0972-25-0066
	かわかみ歯科	川上 昌也	879-5518	由布市挾間町北方13-1 097-586-3418	097-586-3419
宮崎県	吉田歯科クリニック	吉田 典弘	880-0821	宮崎市浮城町15-3 0985-25-1191	0985-25-1987
	かまた歯科・かまたキッズデンタルパーク	鎌田 秀一	880-0842	宮崎市青葉町121-2 0985-23-2744	0985-32-2324
	木田歯科医院	木田 貴	880-2112	宮崎市大字小松3239-2 0985-47-3414	0985-47-3414
	椎葉おおもり歯科クリニック	大森 健一	883-1601	東臼杵郡椎葉村下福良1773-1 0982-67-2730	0982-67-2075
	医療法人 小窪会 宮崎総合歯科	小窪 秀義	889-1601	宮崎市清武町木原字尾ノ下71-1 0985-85-1003	0985-85-1003
	やまもと歯科	山本 理恵	889-1608	宮崎市清武町池田台北34-88 0985-85-8035	0985-85-8035
鹿児島県	鹿児島セントラル歯科	園田 俊一郎	890-0053	鹿児島市中央町10番 キャンセビル6階 099-250-3151	099-250-3159
	よしどめキッズデンタルランド	上原 真弓	890-0054	鹿児島市荒田1丁目14-11 099-822-0881	099-822-0883
	ハロー歯科クリニック	時任 修一	890-0056	鹿児島市下荒田4丁目14-35 1F 099-813-1186	099-813-1176
	医療法人 翔歯会 翔歯科クリニック	山元 吉和	890-0073	鹿児島市宇宿1-53-12 099-254-0154	099-299-2905
	あすなろ歯科	上国料 剛	890-0073	鹿児島市宇宿3-15-20 1F 099-251-4988	099-251-4988
	林歯科医院	林 文仁	891-6202	大島郡喜界町湾33 0997-65-1181	0997-65-1181
	医療法人 翔優会 よしどめ歯科	吉留 英俊	892-0872	鹿児島市大明丘3-9-8 099-243-0355	099-243-0372
	ゆだデンタルクリニック	湯田 昭彦	899-2502	日置市伊集院町徳重1-6-7 099-272-1788	099-272-1788
	せと歯科医院	瀬戸 大基	899-4101	曽於市財部町南俣456 0986-72-2920	0986-72-2922
	いわきり歯科クリニック	岩切 博宣	899-4321	霧島市国分広瀬3丁目6-68 0995-47-6802	0995-57-8770
	ミスミ歯科医院	三角 龍太郎	899-5432	姶良市宮島町32-8 パークビル2F 0995-66-3636	0995-66-3636
沖縄県	医療法人 豊良会 モリヤデンタルオフィス	森谷 良孝	901-0223	豊見城市翁長854-2-101 098-850-3239	098-850-3249
	豊崎デンタルクリニック	中地 昭雄	901-0225	豊見城市豊崎1-423 オアシスZERO豊崎105号 098-856-2238	098-856-2238
	かめーる歯科	城間 孝	901-0231	豊見城市字我那覇643番地 098-850-4618	098-850-4620
	さわだ歯科	澤田 泰治	901-2122	浦添市勢理客2-5-23-102 098-875-4555	098-875-4555
	ひびきデンタルクリニック	佐竹 ひびき	902-0068	那覇市真嘉比3-19-30 2F 098-917-2023	098-917-2024
	医療法人 わかな会 のぞみ歯科クリニック	中根 のぞみ	904-0021	沖縄市胡屋4丁目14番28号 098-930-0444	098-930-4618
	かわい歯科医院	安藤 敏明	904-2215	うるま市みどり町4-12-25 098-973-7506	098-874-3219
	屋慶名歯科医院	飛田 秀次	904-2304	うるま市与那城屋慶名1103 098-978-6289	098-978-6289
	こうげん歯科医院	木村 智弘	905-0011	名護市宮里1-1-52 0980-52-5380	0980-52-5380
	なごみの森歯科	阿嘉 宗三	905-0012	名護市名護4558-53 0980-52-0737	0980-52-0737
	大山歯科医院	大山 佐千夫	907-0014	石垣市新栄町12-9 0980-82-1608	0980-82-1608

都道府県	歯科医院	氏名	〒	住所 電話　FAX
熊本県	医療法人社団 優和会 まちだ歯科クリニック	町田 宗一郎	860-0059	熊本市西区野中2丁目13-13 096-212-4800　096-212-4801
	ふくち歯科医院	福地 正貴	861-0822	玉名郡南関町上坂下3559-2 0968-53-8005　0968-53-8006
	城南歯科医院	宮本 美砂	861-4101	熊本市南区近見7-12-39 096-351-4986　096-351-4986
	みやざき歯科クリニック	宮崎 康弘	861-4112	熊本市南区白藤3-2-100 096-288-4700　096-288-4701
	医療法人社団 優和会 ゆみこ歯科クリニック	町田 由美子	861-5287	熊本市西区小島4-4-16 096-319-4181　096-319-4187
	エム歯科クリニック	松浦 昌昭	861-8001	熊本市北区武蔵ケ丘1-8-23 096-337-1082　096-337-1082
	楠歯科クリニック	吉田 順一	861-8003	熊本市北区楠2丁目13-40 096-338-5389　096-338-5389
	飯田歯科医院	飯田 誠治	861-8038	熊本市東区長嶺東1丁目1-25 096-213-3003　096-213-3006
	いりさ歯科医院	入佐 弘介	861-8064	熊本市北区八景水谷1丁目24番24号 096-223-7360　096-223-7360
	むこうだ歯科医院	向田 英二	862-0908	熊本市東区新生2丁目9-2 096-369-1010　096-369-1010
	いその歯科クリニック	磯野 誠一	862-0920	熊本市東区月出2丁目1-39-1F 096-381-4618　096-381-4619
	ミネ歯科クリニック	峯 俊一郎	862-0950	熊本市中央区水前寺1-4-1 JR水前寺駅フレスタ水前寺1F 096-387-6480　096-387-6480
	にのみや歯科医院	二宮 健郎	862-0971	熊本市中央区大江5-3-2 ライズ大江1F 096-284-4111　096-245-9888
	医療法人社団 相禮会 新屋敷 山下歯科・矯正歯科	山下 剛史	862-0975	熊本市中央区新屋敷3丁目9-4-5F 096-373-6480　096-373-6485
	御手洗歯科医院	御手洗 肇	868-0055	人吉市南町8-13 0966-22-2210　0966-24-1185
	医療法人社団 慎思会 なかむら歯科医院	中村 浩一	869-0103	玉名郡長洲町腹赤11-4 0968-78-1040　0968-78-4435
	杉村歯科	杉村 勇	869-0552	宇城市不知火町高良2259 0964-32-5010　0964-32-5010
	医療法人 旭会 健光歯科	平田 親生	869-1108	菊池郡菊陽町光の森7丁目31-5 096-233-1096　096-232-1546
	よねむら歯科医院	米村 優一郎	869-1112	菊池郡菊陽町武蔵ヶ丘北3丁目3番19号 096-337-3377　096-337-3377
大分県	かずの歯科・小児歯科	数野 英文	870-0029	大分市高砂町4-1 097-536-5331　097-533-8353
	おかはら歯科医院	岡原 圭三	870-0108	大分市三佐6-10-27 097-522-3370　097-522-3370
	さとう歯科医院	佐藤 俊二	870-0117	大分市南2-1 097-522-3015　097-522-3015
	ふくだ歯科クリニック	福田 竜一	870-0128	大分市大字森582-1 097-574-4182　097-574-4186
	たくま歯科医院	詫摩 尚司	870-0147	大分市小池原1539-6 097-556-7722　097-556-7721
	安東歯科医院	安東 俊介	870-0163	大分市明野南1-27-25 097-553-1211　097-552-6658
	とも歯科クリニック	河野 綾子	870-0165	大分市明野北1丁目2226-10 097-552-5515　097-552-5515
	医療法人 瑞心会 オーラルケア・プラザ ハート歯科クリニック	原田 政義	870-0245	大分市大在北1-202 097-528-8810　097-528-8812
	たんぽぽ歯科クリニック	坂本 淑子	870-0818	大分市新春日町2丁目2番11号 トポアコート2F 097-514-1182　097-514-1181
	あべ歯科クリニック	安倍 千鶴	870-1132	大分市大字光吉890-1 097-504-7955　097-504-7706
	医療法人 ひまわり歯科	檀上 隆昭	870-1143	大分市田尻188-1 097-541-4655　097-585-5357
	友松歯科医院	御手洗 栄子	871-0058	中津市豊田町1-806-1 0979-22-1273　0979-22-1273

都道府県	歯科医院	氏名	〒	住所 電話	 FAX
福岡県	医療法人社団 朝菊会 昭和歯科医院	木南 意澄	819-0379	福岡市西区北原1-55 092-807-6912	 092-807-8019
	あまの歯科小児歯科医院	天野 功	819-1113	糸島市前原1813-10 092-331-8835	 092-331-8838
	志摩歯科クリニック	花田 道人	819-1302	糸島市志摩吉田23-1 092-327-5225	 092-327-5226
	桂川歯科医院	舟木 和紀	820-0606	嘉穂郡桂川町土居877 0948-65-5400	 0948-65-5388
	ライフデンタルクリニック	白川 哲也	822-0007	直方市大字下境2586-1 0949-29-3177	 0949-29-3178
	いかわ歯科医院	居川 哲憲	826-0002	田川郡川崎町池尻534-2 0947-42-4739	 0947-42-4739
	医療法人 タイラ歯科医院	平良 祥	828-0021	豊前市八屋1909-1 0979-82-4203	 0979-82-4260
	樺島歯科医院	樺島 和子	830-0021	久留米市篠山町159-45 0942-32-9109	 0942-34-1746
	ひつじデンタルクリニック	辻 礼	830-0062	久留米市荒木町白口1902-2 0942-26-8666	 0942-26-8666
	ほり歯科医院	堀 仁興	834-0085	八女市立花町北山806-1 0943-25-6480	 0943-25-6480
	いわさき歯科	岩崎 友裕	838-0116	小郡市力武255-12 0942-75-2712	 0942-75-2713
	かなざわ歯科クリニック	金澤 憲孝	838-0142	小郡市大板井391-4 0942-41-2228	 0942-41-2229
	医療法人 らいおんデンタルクリニック	小澤 竜太郎	871-0811	築上郡吉富町広津102-5 0979-22-2123	 0979-22-2123
佐賀県	医療法人社団 進歯科医院	進 武彦	840-0015	佐賀市木原1-24-38 0952-27-8024	 0952-27-8024
	みのり歯科診療所	内山 睦美	840-0054	佐賀市水ケ江5丁目2-8 0952-27-8566	 0952-27-8557
	ふちがみ歯科医院	淵上 るり子	840-0803	佐賀市栄町6番12号 0952-31-7441	 0952-31-7441
	千代田歯科クリニック	今村 正雄	842-0065	神埼市千代田町崎村639-3 0952-44-6698	 0952-44-6698
	岩松歯科医院	竹島 英顕	847-0055	唐津市刀町1501-4 0955-72-1072	 0955-72-4065
	ハシムラ歯科医院	橋村 隆	847-0075	唐津市和多田用尺12-29-2F 0955-79-6550	 0955-79-6550
長崎県	医療法人 道津歯科医院	平良 浩代	850-0952	長崎市戸町4-10-8 095-878-4885	 095-878-4854
	おとやま歯科医院	音山 洋介	851-2106	西彼杵郡時津町左底郷87-1-1F 095-886-8188	 095-886-8190
	松尾まこと歯科	松尾 信	852-8114	長崎市橋口町15-11 アメニティハイツ1F 095-849-2225	 095-849-2326
	まつおデンタルクリニック	松尾 裕純	855-0032	島原市北門町1563-1 0957-65-0233	 0957-65-0233
	なりすえ歯科医院	成末 渡	856-0026	大村市池田1-40-20 0957-54-8080	 0957-54-6888
	きい歯科矯正歯科クリニック	紀伊 康信	856-0047	大村市須田ノ木町991-8 0957-52-0202	 0957-52-0201
	医療法人 健歯会 いけだ歯科医院	池田 一敏	857-0032	佐世保市宮田町3-18 0956-25-4976	 0956-25-4990
	梅津歯科医院	梅津 寛	857-0033	佐世保市城山町4-1 山田ビル2F 0956-24-0666	 0956-24-0500
	内田歯科医院	内田 聡	857-0841	佐世保市大宮町17-16 0956-31-8737	 0956-31-8737
	山下歯科医院	山下 泰裕	857-1163	佐世保市大岳台町21-13 0956-34-0439	 0956-34-0439
	医療法人 夢昂会 ふじた歯科	藤田 浩一	859-0405	諫早市多良見町中里129-14 0957-43-2212	 0957-43-4129
	はいき歯科医院	早岐 誠	859-3725	東彼杵郡波佐見町長野郷480-1 0956-85-5309	 0956-85-5363

都道府県	歯科医院	氏名	〒	住所 電話	FAX
福岡県	医療法人 かねがえ歯科クリニック	鐘ケ江 勝	811-3114	古賀市舞の里3-4-6-2F 092-943-6100	092-943-6112
	あすはな歯科医院	中野 真紀	811-3209	福津市日蒔野6丁目12-9 0940-39-3982	0940-39-3962
	たかの歯科クリニック	高野 嘉一郎	812-0017	福岡市博多区美野島2-4-6-2F 092-483-1233	092-402-1137
	巧歯科クリニック	中村 昇次	812-0025	福岡市博多区店屋町6-18 ランダムスクウェア6F 092-282-4182	092-282-4192
	呉服町歯科クリニック	和田 卓也	812-0036	福岡市博多区上呉服町1-16 的野ビルB1F 092-262-3220	092-262-3220
	さかもと歯科医院	坂本 晃一	812-0053	福岡市東区箱崎1-17-14 LSP2F 092-651-0126	092-651-0800
	てつデンタルクリニック	長嶋 哲郎	812-0896	福岡市博多区東光寺町1-3-5 092-409-5776	092-409-5786
	河原歯科医院	河原 茂	813-0025	福岡市東区青葉7丁目23-1 092-691-2002	092-691-9776
	青葉イーストコート歯科・こども歯科	中村 優介	813-0025	福岡市東区青葉7丁目6-2 092-410-7050	092-410-7051
	ばん歯科医院	塙 茂生	813-0036	福岡市東区若宮2丁目2-43 092-674-1177	092-674-1113
	医療法人 拓進会 本多歯科医院	本多 拓也	813-0043	福岡市東区名島1-1-33 092-671-4608	092-671-4628
	西山歯科医院	西山 明宏	814-0022	福岡市早良区原5丁目13-4 092-844-1122	092-844-1122
	いえもと歯科クリニック	家元 新太郎	814-0032	福岡市早良区小田部7-6-13 092-846-1226	092-846-1226
	室住団地歯科クリニック	嶌田 斉人	814-0035	福岡市早良区室住団地5-1 092-847-0022	092-847-0022
	そのやま歯科医院	園山 至	814-0121	福岡市城南区神松寺1丁目18-18 フレア福神六番館C号 092-864-0311	092-864-2321
	よこた歯科医院	横田 成一	814-0133	福岡市城南区七隈8丁目13-13 092-862-3399	092-862-3399
	医療法人 仁水会 出水歯科医院	出水 龍典	815-0033	福岡市南区大橋1丁目20-17 092-553-3355	092-553-3355
	やまだ歯科クリニック	山田 浩史	815-0041	福岡市南区野間3-7-12-1F 092-403-4560	092-403-4546
	ひらかわ歯科医院	平河 貴大	815-0082	福岡市南区大楠2-12-24 1F 092-515-1550	092-791-1158
	児玉歯科医院	児玉 圭介	815-0083	福岡市南区高宮3丁目2-15 092-522-1888	092-522-1888
	医療法人 はなだ歯科クリニック	花田 真也	816-0943	大野城市白木原1丁目17-4-1F サンリヤン大野城駅前4番館 092-915-4180	092-585-4061
	くぼ歯科クリニックこども歯科クリニック	久保 慶朗	816-0972	大野城市平野台1-17-8 092-596-3775	092-596-3785
	なかよし歯科クリニック	中野 徳己	818-0025	筑紫野市筑紫13-1 092-986-2264	092-986-2264
	ほそかわ歯科	細川 洋幸	818-0025	筑紫野市筑紫636-1 092-926-7570	092-926-7685
	ひきた歯科医院	疋田 三郎	818-0054	筑紫野市杉塚7-1-5 092-921-2267	092-921-2267
	くろかわ歯科医院	黒川 卓也	818-0072	筑紫野市二日市中央2丁目6-10 092-922-6880	092-922-6880
	しんかい歯科クリニック	新開 守晃	818-0133	太宰府市坂本1-2-7 J-WAVE都府楼2F 092-919-1020	092-919-1520
	まつお歯科クリニック	松尾 栄治	819-0002	福岡市西区姪の浜4-4-10 092-885-8688	092-885-8688
	清本歯科医院	清本 智景	819-0013	福岡市西区愛宕浜1丁目13番8号 092-885-0077	092-885-0007
	たなか慎一歯科医院	田中 慎一	819-0052	福岡市西区下山門4-14-17 092-884-2500	092-884-2503
	くれたけ歯科医院	呉竹 浩一	819-0165	福岡市西区今津4801-91 092-807-2588	092-805-3056

都道府県	歯科医院	氏名	〒	住所 電話	FAX
愛媛県	まこと歯科クリニック	今井 真	799-2652	松山市福角町538-10 089-978-7677	089-978-7677
高知県	みやべ歯科	宮部 和典	780-0926	高知市大膳町1-36 088-875-3545	088-875-3571
	横浜ニュータウン くぼ歯科	窪 潔	781-0241	高知市横浜新町3丁目118 088-848-0118	088-848-0117
	みもと歯科医院	味元 議生	783-0004	南国市大埇甲1515 088-864-0002	088-864-0002
福岡県	だいりみなみ歯科	馬場 研説	800-0042	北九州市門司区上馬寄2-1-1 093-391-2271	093-391-2271
	はな歯科クリニック	小野 渉	800-0218	北九州市小倉南区沼新町1-2-22 093-473-8448	093-473-8483
	おおさわ歯科クリニック	大澤 良	800-0222	北九州市小倉南区中曽根3-10-26 093-967-0824	093-967-0824
	まつした歯科医院	松下 康介	800-0233	北九州市小倉南区朽網西1-7-8 093-473-8738	093-473-8738
	もり歯科医院	森 裕之	800-0237	北九州市小倉南区中貫1丁目14-13 093-472-0775	093-472-1083
	医療法人 シン歯科医院	進 記子	800-0361	京都郡苅田町神田町1-5-4 093-434-1200	093-434-2231
	いずみ歯科クリニック	福泉 真帆	802-0064	北九州市小倉北区片野2丁目15-12-3F 093-967-1377	093-967-1377
	医療法人 上田歯科医院	上田 和茂	802-0841	北九州市小倉南区北方1-12-40-2F 093-921-1806	093-921-1898
	いけだ歯科矯正歯科	池田 一彦	802-0974	北九州市小倉南区徳力4丁目20-6 093-961-6480	093-964-4618
	医療法人 将和会 うりゅう歯科クリニック	瓜生 和彦	803-0273	北九州市小倉南区長行東1丁目9-11 093-453-1313	093-453-1313
	もうり歯科クリニック	毛利 保幸	803-0836	北九州市小倉北区中井1-31-6 093-233-8011	093-233-8012
	医療法人 黒崎歯科医院	髙木 伸二	806-0022	北九州市八幡西区藤田1丁目2-8 093-621-1910	093-621-1910
	医療法人 恵尚会 山手通り歯科医院	富山 明尚	806-0026	北九州市八幡西区西神原町2-29 093-621-3888	093-621-3911
	医療法人 徳和会 ひまわり歯科	吉用 卓	806-0033	北九州市八幡西区岡田町12-16 093-632-6480	093-632-6481
	オリモト歯科医院	折本 聡	806-0049	北九州市八幡西区穴生1-9-16 093-631-5277	093-631-5277
	宮本歯科医院	宮本 健	806-0049	北九州市八幡西区穴生1丁目12-29 093-622-3600	093-622-3602
	くにゆき歯科クリニック	國行 正一	807-0806	北九州市八幡西区御開3丁目5-12 093-693-8870	093-693-8871
	ジョイ歯科・こども歯科クリニック	吉廣 めぐみ	807-0831	北九州市八幡西区則松7-22-23 1F 093-695-1188	093-695-1187
	三阪歯科医院	三阪 賢二	809-0015	中間市太賀1丁目2-3 太賀ショッピングモール2F 093-244-0315	093-244-0379
	だん歯科医院	壇 研一	810-0001	福岡市中央区天神3-4-9 GGソーラービル5F 092-721-9600	092-721-9601
	ドリーム歯科クリニック	木村 慎一	810-0014	福岡市中央区平尾2丁目5-8 西鉄平尾駅ビル3F 092-522-4182	092-522-4188
	秋月デンタルオフィス	秋月 大	810-0015	福岡市中央区那の川2-9-32 ブルグ平尾1F 092-533-2525	092-533-2526
	おおむら歯科	大村 覚	810-0062	福岡市中央区荒戸3-5-61-1F 092-724-5475	092-724-5475
	さくら歯科	五島 泰信	811-0112	糟屋郡新宮町下府1丁目2-1 0120-118-082	092-963-0765
	医療法人 美咲会 はかたの森歯科こども歯科	長 繁生	811-2207	糟屋郡志免町南里2-1-18 092-982-7100	092-982-7100
	吉木歯科医院	吉木 陽一	811-2308	糟屋郡粕屋町内橋277-1 092-939-2060	092-939-2079
	おおかわち歯科医院	大川内 修	811-3104	古賀市花鶴丘2-1-12 092-943-6827	092-943-6828

都道府県	歯科医院	氏名	〒	住所 電話	FAX
香川県	みたに歯科クリニック	三谷 明将	761-0301	高松市林町1308-15 087-815-3373	087-815-3372
	中村歯科医院	中村 公士	761-8076	高松市多肥上町509-1 087-888-1211	087-888-1616
	かがわ歯科医院	香川 雅俊	762-0003	坂出市久米町1-16-5 0877-46-3715	0877-46-3717
	はっぴぃすまいる歯科クリニック	松山 佐智子	762-0085	丸亀市飯山町東小川1307-6 0877-89-0177	0877-89-0178
	医療法人 しらい歯科クリニック	白井 彰人	767-0031	三豊市三野町大見甲3857-1 0875-72-5237	0875-72-5294
	三宅歯科医院	三宅 一恵	768-0103	三豊市山本町財田西315 0875-63-8500	0875-63-1230
	森川歯科医院	森川 則之	768-0103	三豊市山本町財田西698 0875-63-2968	0875-63-4765
	大山歯科医院	大山 満	769-2901	東かがわ市引田2473 0879-33-2037	0879-33-7177
愛媛県	医療法人 宮本歯科	宮本 武直	790-0032	松山市土橋町20-8 089-945-6489	089-945-6490
	亀田歯科医院	外城 英史	790-0821	松山市木屋町3丁目13-10 089-922-3331	089-922-1259
	パークサイド歯科	東 祐介	790-0854	松山市岩崎町2-11-10 089-986-7888	089-986-7889
	つづき歯科医院	長谷川 展之	790-0924	松山市南久米町69-5 089-976-1314	089-976-1353
	医療法人 丸尾歯科	丸尾 傳	790-0951	松山市天山3丁目9-31 089-931-5551	089-931-5552
	東本歯科医院	渡部 浩太	790-0962	松山市枝松5丁目1-22 089-941-5555	089-941-5555
	駅前歯科医院	能智 星悟	791-0203	東温市横河原285-1 089-964-8241	089-964-1849
	さたけ歯科	佐竹 政志	791-3120	伊予郡松前町筒井947-3 089-985-3063	089-906-2808
	おかだ歯科クリニック	岡田 啓嗣	791-3142	伊予郡松前町上高柳226-6 089-984-8214	089-960-3108
	愛媛インプラントクリニック かまくら歯科	鎌倉 聡	791-3155	伊予郡松前町鶴吉806 089-984-0002	089-984-8668
	長谷川歯科医院	長谷川 博一	791-8022	松山市美沢2-6-23 089-925-7600	089-925-7600
	若原歯科クリニック	若原 浩文	793-0001	西条市玉津280-8 0897-52-0885	0897-52-0886
	医療法人 みどり歯科医院	松尾 美登利	793-0010	西条市飯岡3760-1 0897-55-4400	0897-55-4400
	有馬歯科医院	有馬 徹	795-0061	大洲市徳森2413-5 0893-25-6071	0893-25-6071
	こじま歯科医院	児島 一夫	798-3701	南宇和郡愛南町柏339番地1 0895-85-0900	0895-85-0901
	あさうみ歯科医院	浅海 裕紀	798-4131	南宇和郡愛南町城辺甲2419-4 0895-73-1184	0895-72-6480
	医療法人 坂田歯科医院	坂田 晋也	799-0405	四国中央市三島中央3-13-30 0896-23-3522	0896-23-3502
	深田歯科医院	深田 晃年	799-1101	西条市小松町新屋敷甲323-1 0898-72-2007	0898-72-2007
	喜田村歯科医院	越智 幸一	799-1502	今治市喜田村5丁目16-29 0898-48-3939	0898-48-3940
	唐子歯科医院	安藤 貴代士	799-1507	今治市東村南1丁目10-16 0898-47-0466	0898-47-0466
	きむら歯科医院	木村 茂樹	799-2103	今治市波方町小部甲635-1 2F 0898-52-2092	0898-52-2093
	山崎歯科医院	山崎 孔貴	799-2407	松山市下難波甲474-1 089-992-1080	089-992-1089
	医療法人 ひさみつ歯科クリニック	玉井 久光	799-2461	松山市鹿峰5-1 089-994-3880	089-994-3881

都道府県	歯科医院	氏名	〒	住所 電話	FAX
山口県	医療法人社団 三美会 藤生歯科センター	脇田 雅人	740-0041	岩国市黒磯町1丁目1-22 0827-31-6318	0827-32-3365
	ふじもと歯科クリニック	藤本 晋治	744-0002	下松市東豊井1956-20 0833-48-7068	0833-48-7069
	諏訪歯科医院	諏訪 一郎	744-0014	下松市中市1丁目10番32号 0833-41-0603	0833-48-4063
	伊東歯科医院	伊東 慶治	745-0806	周南市桜木1丁目8-19 0834-28-3802	0834-28-3802
	かずき歯科クリニック	山根 一樹	747-0026	防府市緑町1-8-3 0835-38-5060	0835-38-5060
	へや歯科クリニック	部谷 真一	747-0805	防府市鞠生町1-8 0835-25-8241	0835-25-8246
	加藤歯科医院	加藤 彰	750-0016	下関市細江町1-3-2 083-231-1182	083-233-1182
	みつおか歯科クリニック	満岡 宏治	753-0031	山口市古熊3丁目712-1 083-921-6870	083-921-6871
	医療法人社団 Y-Wind MKデンタルオフィス どうもんインプラントセンター	前川 光太郎	753-0047	山口市道場門前1-1-18 どうもんパークビル2F 083-995-0118	083-995-1180
	いわなが歯科	岩永 博行	753-0065	山口市楠木町8-8 083-995-0418	083-995-0417
	いのうえデンタルクリニック	井上 徹	753-0831	山口市平井629-5 ユニゾン山大通り1F 083-902-3314	083-902-3395
	上田歯科医院	上田 博	753-0871	山口市朝田902-7 083-923-3345	083-923-3346
	加藤歯科医院	加藤 気白	754-0002	山口市小郡下郷1124-3 083-972-2104	083-972-2104
	みなと歯科医院((有)シャングリラ)	湊 隆生	755-0023	宇部市恩田町2-27-8 0836-33-3677	0836-33-3677
	前出歯科医院	前出 忠彦	755-0045	宇部市中央町3丁目4番5号 0836-34-4100	0836-34-4100
	加藤歯科医院	加藤 明美	755-0153	宇部市床波1-7-1 0836-51-9289	0836-51-9289
徳島県	板東歯科医院 南昭和オフィス	板東 伸幸	770-0944	徳島市南昭和町3-50-1 088-655-6471	088-652-9647
	医療法人 ぬまたデンタルクリニック	沼田 昌宏	771-0203	板野郡北島町中村字東堤ノ内17-6 088-697-3455	088-697-3455
	医療法人 高田整形外科病院 ごうた歯科	張 剛太	771-0203	板野郡北島町中村字本須92-11 088-679-1300	088-679-1301
	濵デンタルオフィス	濵 貴志	771-1266	板野郡藍住町住吉字藤ノ木128-6 088-692-5566	088-692-5540
	森歯科医院	森 俊樹	771-1270	板野郡藍住町勝瑞字西勝地86 088-641-2333	088-678-2378
	医療法人 安田歯科	安田 勝裕	771-1701	阿波市阿波町大原93-1 0883-35-7111	0883-35-7112
	COCO歯科	手島 恭子	771-3310	名西郡神山町神領字西大久保60 050-2024-4582	050-2024-4582
	やまいし歯科医院	山石 博明	775-0302	海部郡海陽町奥浦字一宇谷1-15 0884-73-1576	0884-73-3885
	医療法人 きりの歯科クリニック	桐野 晃教	776-0020	吉野川市鴨島町西麻植字広畑88-1 0883-24-5151	0883-24-5152
	浜歯科	濵 秀樹	779-0105	板野郡板野町大寺字大向北96番地の3 088-679-7007	088-679-7001
	まなべ歯科	都築 紀子	779-3742	美馬市脇町字西赤谷208-28 0883-53-8113	0883-53-8101
香川県	佃歯科医院	佃 卓	760-0073	高松市栗林町1丁目9-16 087-831-8244	087-831-8244
	ふじわら歯科医院	藤原 和彦	760-0079	高松市松縄町1104-2 087-865-5884	087-865-5884
	多田歯科医院	多田 彰仁	760-0080	高松市木太町792-6 087-815-2010	087-815-2008
	医療法人社団 聖哲会 シンタニ歯科医院	新谷 哲生	761-0113	高松市屋島西町2490-5 087-841-1213	087-841-4443

都道府県	歯科医院	氏名	〒	住所 電話　FAX
広島県	村上歯科医院	村上 恒延	730-0043	広島市中区富士見町1-1 082-249-7265　082-249-7265
	せと歯科クリニック	背戸 辰之	730-0051	広島市中区大手町3-1-11 平野ビル2F 082-542-4182　082-542-4182
	医療法人社団 緑清会 きよはら歯科クリニック	清原 真太郎	731-0103	広島市安佐南区緑井5-29-11-3F 082-831-6480　082-831-8148
	原田歯科医院	原田 美彦	731-0103	広島市安佐南区緑井6丁目9-1 082-831-1010　082-831-1010
	さつき歯科クリニック	徳永 憲佑	731-0113	広島市安佐南区西原4-19-6 082-555-0369　082-555-0360
	松本歯科クリニック	松本 仁門	731-0113	広島市安佐南区西原8-34-5 サンパレス元山ビル2F 082-871-5727　082-871-5728
	医療法人社団 双葉会 こはだ歯科医院	小羽田 敦正	731-0122	広島市安佐南区中筋3-27-16 082-870-3388　082-870-3025
	医療法人 ふじわら歯科医院	藤原 夏樹	731-0122	広島市安佐南区中筋3丁目29-23 フルリール沖西2F 082-830-5300　082-830-5313
	ゆうこう歯科	高橋 雄幸	731-0153	広島市安佐南区安東2-10-2 082-872-7878　082-872-7588
	土井ファミリー歯科医院	土井 伸浩	731-0154	広島市安佐南区上安3丁目1番10号 082-832-7555　082-832-7555
	くまの歯科クリニック	板谷 和徳	731-4229	安芸郡熊野町平谷1丁目15番8号 082-854-6480　082-854-6488
	ほりえ歯科	堀江 泰史	731-5103	広島市佐伯区藤の木3丁目21-14 082-929-7101　082-929-7101
	医療法人社団 いちこ歯科医院	森野 芳之	731-5128	広島市佐伯区五日市中央5-10-17 荒木ビル1F 082-925-6480　082-925-6481
	宮地デンタルクリニック	宮地 謙	732-0045	広島市東区曙5-3-30 082-506-1184　082-506-1185
	いわい歯科医院	岩井 敏之	732-0052	広島市東区光町1-11-13 光町大丈ビル202号 082-506-2001　082-506-2002
	あおき歯科クリニック	青木 健	732-0052	広島市東区光町2-12-10 日宝光町ビル1F 082-262-8883　082-262-8884
	小田歯科医院	小田 正秀	732-0802	広島市南区大州4丁目9-17 082-283-0077　082-286-0077
	タナカ歯科医院	田中 千香子	732-0819	広島市南区段原山崎1丁目1-25 082-283-8828　082-236-1371
	杉原歯科医院	杉原 陽一	733-0822	広島市西区庚午中3-5-20 082-272-1000　082-272-5156
	おおつぼ歯科クリニック	大坪 宏	733-0851	広島市西区田方2丁目14-10 082-507-0007　082-507-0009
	せのお歯科医院	妹尾 博文	734-0014	広島市南区宇品西4-1-56 082-256-4618　082-256-4618
	くらた歯科医院	倉田 昌典	735-0013	安芸郡府中町浜田一丁目3-16-202 082-288-8855　082-288-8877
	やまなか歯科医院	山中 威典	735-0022	安芸郡府中町大通2丁目8-21-1F 大興クリニックビル 082-299-6480　082-299-6481
	竹下歯科医院	竹下 稔	735-0026	安芸郡府中町桃山1-8-4-103 082-285-1110　082-285-1110
	藤本歯科医院	藤本 正巳	738-0001	廿日市市佐方4-7-18 0829-32-0118　0829-32-7373
	むらかみ歯科クリニック	村上 明延	738-0013	廿日市市廿日市1丁目6-39 0829-20-4733　082-249-7265
	ほんだ歯科医院	本田 清和	739-0047	東広島市西条下見6丁目10-3 082-421-3200　082-421-3201
	ひろはた歯科医院	廣畠 英雄	739-0142	東広島市八本松東6-11-15 082-428-8585　082-428-2125
	山崎歯科クリニック	山﨑 浩	739-1734	広島市安佐北区口田1-5-9 082-843-2882　082-845-5988
	小早川歯科医院	小早川 秀雄	739-1734	広島市安佐北区口田4-9-23 082-845-0118　082-845-0115
	アリス歯科クリニック	上田 生幸	739-2504	東広島市黒瀬町宗近柳国932-1 0823-82-0321　0823-82-0322

都道府県	歯科医院	氏名	〒	住所 電話 FAX
岡山県	緑川歯科医院	緑川 皓明	700-0024	岡山市北区駅元町12-23 086-252-1445 086-252-1516
	ミント歯科クリニック	高畑 安光	700-0808	岡山市北区大和町1-1-37 086-222-0648 086-222-0648
	ブリード歯科	曽山 聖二	700-0951	岡山市北区田中143-118 086-246-3118 086-246-3118
	やまだ歯科医院	山田 晋也	700-0973	岡山市北区下中野338-124 アースビルⅢ 086-244-2182 086-244-2182
	医療法人SHT まき歯科・矯正歯科クリニック	牧 憲久	700-0975	岡山市北区今3-1-35 086-243-1006 086-243-1106
	栗坂歯科医院	栗坂 成年	701-0153	岡山市北区庭瀬231-5 086-293-0648 086-293-0647
	どいデンタルクリニック	土居 潤一	701-0162	岡山市北区納所254-1 086-292-2226 086-292-2226
	高松ファミリー歯科	山澤 弘智	701-1352	岡山市北区小山108-1 MSビル2F 086-287-8841 086-287-8841
	とも歯科クリニック	友成 隆之	703-8258	岡山市中区西川原75-6 086-270-7333 086-270-7338
	浦上歯科医院	浦上 清	708-0052	津山市田町5-1 0868-24-3993 0868-24-3993
	内田歯科クリニック	内田 泰宏	708-0842	津山市河辺945-17 0868-21-1818 0868-21-1819
	医療法人 浩和会 平井歯科医院	平井 浩生	709-0441	和気郡和気町衣笠671-1 0869-93-2600 0869-93-3711
	医療法人 明生会歯科 木庭平島歯科診療所	髙本 淳一	709-0631	岡山市東区東平島1217-4 086-297-4300 086-297-5001
	うじごう歯科医院	宇治郷 好彦	710-0016	倉敷市中庄414 086-463-6500 086-463-6500
	医療法人 しんくら歯科医院	藤井 秀紀	710-0253	倉敷市新倉敷駅前1-60-1 086-523-0418 086-523-0419
	しばさき歯科医院	芝﨑 宏	710-0806	倉敷市西阿知町西原940-1 086-466-3830 086-466-3832
	たかつか歯科クリニック	高務 朋将	710-0842	倉敷市吉岡537-21 086-435-6480 086-435-6481
	福富歯科医院	福富 茂	712-8011	倉敷市連島町連島467 086-440-5350 086-440-5360
	医療法人社団 東風会 守屋歯科医院	守屋 啓吾	712-8015	倉敷市連島町矢柄5859 086-446-6400 0868-99-6950
	医療法人 米田歯科医院	米田 典行	712-8032	倉敷市北畝5-17-47 086-456-1800 086-456-2884
	さえき歯科医院	佐伯 正則	712-8043	倉敷市広江5-2-31 086-455-1555 086-455-0155
	クローバー歯科クリニック	大塚 正之	713-8101	倉敷市玉島上成579-4 086-441-4184 086-441-4194
	おおしま歯科医院	大島 廣昭	713-8121	倉敷市玉島阿賀崎1-3-5 086-522-3471 086-522-3470
	医療法人 むらき歯科医院	村木 利彦	719-1156	総社市門田364-12 0866-93-9876 0866-93-9878
広島県	応藤歯科	応藤 光浩	720-0073	福山市北吉津町3丁目12-19 084-926-1830 084-928-3331
	まえおか歯科医院	前岡 弘子	720-0092	福山市山手町4-18-23 084-951-8880 084-951-8501
	医療法人 馬越歯科医院	馬越 堅司	720-0814	福山市光南町3-2-12 084-932-0505 084-983-0132
	たけまる歯科医院	竹丸 暁生	720-2121	福山市神辺町湯野265-7 084-963-5565 084-963-5255
	たかた歯科医院	髙田 和政	721-0903	福山市坪生町4丁目2番6号 084-947-8350 084-947-8371
	医療法人 くろせ歯科クリニック	黒瀬 寿康	722-0073	尾道市向島町5534-123 0848-20-6480 0848-20-6481
	みやじ歯科	宮地 譲	729-5121	庄原市東城町川東1134 08477-2-3114 08477-2-3183

都道府県	歯科医院	氏名	〒	住所 電話	FAX
兵庫県	ばんどう歯科クリニック	坂東 茂	675-1116	加古郡稲美町蛸草869-4 079-495-3718	079-495-3718
	前田歯科医院	前田 和昭	675-1204	加古川市八幡町上西条1093-1 079-438-3918	079-438-3920
	かみもと歯科小児歯科クリニック	紙本 敏彦	675-1378	小野市王子町868-1 イオン小野店1F 0794-64-2281	0794-64-2281
	佐野歯科医院	佐野 敏晴	676-0082	高砂市曽根町2386-3 079-448-3311	079-448-3781
	にしむら歯科クリニック	西村 芳明	679-4121	たつの市龍野町島田720-5 0791-64-0088	0791-64-0089
奈良県	ケイキ歯科医院	江口 慶樹	630-0201	生駒市小明町1549-1 グレイス奥山1F 0743-85-7692	0743-85-7260
	匠デンタルクリニック	吉田 雄亮	630-0246	生駒市西松ケ丘1-43 ナビール三和1F 0743-85-4618	0743-85-4618
	医療法人 歯科増田医院	増田 達雄	630-0257	生駒市元町1-5-12 本城ビル4階 0743-74-1020	0743-74-2120
	まさき歯科医院	大西 雅樹	630-8133	奈良市大安寺3-9-11 0742-61-1000	0742-63-0999
	美希デンタルクリニック	椋本 美希	631-0006	奈良市西登美ケ丘4-2-11 0742-51-0461	0742-51-0300
	吉野歯科クリニック	吉野 修一郎	634-0061	橿原市大久保町1-1 0744-24-1511	0744-24-7755
	阪上歯科医院	阪上 ゆみ	634-0064	橿原市見瀬町26-2 0744-27-8395	0744-27-8396
	木村歯科医院	木村 行宏	635-0824	北葛城郡広陵町疋相62-4 0745-55-6246	0745-55-6413
	小野歯科医院	小野 雅則	636-0073	北葛城郡河合町広瀬台3-3-7 0745-73-5070	0745-73-5070
	船田歯科医院	船田 正晴	636-0123	生駒郡斑鳩町興留9-4-2 0745-75-7011	0745-75-7011
	大倉歯科医院	綿谷 直子	639-0225	香芝市瓦口2324 0745-76-6644	0745-78-1980
	柳原歯科医院	柳原 一晃	639-0265	香芝市上中833-3 0745-77-1124	0745-51-0030
	おうにし歯科医院	徃西 良之	639-1007	大和郡山市南郡山町464-1 0743-55-0767	0743-55-0767
和歌山県	吉村歯科医院	吉村 義孝	640-0415	紀の川市貴志川町長原248-8 0736-64-8111	0736-64-1107
	かわさきデンタルクリニック	川崎 豪彦	640-8451	和歌山市中573-19 エスタシオン403 073-488-5489	073-488-4546
	山﨑歯科医院	山﨑 一夫	642-0001	海南市船尾241 073-482-0978	073-482-0978
	医療法人 若葉会 ながたに歯科	長谷 晋作	643-0004	有田郡湯浅町湯浅1456-8 0737-63-4182	0737-63-4182
	医療法人 愛有会 ウエダ歯科	上田 益稔	643-0801	有田郡有田川町徳田563-6 0737-52-6995	0737-52-7865
	青木歯科医院	青木 隆典	649-6246	岩出市吉田257-1 0736-61-0889	0736-61-0736
鳥取県	緑ヶ丘歯科クリニック	田中 秀司	680-0914	鳥取市南安長3丁目27-2 0857-26-0340	0857-26-0341
	アーニスト歯科クリニック	村田 健	683-0845	米子市旗ヶ崎6-19-37 0859-48-1184	0859-48-0118
	みやじ歯科	宮地 雅之	683-0853	米子市両三柳2740 0859-48-0800	0859-48-0801
	医療法人社団 小徳歯科クリニック	小徳 裕司	684-0032	境港市元町41 0859-42-3601	0859-42-3211
	さかい歯科クリニック	酒井 博淳	684-0076	境港市夕日ケ丘1-17 0859-47-3635	0859-47-3611
	中田歯科医院	中田 貴康	689-3514	米子市尾高2741-4 0859-37-0648	0859-37-0647
	さくら歯科クリニック	松下 卓己	699-1334	雲南市木次町新市29 0854-42-0729	0854-42-0729

都道府県	歯科医院	氏名	〒	住所 電話	FAX
兵庫県	医療法人社団 康佑会 永井歯科医院	永井 康照	661-0033	尼崎市南武庫之荘2丁目33-6 06-6431-2550	06-6431-2550
	広川歯科医院	廣川 雅之	662-0825	西宮市門戸荘17-50 ハイツ宝隆2F 0798-52-9580	0798-53-1121
	おおがき歯科	大垣 博之	662-0832	西宮市甲風園1-7-6 吉川ビル1階 0798-66-4182	0798-66-4185
	広本歯科クリニック	廣本 孝史	662-0928	西宮市石在町16-19 0798-81-3813	0798-81-3814
	嶋歯科クリニック	嶋 信行	662-0971	西宮市和上町1-5 1F 0798-36-8686	0798-36-1018
	医療法人社団 ケイ歯科クリニック	山下 圭一郎	663-8006	西宮市段上町2-15-3 0798-31-0418	0798-31-0418
	医療法人社団 伊藤歯科クリニック	伊藤 尚史	663-8152	西宮市甲子園町3-2-4 0798-47-2221	0798-47-2228
	つかさ歯科クリニック	阿部 武司	663-8183	西宮市里中町1-8-18 ラボーテ西宮1階 0798-43-0160	0798-43-0170
	たにもと歯科クリニック	谷本 匡隆	664-0026	伊丹市寺本5丁目414 プチメゾンクダマ101 072-781-7778	072-781-7779
	西口歯科クリニック	西口 聡	664-0851	伊丹市中央3丁目1-17 SRビル伊丹1階 072-778-5055	072-778-5056
	しげ歯科 稲野駅前院	藤原 茂生	664-0861	伊丹市稲野町1丁目87-1 072-783-6480	072-783-5480
	タナカ歯科	田中 久雄	664-0898	伊丹市千僧1-2 072-783-2558	072-783-7171
	にしむら歯科クリニック	西村 知晃	665-0034	宝塚市小林2丁目7-24 マンションビセイ1F 0797-74-8846	0797-74-8843
	医療法人社団 やまだ歯科	山田 隆之	665-0835	宝塚市旭町1-9-8 T-BLD2000 1F 0797-85-5454	0797-85-5454
	加納歯科クリニック	加納 淳一	665-0874	宝塚市中筋4-8-14-1F 0797-88-8241	0797-20-8148
	多幡歯科	多幡 秀隆	669-2321	篠山市黒岡207-6 079-552-7718	079-552-7719
	医療法人社団 河原歯科医院	河原 悟	669-3143	丹波市山南町井原365-3 0795-77-2418	0795-77-3080
	タカフジ歯科	高藤 和世	669-3157	丹波市山南町和田268-9 0795-76-1448	0795-76-1497
	わく歯科医院	和久 雅彦	669-3601	丹波市氷上町成松460-1 0795-82-1128	0795-82-5738
	田中歯科	田中 公美	669-3811	丹波市青垣町佐治693 0795-87-1118	0795-87-1118
	こごえ歯科医院	小越 真司	670-0802	姫路市砥堀809-3 079-264-5845	079-264-5845
	医療法人社団 はしもと歯科医院	橋本 福治	671-1102	姫路市広畑区蒲田546 079-236-8028	079-236-8027
	はな歯科	花岡 洋介	671-1154	姫路市広畑区吾妻町3-24 079-230-5000	079-230-5000
	山本歯科医院	山本 忠弘	671-1255	姫路市網干区垣内南町241-10 079-272-4580	079-272-4580
	医療法人社団 いなだ歯科クリニック	稲田 信吾	671-1611	たつの市揖保川町新在家207-15 0791-72-7222	0791-72-7333
	もりもと歯科	森本 達郎	673-0003	明石市鳥羽1536-2 立花ビル201 078-926-5481	078-926-5485
	ゆたに歯科クリニック	油谷 征彦	673-0016	明石市松の内2-7-3-1F 078-927-1565	078-927-4184
	みらい歯科クリニック	松本 武	673-0541	三木市志染町広野1丁目166番 0794-84-3988	0794-84-3988
	田中ひでゆき歯科医院	田中 秀幸	673-0891	明石市大明石町1丁目11番8号 078-914-8469	078-914-8467
	医療法人社団 藤田歯科医院	藤田 恭平	674-0092	明石市二見町東二見1331-7 078-942-0482	078-942-4808
	オグラ歯科医院	小倉 道博	675-0066	加古川市加古川町寺家町647 079-420-0385	079-420-0385

都道府県	歯科医院	氏名	〒	住所 電話 FAX
兵庫県	広田歯科医院	廣田 充啓	650-0026	神戸市中央区古湊通2-2-23 斉藤ビル2階 078-362-6074 078-362-6074
	おおかど歯科医院	大角 俊夫	650-0027	神戸市中央区中町通3-1-8 ライオンズステーションプラザ神戸1F 078-367-5770 078-367-5771
	香山歯科クリニック	香山 剛	651-1111	神戸市北区鈴蘭台北町1-4-3 078-591-0565 078-591-0565
	もりはな歯科クリニック	森鼻 一浩	651-2129	神戸市西区白水1-1-1 078-975-8241 078-975-8241
	タムラ歯科クリニック	田村 猛	651-2131	神戸市西区持子3-3 持子ビル103 078-929-4180 078-929-4180
	ホワイト歯科クリニック	清水 邦明	651-2243	神戸市西区井吹台西町1-1-1 078-997-8143 078-997-8143
	にしふじ歯科医院	西藤 隆弘	651-2276	神戸市西区春日台1-25-1 078-961-2345 078-961-2455
	くれもと歯科医院	榑元 昌彦	652-0032	神戸市兵庫区荒田町1-5-8 キドビル2F 078-531-0600 078-515-1860
	佐伯歯科医院	佐伯 光規	654-0026	神戸市須磨区大池町5丁目16-4 ヴィタ大池102号 078-732-4618 078-732-4618
	定政歯科	定政 規夫	654-0154	神戸市須磨区中落合2丁目2-5 名谷センタービル3F 078-793-3500 078-796-1322
	ねぎし歯科	根岸 洋	654-0162	神戸市須磨区神の谷2丁目15-1 078-792-1182 078-791-0336
	丸山歯科医院	丸山 和久	655-0004	神戸市垂水区学が丘4丁目25-1 078-783-8211 078-783-8211
	Branch KOBE Dental Clinic	安藤 敏雄	655-0009	神戸市垂水区小束山手2丁目2-1 ブランチ神戸学園都市1F 078-798-6000 078-798-6001
	オレンジ歯科クリニック	藤 泰明	655-0011	神戸市垂水区千鳥が丘3-19-12 ルミエール上高丸1F 078-707-9522 078-754-5077
	松野歯科医院	松野 吉晃	655-0025	神戸市垂水区瑞ヶ丘5-10 078-707-0111 078-707-0111
	ろはす歯科	濱野 隆之	655-0039	神戸市垂水区霞ケ丘7丁目9-25 グレース霞ヶ丘ビル1F 078-706-1575 078-706-1576
	医療法人社団 春藤歯科医院	春藤 泰之	655-0046	神戸市垂水区舞子台6-10-3 078-782-8241 078-782-8282
	伏見歯科医院	伏見 竜治	656-0051	洲本市物部3-3-15 0799-22-8243 0799-22-8243
	うしじま歯科・矯正クリニック	牛嶋 星地	657-0028	神戸市灘区森後町3-1-18 ミスタードーナツ2F 078-821-9800 078-821-6889
	えぐさ歯科クリニック	江種 敦男	657-0058	神戸市灘区将軍通4-3-21 長谷川ビル1階 078-861-2525 078-861-2526
	阪本歯科医院	阪本 尚典	657-0834	神戸市灘区泉通1-2-6(2F) 078-802-1856 078-802-1856
	尾村歯科医院	尾村 育史	657-0842	神戸市灘区船寺通1-5-6 078-802-2552 078-802-2564
	もり歯科クリニック	森 景子	658-0016	神戸市東灘区本山中町3-2-24 078-452-0148 078-452-0148
	関川歯科医院	関川 明人 0120-644-577	658-0082	神戸市東灘区魚崎北町5-7-10 078-411-2603
	医療法人社団 むらまつ歯科クリニック	村松 崇稔	659-0051	芦屋市呉川町11-22 0797-26-1081 0797-26-1082
	ひだまり歯科クリニック	飛田 達宏	659-0065	芦屋市公光町7-11 アリサワビル1F 0797-34-8188 0797-34-8148
	まるやま矯正歯科	丸山 裕	659-0092	芦屋市大原町11-24 ラポルテ北館201 0797-32-5516 0797-32-5516
	医療法人社団 すばる会 久原歯科	久原 隆	660-0808	尼崎市潮江1-1-50 エディオン5階 06-4868-9861 06-4868-9862
	むらうち歯科クリニック	村内 利光	661-0002	尼崎市塚口町4-23-2 06-6422-5555 06-6422-3343
	よしだ歯科クリニック	吉田 積次	661-0012	尼崎市南塚口町3丁目11-24 06-6420-8469 06-6420-8147
	ウカイ歯科クリニック	鵜飼 誠	661-0012	尼崎市南塚口町7-28-1 06-6422-8241 06-6422-8041

都道府県	歯科医院	氏名	〒	住所 電話	FAX
大阪府	医療法人 宏療会 吉田歯科医院	吉田 宏	581-0005	八尾市荘内町1-1-27 072-994-8282	072-922-0675
	河村歯科医院	河村 啓司	581-0086	八尾市陽光園1-9-14 072-929-0198	072-929-0199
	八木歯科医院	八木 孝子	581-0871	八尾市高安町北7丁目23 072-999-6858	072-999-6858
	みはら歯科	三原 一澄	583-0023	藤井寺市さくら町3-1 072-939-4182	072-952-4182
	千葉歯科医院	千葉 美紀	589-0005	大阪狭山市狭山1丁目864-1 072-365-4825	072-365-4820
	畑崎歯科医院	畑崎 清孝	590-0011	堺市堺区香ケ丘町3-3-5 072-238-9743	072-229-8404
	ふじもと歯科	藤本 直志	590-0077	堺市堺区中瓦町2-3-14 栄屋ビル2階 072-238-7714	072-238-7714
	のはら歯科クリニック	野原 昌彦	590-0138	堺市南区鴨谷台2-1-7 072-294-8241	072-294-8241
	林歯科医院	林 卓也	590-0432	泉南郡熊取町小垣内1-10-18 072-452-8802	072-452-8803
	医療法人 祐愛会 西村歯科	西村 有祐	590-0905	堺市堺区鉄砲町16-1 七道駅前マンション1F 072-229-6474	072-245-9007
	なかもずデンタルスタジオ	桝田 康宏	591-8023	堺市北区中百舌鳥町2-20 072-250-0418	072-250-0417
	なかもずあおぞら歯科クリニック	藤本 豊久	591-8025	堺市北区長曾根町3081-1 072-255-8240	072-255-8240
	かとう歯科	加藤 潤一	592-0011	高石市加茂1丁目21番23号 関西スーパー高石駅前店2階 072-267-6480	072-267-6481
	フジタ歯科医院	藤田 正典	592-8335	堺市西区浜寺石津町東4-2-8 アークリム101 072-247-0163	072-247-0163
	宮川歯科医院	宮川 和人	592-8346	堺市西区浜寺公園町3-228 072-261-7579	072-261-1182
	みかデンタルクリニック	山本 美加	593-8301	堺市西区上野芝町3-4-20 TKビル202 072-277-8474	072-277-8681
	つじ歯科医院	辻 和也	594-0062	和泉市寺田町2-2-6 0725-41-4181	0725-41-4182
	こえだ歯科	小枝 一彦	594-1105	和泉市のぞみ野3丁目1-30 0725-55-8241	0725-55-8241
	西川歯科医院	西川 俊	594-1127	和泉市小野田町192-6 0725-92-8710	0725-92-8710
	小倉歯科医院	小倉 建太郎	594-1151	和泉市唐国町1-18-1 甲陽ビル2F 0725-53-1118	0725-53-1644
	北坂歯科医院	北坂 晶子	594-1153	和泉市青葉台3-6-10 0725-56-6075	0725-56-8772
	タケヤマ歯科	竹山 煥一	595-0025	泉大津市旭町16-4 ブランミュールイマイ2F 0725-33-8049	0725-33-8049
	岩田歯科医院	岩田 和久	596-0005	岸和田市春木旭町3-34 072-443-0047	072-443-0047
	医療法人 雅心会 中村歯科	中村 雅彦	596-0823	岸和田市下松町3-5-30 072-427-4618	072-427-4182
	医療法人 谷口歯科	谷口 馨	596-0823	岸和田市下松町908-3 下松メディカルビル2F 072-428-8288	072-428-8388
	庄司歯科医院	庄司 岳史	598-0021	泉佐野市日根野4036 0724-67-0056	0724-67-0056
	ふじや歯科医院	藤谷 善光	598-0033	泉佐野市南中安松591-4 072-465-7508	072-465-7507
	西田歯科	西田 栄昭	598-0053	泉佐野市大宮町8-13 072-469-0077	072-469-5565
	林歯科医院・インプラントオフィス	林 義豊	599-0204	阪南市鳥取460-1 072-473-3123	072-473-1124
	スゴウ歯科クリニック	須郷 暢	599-8238	堺市中区土師町2-29-15 072-270-6460	072-270-6460
	医療法人 西村歯科	西村 育郎	599-8241	堺市中区福田868-1向井ビル2F 072-239-1518	072-239-1418

都道府県	歯科医院	氏名	〒	住所 電話	FAX
大阪府	堀江歯科クリニック	堀江 哲也	565-0802	吹田市青葉丘南4-5 リッツ青葉丘1階 06-6875-6480	06-6875-6481
	いぶき歯科医院	伊吹 悦有	565-0811	吹田市千里丘上32番11号 06-6875-4180	06-6875-4181
	つじい歯科医院	辻井 泰人	565-0824	吹田市山田西2-10-5 06-4864-8286	06-4864-8287
	ふるや歯科クリニック	古谷 優	566-0001	摂津市千里丘5-3-17 セントマンションむらやま201 06-6155-4000	06-6155-4001
	山根歯科医院	山根 律夫	567-0022	茨木市三島町2-1-102 072-626-3136	072-626-3136
	いえだ歯科医院	家田 靖丈	567-0041	茨木市下穂積3-12-31 072-631-6202	072-631-6375
	医療法人 西尾会 西尾歯科	西尾 拓郎	567-0065	茨木市上郡2丁目12-8 アルプラザ茨木2F 072-641-8181	072-641-8281
	竹末歯科医院	竹末 清高	567-0824	茨木市中津町18-23 プラザタツミビル2F 072-632-3009	072-632-3009
	医療法人 朝田歯科	朝田 浩司	567-0895	茨木市玉櫛2-29-20 072-632-8841	072-632-0074
	竹本歯科クリニック	竹本 誠司	569-0803	高槻市高槻町14-17 ケイトービル1F 072-685-9818	072-685-9817
	こむら歯科クリニック	小村 浩彰	569-0812	高槻市登美の里町22-28 072-693-3927	072-693-3927
	ほりお歯科医院	堀尾 嘉信	569-1042	高槻市南平台3-16-30 072-692-0061	072-692-3078
	大西歯科医院	大西 邦夫	569-1044	高槻市上土室1-12-1 美宏ビル1F 072-692-0370	072-692-0370
	にしたに歯科医院	西谷 直樹	569-1147	高槻市土室町45-24 072-695-6366	072-695-6366
	医療法人 靖正会 にしさんそう歯科ナカムラクリニック	中村 信一郎	571-0057	門真市元町27-3 06-6906-5454	06-6906-5455
	松本歯科医院㈲中央デンタルスタジオ	松本 元秀	571-0065	門真市垣内町7-7 06-6901-3849	06-6901-3849
	くすのき歯科医院	楠 哲郎	572-0028	寝屋川市日新町1-23 072-833-7100	072-833-7160
	医療法人 謙信会 あおぞら歯科クリニック	中岡 俊智	572-0084	寝屋川市香里南之町27-30 長楽ビル2F 072-835-2233	072-835-1414
	医療法人 明健会 西岡歯科クリニック	西岡 智秀	572-0863	寝屋川市明和1-16-19 072-821-0111	072-821-0110
	さかた歯科クリニック	坂田 育子	573-0017	枚方市印田町9-38 072-380-5167	072-380-5167
	デンタルクリニック イマホリ	今堀 智子	573-0021	枚方市中宮西之町24-18 072-805-3220	072-805-3220
	しのはら歯科医院	篠原 茉莉	573-0026	枚方市朝日丘町4-9 072-841-8020	072-843-8958
	医療法人 玉村歯科医院	玉村 忠嗣	573-0036	枚方市伊加賀北町7-41 072-861-5454	072-861-5464
	奥田歯科医院	奥田 裕久	573-0126	枚方市津田西町2丁目33-5 072-859-0778	072-859-1058
	サカモト歯科医院	坂本 守	574-0033	大東市扇町8-1 1F 072-803-6350	072-803-6351
	西田歯科・矯正歯科	西田 貴彦	575-0023	四條畷市楠公1-15-8 072-877-7001	072-877-7002
	デンタルクリニックふじい	藤井 公之	577-0817	東大阪市近江堂3-14-16 06-6722-8241	06-6722-8241
	オリーブ歯科クリニック	宮本 世智	577-0833	東大阪市柏田東町13-12 06-6726-0001	06-6726-0003
	青木歯科医院	青木 清高	578-0982	東大阪市吉田本町3-4-44 0729-64-8871	0729-64-8871
	医療法人 藤田歯科医院	藤田 規正	580-0024	松原市東新町3-6-18 072-332-0858	072-332-2018
	林歯科	林 讓治	580-0026	松原市天美我堂1-7 アサヒプラザ松原F棟201 072-333-3585	072-333-3585

都道府県	歯科医院	氏名	〒	住所 電話　FAX
大阪府	医療法人 吉村歯科医院	吉村 信一	545-0043	大阪市阿倍野区松虫通2-6-23 06-6661-4315　06-6661-4316
	春田歯科医院	春田 泰彦	545-0052	大阪市阿倍野区阿倍野筋4-18-4 06-6655-3640　06-6655-3641
	大田歯科	大田 康司	546-0031	大阪市東住吉区田辺5-15-16 06-6621-8219　06-6621-8219
	かみデンタルクリニック	山本 勝史	547-0004	大阪市平野区加美鞍作1-1-64-1F 06-6796-4446　06-6796-4447
	りぃ歯科医院	李 和錫	547-0004	大阪市平野区加美鞍作2-7-7 06-6792-8011　06-6792-8011
	小林歯科医院	小林 守	547-0031	大阪市平野区平野南1-7-28 06-6709-0660　06-6709-4433
	村上歯科医院	村上 正一	547-0033	大阪市平野区平野西5-1-16 ロイヤルハイツ平野103 06-6702-5663　06-6702-2344
	平井歯科	平井 拓也	547-0042	大阪市平野区平野市町2-7-12 06-6793-5454　06-6793-5454
	三好歯科医院	三好 秀幸	552-0016	大阪市港区三先1-4-5 06-6571-5070　06-6575-3561
	まつむら歯科	松村 和典	553-0005	大阪市福島区野田3-13-18 野田KTビル1階 06-6147-4188　06-6147-3984
	森歯科医院	森 明子	554-0002	大阪市此花区伝法6-3-2-103 06-6468-9594　06-6468-9594
	かとう歯科	加藤 雅勇	555-0022	大阪市西淀川区柏里3-4-2 サンウレージュ1F 06-4808-8555　06-4808-8777
	壺内歯科 なんば湊町診療所	壺内 豊	556-0017	大阪市浪速区湊町2-1-7 ルネッサ難波ビル1F 06-6648-1177　06-6648-1177
	ふじた歯科クリニック	藤田 昌弘	557-0041	大阪市西成区岸里3-3-12 06-6655-6480　06-6655-6481
	多田歯科	多田 信之	557-0052	大阪市西成区潮路1丁目10-3 06-6658-2657　06-6658-2657
	やぎ歯科医院	八木 明人	558-0011	大阪市住吉区苅田9-15-34 南海あびこビル2F 06-6698-0188　06-4303-4182
	中川歯科	中川 正男	558-0033	大阪市住吉区清水丘2-24-19 06-6671-5939　06-6671-5989
	おざき歯科	尾崎 慶太	558-0041	大阪市住吉区南住吉1-22-6 06-6699-8846　06-6699-8846
	医療法人 豊永会	安田 耕	558-0041	大阪市住吉区南住吉4-16-16 06-4700-8000　06-4700-8001
	大島歯科	大島 敏明	559-0016	大阪市住之江区西加賀屋1-1-34 06-6681-0418　06-6681-0415
	医療法人 池澤歯科クリニック	池澤 高志	560-0013	豊中市上野東2丁目1-1 上野一番館 06-6850-8020　06-6850-8020
	にしお歯科	西尾 裕司	560-0083	豊中市新千里西町1-2-11 千里中央アインス101 06-6873-8020　06-6873-8021
	よしむら歯科医院	吉村 亜希	560-0084	豊中市新千里南町3-1-14 ナカニシビル2F 06-6835-5547　06-6835-5547
	みつひさ歯科医院	光久 栄二	561-0858	豊中市服部西町1-10-3 コンフォートM1F 06-6865-3418　06-6865-3418
	さだ森歯科	定森 義典	562-0001	箕面市箕面5-1-4 072-725-3532　072-725-1173
	ながせデンタルクリニック	永瀬 省互	562-0003	箕面市西小路2丁目7-21-1F 072-725-0007　072-725-0888
	ふじい歯科医院	藤井 孝之	562-0032	箕面市小野原西4丁目1-27 072-726-4618　072-726-4040
	医療法人 石井歯科医院	石井 和雄	563-0032	池田市石橋3-6-1 ヴィラ・リーセント101号 072-760-4618　072-760-4182
	医療法人 豊永会 きのもと歯科	木ノ本 喜史	564-0072	吹田市出口町28-1 ラガール豊津1F 06-6192-8020　06-6192-8020
	バイオデンタルクリニック	西山 左枝子	564-0082	吹田市片山町1-3-17 BHビル2F 06-6380-8400　06-6380-8500
	三浦歯科	三浦 淳宏	564-0082	吹田市片山町1-31-13 06-6388-2232　06-6388-2232

都道府県	歯科医院	氏名	〒	住所	電話	FAX
京都府	医療法人 杉岡歯科医院	杉岡 真一	620-0804	福知山市石原2-298	0773-20-5007	0773-20-5020
	安井歯科医院	安井 公子	621-0861	亀岡市北町16	0771-22-0265	0771-22-6341
	馬場歯科医院	馬場 俊郎	624-0816	舞鶴市字伊佐津66-8	0773-78-4075	0773-78-4076
	にしむら歯科クリニック	西村 準也	624-0841	舞鶴市引土86-9	0773-78-4500	0773-78-4555
	竹屋町森歯科クリニック	森 昭	624-0928	舞鶴市竹屋20	0773-76-9186	0773-76-9185
	森歯科医院	森 隆	625-0024	舞鶴市田中町19-3	0773-63-6480	0773-63-8269
	五条内藤歯科	内藤 一真	625-0036	舞鶴市字浜779	0773-64-1538	0773-64-1696
	医療法人 まるめデンタルクリニック	田中 まる女	629-2261	与謝郡与謝野町字男山479-2	0772-46-0245	0772-46-0268
大阪府	医療法人 輝笑会 いちき歯科	市来 正博	530-0044	大阪市北区東天満1-10-10-2F	06-6355-2073	06-6355-2074
	医療法人 恵和会 木下歯科医院	木下 惠嗣	531-0074	大阪市北区本庄東1-21-16	06-6376-4477	06-6371-0149
	玉利歯科医院	玉利 秀樹	532-0024	大阪市淀川区十三本町2-14-5	06-6308-1180	06-6308-1180
	末廣歯科医院	末廣 恒生	532-0032	大阪市淀川区三津屋北1-33-13	06-6305-6644	06-6305-6634
	岡田歯科医院	岡田 正博	532-0033	大阪市淀川区新高3-9-14 ピカソ三国ビル3F	06-6393-8144	06-6393-8074
	近藤歯科	近藤 幹雄	532-0033	大阪市淀川区新高6丁目5-21	06-6395-1543	06-6395-0442
	悠デンタルクリニック	田路 雅彦	533-0013	大阪市東淀川区豊里7-19-4 サンライズ御瑞宝2F	06-6325-0205	06-6325-0209
	なかじま歯科	中嶋 作治	534-0016	大阪市都島区友渕町1-6-3 ローレルスクエア都島ノースウィング1F	06-6925-9990	06-6925-9990
	倉松歯科医院	倉松 常俊	535-0001	大阪市旭区太子橋1-2-29	06-6953-6722	06-6953-6733
	よしだ歯科	吉田 忠史	536-0002	大阪市城東区今福東2-7-15 第2泰平ビル2F	06-6931-1182	06-6931-1199
	医療法人 むらさき歯科医院	村崎 彰宏	536-0006	大阪市城東区野江4-1-8 コスモテール城北202号	06-6939-1901	06-6939-1902
	せきめ歯科クリニック	碇 晋太郎	536-0007	大阪市城東区成育5-19-9-106	06-6786-0202	06-6786-0203
	医療法人 吉田歯科医院	吉田 啓示	537-0001	大阪市東成区深江北2-1-3 東陽ビル2F	06-6971-1888	06-6971-8883
	ごとう歯科クリニック	後藤 修一郎	538-0035	大阪市鶴見区浜5丁目南1-13 モン・ピーエス1F	06-6914-6111	06-7492-1125
	医療法人 吉岡歯科医院	吉岡 愼郎	538-0051	大阪市鶴見区諸口3-1-21 エクセル・ラ・ヴェール2階	06-6914-2525	06-6914-2526
	よしだ歯科クリニック	吉田 由子	538-0051	大阪市鶴見区諸口4-14-8	06-6912-8615	06-6912-8613
	医療法人 M&N 岡本歯科医院	岡本 政行	538-0052	大阪市鶴見区横堤1-12-6	06-6913-3045	06-6913-5970
	トモコ歯科医院	松平 朋子	540-0021	大阪市中央区大手通1-4-10 大手前フタバビル1F	06-6809-4618	06-6809-4619
	ツインデンタルクリニック	呉 沢哲	540-6121	大阪市中央区城見2丁目1-61 ツイン21 MIDタワー21F	06-6947-7118	06-6947-7120
	中田歯科医院	中田 朋宏	542-0073	大阪市中央区日本橋2-12-1	06-6641-1478	06-6645-1877
	真田山歯科	森下 陽介	543-0013	大阪市天王寺区玉造本町9-1 フォレスト真田山1階	06-6710-4184	06-6710-4185
	さとう歯科	佐藤 充男	543-0031	大阪市天王寺区石ヶ辻町17-14-102	06-6772-8148	06-6772-8148
	いこま歯科医院	生駒 勇人	545-0022	大阪市阿倍野区播磨町1-20-15	06-6621-6480	06-6621-6480

都道府県	歯科医院	氏名	〒	住所 電話	FAX
三重県	みらい歯科	佐藤 雄一郎	512-8048	四日市市山城町745-1 059-336-3311	059-336-3300
	林歯科医院	林 竜一郎	513-0854	鈴鹿市末広北2-8-20 059-383-1772	059-395-6480
	前田歯科医院	前田 圭司	514-0016	津市乙部12-11 059-226-3914	059-225-8237
	増井歯科	増井 正大	514-0064	津市長岡町800-501 059-221-0200	059-221-0200
	川村歯科クリニック	川村 敏之	514-0315	津市香良洲町1156 059-292-3402	059-292-3419
	亀井歯科	亀井 貴彦	514-0831	津市本町23-16 059-227-5673	050-3383-2665
	ふくもり歯科	福森 哲也	514-1114	津市久居井戸山町868-5 059-255-1419	059-255-1419
	勝田歯科医院	勝田 宗宏	514-1136	津市久居東鷹跡町9番地 059-255-2044	059-255-8811
	つじ歯科医院	辻 冷子	515-0325	多気郡明和町竹川44-5 0596-53-2222	0596-53-2223
	しもさと歯科クリニック	下里 武巳	515-0332	多気郡明和町馬之上1181-1 0596-64-8212	0596-64-8212
	医療法人 宇治山田歯科医院	片山 昇	516-0037	伊勢市岩渕2-4-37 0596-21-5888	0596-21-5333
	タニグチ歯科医院	谷口 八起	517-0502	志摩市阿児町神明2130-1 0599-44-0071	0599-44-0074
	かめやま歯科口腔クリニック	高山 啓禎	519-0102	亀山市和田町1488-318 0595-84-0084	0595-84-0085
	平田歯科クリニック	平田 貴士	519-0606	伊勢市二見町荘71-3 0596-44-0003	0596-44-0120
滋賀県	大津京おおくぼ歯科医院	大久保 康則	520-0025	大津市皇子が丘3丁目4-31 077-521-1500	077-521-1503
	岡田歯科医院	岡田 清隆	520-0248	大津市仰木の里東5-10-1 077-574-1888	077-574-1901
	野玉歯科医院	野玉 智弘	520-0851	大津市唐橋町6-8 077-534-2240	077-534-2141
	西田歯科医院	西田 武仁	520-3431	甲賀市甲賀町大原中1072-9 0748-88-4334	0748-88-4334
	小川歯科医院	小川 勝弘	521-1221	東近江市垣見町719 0748-42-2130	0748-42-2130
	やまぐち歯科	山口 靖彦	525-0050	草津市南草津3丁目5-4 077-561-4000	077-561-2535
	松本歯科医院	松本 秀規	529-0232	長浜市高月町落川19-1 0749-85-4878	0749-85-5222
京都府	医療法人 健進会 林歯科診療所	林 誠司	600-8846	京都市下京区朱雀宝蔵町14 075-313-0024	075-384-0643
	ひご歯科医院	肥後 芳樹	601-1347	京都市伏見区醍醐合場町8-17 075-572-0313	075-572-0314
	きしもと歯科医院	岸本 知弘	603-8162	京都市北区小山東大野町52 075-441-5959	075-414-6369
	まさき歯科クリニック	正木 貞行	606-0007	京都市左京区岩倉東五田町14 075-703-7070	075-703-7070
	米田歯科医院	米田 正彦	610-0343	京田辺市大住大欠7-11 0774-63-6746	0774-63-6746
	くめ歯科クリニック	久米 博文	611-0021	宇治市宇治若森29-7 0774-34-0248	0774-34-0218
	医療法人社団 将医会 くいなばしデンタルクリニック	柴田 将臣	612-8415	京都市伏見区竹田中島町206番地 地下鉄くいな橋駅前ビル1F 075-643-3545	075-643-3546
	医療法人社団 永和会 西院デンタルクリニック	富永 康彦	615-0011	京都市右京区西院東淳和院町1-1 アフレ西院3F 075-322-3338	075-322-3339
	佐々木歯科医院	佐々木 悦男	615-8035	京都市西京区下津林芝ノ宮町17 075-391-1460	075-392-9580
	医療法人 みらい いばらき歯科クリニック	茨木 敢	616-8181	京都市右京区太秦京ノ道町14-3 アトラスグランドメゾン1F 075-864-0223	075-864-0223

都道府県	歯科医院	氏名	〒	住所	電話	FAX
愛知県	医療法人 恒陽会 松浦歯科・矯正歯科	松浦 恒存	482-0022	岩倉市栄町1-38	0587-37-0450	0587-37-0821
	カジウラ歯科	梶浦 哲也	482-0042	岩倉市中本町川添21-1	0587-66-6480	0587-66-6480
	よつ葉歯科クリニック	服部 勝	483-8113	江南市天王町五反林142-2	0587-53-8214	0587-53-8982
	すずき歯科医院	鈴木 雄一郎	483-8417	江南市東野町烏森70	0587-81-5234	0587-81-5235
	医療法人 俊明会 いわい歯科医院	岩井 克眞	483-8423	江南市東野町郷前西38番地	0587-56-3377	0587-56-3844
	阿部歯科医院	阿部 正俊	484-0081	犬山市大字犬山字下時迫間12-1	0568-62-7818	0568-61-8423
	たけのこ歯科	内藤 岳彦	484-0083	犬山市東古券424-9	0568-39-6522	0568-39-6523
	花水木歯科	鈴木 澄	485-0029	小牧市中央5-248	0568-72-8148	0568-68-6882
	加藤歯科	加藤 益丈	485-0058	小牧市小木3-152	0568-73-8338	0568-73-8312
	医療法人 恒輝会 稲垣歯科	稲垣 輝行	485-0803	小牧市高根2丁目324番地	0568-78-2525	0568-78-2500
	ミズノデンタルクリニック	水野 有功	486-0849	春日井市八田町8-3-1 ソレールビル2F	0568-56-1717	0568-56-1717
	医療法人 参方善さくら会 たんぽぽ歯科	黒瀬 絵里奈	486-0927	春日井市柏井町4-17 春日井イオン4F	0568-83-5118	0568-83-5118
	医療法人 スリーワイ ナガイ歯科	永井 伸頼	488-0815	尾張旭市西大道町六兵衛前3911	0561-54-5511	0561-54-7153
	Kデンタルクリニック	川瀬 健輔	489-0912	瀬戸市西松山町3-73	0561-97-1165	0561-97-1165
	医療法人社団 共生会 冨永歯科医院	冨永 和男	489-0921	瀬戸市田端町2-12-1	0561-21-1148	0561-21-1907
	医療法人 愛慧会 すぎとう歯科クリニック	杉藤 庄平	490-1222	あま市木田八反田38	052-445-6789	052-449-2488
	キフネ歯科	五藤 正明	491-0201	一宮市奥町字貴船東5-1	0586-64-1188	0586-64-1184
	岩田歯科医院	岩田 幸久	491-0201	一宮市奥町甚四前31番地	0586-63-4182	0586-63-4182
	にしかわ歯科クリニック	西川 平	493-0001	一宮市木曽川町黒田十ノ通り167-1	0586-84-4181	0586-84-4181
	きたいま歯科	竹中 一宏	494-0004	一宮市北今字再鳥3-11	0586-62-2497	0586-61-6928
三重県	医療法人 明陽会 かなや歯科医院	田中 明	510-0086	四日市市諏訪栄町21-3	059-354-3678	059-352-2097
	ゆみ子歯科	清野 由美子	510-0243	鈴鹿市白子3丁目1-20	059-388-4936	059-386-8562
	医療法人 コンドウ歯科医院	近藤 聡	510-0836	四日市市松本3-10-2	059-357-4618	059-357-4619
	菰野きむら歯科	木村 雅之	510-1232	三重郡菰野町宿野100-1	059-340-4188	059-340-6611
	いながき歯科	稲垣 司	510-1234	三重郡菰野町福村420-3	059-394-4618	059-394-4619
	中道歯科医院	中道 尚	510-1245	三重郡菰野町大羽根園松ケ枝町6-1	059-393-1600	
	さかのデンタルクリニック	坂野 雅洋	510-8123	三重郡川越町豊田一色179-5	059-363-1182	059-363-1182
	二之宮歯科医院	二之宮 洋平	511-0432	いなべ市北勢町東村280-5	0594-72-8001	0594-72-8001
	星野歯科医院	星野 良行	511-0811	桑名市東方220	0594-23-1182	0594-23-1203
	さくら歯科	永田 肇	512-1211	四日市市桜町1278番3	059-326-0054	059-340-8001
	医療法人 HIMAWARI 歯科診療所ひまわり	井上 博	512-8041	四日市市山分町491-1	059-361-5100	059-361-5103

都道府県	歯科医院	氏名	〒	住所	電話	FAX
愛知県	医療法人 広充会 小島歯科	小島 弘充	463-0079	名古屋市守山区幸心1-717	052-794-1184	052-880-4548
	こうべ歯科医院	梅田 幸宏	463-0083	名古屋市守山区村合町201番	052-758-6788	052-758-6788
	せこ歯科クリニック	後藤 康之	463-0090	名古屋市守山区瀬古東2-110	052-796-1400	052-796-1416
	医療法人 塚本歯科クリニック	塚本 高久	464-0071	名古屋市千種区若水3-20-24	052-722-8778	052-722-6616
	ひまわりデンタルクリニック	伊藤 大輔	465-0031	名古屋市名東区富が丘24-1 イーストウィング1F	052-769-4181	052-769-4183
	あさの歯科クリニック	浅野 惇太	465-0085	名古屋市名東区西山本通3-14	052-734-4183	052-734-4274
	デンタルオフィス若	若山 浩一郎	465-0086	名古屋市名東区代万町3-11-1 エイジトピア星ヶ丘ドクターズビル2F	052-705-7171	052-705-7272
	たきかわの森歯科クリニック	長谷川 正和	466-0815	名古屋市昭和区山手通2-9-1 アビタシオン山手2C	052-680-8510	052-680-8539
	こざわ歯科クリニック	小澤 武史	466-0833	名古屋市昭和区隼人町11-2	052-834-0002	052-846-4006
	医療法人 鈴木歯科クリニック	鈴木 勝博	467-0831	名古屋市瑞穂区惣作町1-29	052-882-8108	052-882-8204
	医療法人 スピック歯科クリニック	山田 英史	468-0042	名古屋市天白区海老山町1605	052-805-0811	052-805-9680
	みやわき歯科	宮脇 利明	470-0101	日進市三本木町下川田680-34	0561-74-3418	0561-72-3364
	ともデンタルクリニック	上田 知樹	470-0115	日進市折戸町梨子ノ木28-234	0561-72-8441	0561-72-8441
	中井歯科医院	中井 英貴	470-0136	日進市竹の山3-208	0561-72-6484	0561-72-6484
	医療法人 幸創会 むとう歯科医院	武藤 直広	470-0151	愛知郡東郷町大字諸輪字中木戸西304番1	0561-38-2161	0561-38-2191
	野々山歯科医院	野々山 郁	470-0162	愛知郡東郷町大字春木字上正葉廻間13-1	0561-38-5158	0561-38-4412
	浄水ファミリー歯科クリニック	重田 康仁	470-0343	豊田市浄水町南平21-1	0565-44-8585	0565-44-8581
	永覚歯科クリニック	玉川 秀泰	470-1206	豊田市永覚新町1-49-1	0565-27-9711	0565-27-9711
	ふき歯科クリニック	久原 隆	470-2531	知多郡武豊町大字冨貴字外面50-4	0569-73-4420	0569-74-0148
	知立加藤歯科	加藤 寿彦	472-0033	知立市中町中23-1	0566-81-0245	0566-81-0245
	医療法人社団 崇桜会 若林歯科	米崎 美桜	473-0914	豊田市若林東町棚田161-7	0565-53-6844	0565-54-0346
	きんばら歯科	金原 匡志	474-0027	大府市追分町1-203-1	0562-47-8833	0562-47-8931
	荻須歯科医院	荻須 政宏	474-0038	大府市森岡町4丁目812番地	0562-48-8558	0562-48-8558
	医療法人 宗和 三和歯科	杉浦 和巳	475-0917	半田市清城町2-13-24	0569-23-1841	0569-23-1841
	杉山歯科医院	杉山 勝俊	477-0037	東海市高横須賀町西岨17-3	0562-32-2436	0562-32-2544
	竹内歯科医院	竹内 信彦	478-0021	知多市岡田野崎33	0562-55-0006	0562-55-0007
	中村歯科医院	中村 充良	479-0853	常滑市本郷町3-273	0569-43-7077	0569-43-7078
	わだち歯科クリニック	森 俊輔	480-0107	丹羽郡扶桑町大字高木字白山前423番	0587-93-6777	0587-93-6888
	古戦場なかた歯科	中田 茂樹	480-1112	長久手市砂子206	0561-62-7575	0561-62-7575
	医療法人 樹翔会	田中 宏幸	480-1167	長久手市仲田708	0561-61-6474	0561-61-6475
	医療法人 康樹会 はまじま歯科クリニック	浜島 悟	482-0002	岩倉市大市場町郷前286-5	0587-37-0030	0587-38-6858

都道府県	歯科医院	氏名	〒	住所 電話	FAX
愛知県	いな歯科クリニック	伊奈 慶典	444-0909	岡崎市橋目町字御小屋西81-1 0564-64-7100	0564-64-2100
	いづかファミリー歯科	猪塚 研	444-1305	高浜市神明町1-2-36 0566-95-0303	0566-95-0305
	かとう歯科クリニック	加藤 雅民	444-1331	高浜市屋敷町4丁目2-15 0566-54-4488	0566-54-4560
	大樹寺歯科	小松 尚孝	444-2134	岡崎市大樹寺3-6-10 0564-83-8448	0564-83-8449
	竹内歯科桜形医院	竹内 朗人	444-3435	岡崎市桜形町字福塚40-3 0564-84-2771	0564-84-2771
	平和歯科医院	林 泰成	445-0021	西尾市駒場町七ツ田83 0563-52-4618	0563-52-4500
	尾澤歯科医院	尾澤 登	445-0822	西尾市伊文町66番地 0563-57-2973	0563-57-2973
	青葉歯科クリニック	森田 修	448-0003	刈谷市一ツ木町4-5-17 0566-63-2332	0566-63-2332
	医療法人H&T にしじま歯科	西嶋 宏禮	448-0003	刈谷市一ツ木町4-7-8 0566-62-8888	0566-62-8880
	やまうち歯科	山内 大治	448-0033	刈谷市丸太町5-2-2 0566-45-7001	0566-45-7003
	馬渕歯科医院	飯塚 慎也	451-0023	名古屋市西区城北町2-84-2 052-531-2281	052-531-2281
	梅兼歯科	河辺 定治	451-0053	名古屋市西区枇杷島4-24-19 052-531-8241	052-531-8835
	佐藤歯科クリニック	佐藤 信明	451-0062	名古屋市西区花の木3-19-5 佐藤ビル1階 052-528-3718	052-528-3739
	いとう歯科医院	伊藤 隆敏	452-0805	名古屋市西区市場木町280番地 052-502-3285	052-502-3285
	おおまえ歯科医院	大前 英子	452-0942	清須市清洲1-21-13 052-408-0800	052-408-0804
	林歯科	林 裕久	453-0045	名古屋市中村区藤江町3-49-2 052-471-1180	052-700-6233
	近藤歯科医院	近藤 康史	454-0052	名古屋市中川区花塚町2-43 052-351-9119	052-351-9257
	中川友愛歯科	大柳 和貴	454-0915	名古屋市中川区横井2-1-2F 052-419-0555	052-419-0511
	abcデンタルクリニック	白水 紀充	454-0937	名古屋市中川区法華西町2丁目26-1 052-355-1182	052-355-1184
	戸田ふたば歯科	林 豊大	454-0961	名古屋市中川区戸田明正2丁目301番地 052-439-1112	052-439-1115
	みなと中央歯科	近藤 英人	455-0018	名古屋市港区港明1-1-2 メディカルビル2F 052-651-1070	052-651-1076
	医療法人 育真会 ハートデンタルクリニック	小川 麻子	455-0066	名古屋市港区寛政町2-33 052-654-1817	052-654-1817
	西川歯科医院	西川 昌志	455-0883	名古屋市港区知多1-806 052-301-4182	052-301-4190
	あつたの森歯科クリニック	高田 朋太郎	456-0032	名古屋市熱田区三本松町13-17 052-884-8461	052-884-8462
	川本歯科医院	川本 義清	457-0023	名古屋市南区芝町57-1 052-822-4100	052-822-4100
	荒木歯科	荒木 進	458-0833	名古屋市緑区青山2-196 052-623-0033	052-623-0033
	医療法人 みずの歯科医院	水野 耕一	460-0002	名古屋市中区丸の内2-8-5 052-203-0088	052-203-0088
	磯村歯科医院	磯村 直輝	460-0011	名古屋市中区大須3-10-10 052-261-4849	052-262-7262
	サンデンタル	南 留美子	460-0011	名古屋市中区大須3-30-60 大須301ビル5F 052-269-1818	052-269-1823
	ぽく歯科室	尾藤 睦	461-0001	名古屋市東区泉3-7-1 パーク泉2-B 052-936-8020	052-936-8030
	宮田歯科医院	宮田 宗	462-0023	名古屋市北区安井2-3-16 052-912-8148	052-912-8148

都道府県	歯科医院	氏名	〒	住所 電話	 FAX
静岡県	愛歯科原田診療所	原田 博己	413-0011	熱海市田原本町9-1 第一ビル6F 0557-85-8020	 0557-85-8021
	エムアイデンタルクリニック	井原 雅人	414-0035	伊東市南町2-3-23 0557-38-8831	 0557-38-8840
	みむら歯科医院	三村 喜一郎	418-0114	富士宮市下条71-5 0544-58-3811	 0544-58-3811
	望月歯科医院	望月 博	420-0009	静岡市葵区神明町100 054-254-2633	 054-254-2633
	くりやま歯科	栗山 直子	420-0886	静岡市葵区大岩4-24-1 054-246-4554	 054-246-4554
	すえのぶクローバー歯科医院	末延 慎司	420-0911	静岡市葵区瀬名1-14-3 054-294-8383	 054-294-8369
	小嶋デンタルクリニック	小嶋 隆三	422-8042	静岡市駿河区石田3-11-32 054-654-1020	 054-654-1021
	医療法人社団 UG会 多田歯科医院	多田 祐介	422-8063	静岡市駿河区馬渕3-1-17 054-282-1011	 054-286-5312
	まさ歯科クリニック	室伏 正樹	424-0065	静岡市清水区長崎732 054-348-5086	 054-348-5086
	医療法人社団 仁 安藤歯科クリニック	安藤 真季	424-0846	静岡市清水区木の下町213 054-345-0446	 054-345-8859
	酒井歯科医院	酒井 和正	425-0044	焼津市石津向町21-18 054-624-7722	 054-624-7722
	八木歯科三和クリニック	八木 順右	425-0064	焼津市三和1603 054-623-1177	 054-623-6445
	アースやまぐち歯科 矯正歯科医院	山口 芳照	430-0807	浜松市中区佐藤2-25-26 053-461-2906	 053-461-0001
	深谷歯科医院	深谷 和貴	430-0917	浜松市中区常盤町133-15 053-452-1794	 053-452-2484
	大野歯科医院	大野 守弘	430-0946	浜松市中区元城町118-8 053-456-2415	 053-456-4800
	浜北歯科医院	砂田 徳保	434-0043	浜松市浜北区中条1288 053-586-3222	 053-586-3930
	小野田歯科医院	小野田 好宏	436-0052	掛川市柳町58-2 0537-22-2406	 0537-22-1555
	あつみ歯科	渥美 哲昭	438-0077	磐田市国府台25-1 0538-21-0888	 0538-21-0123
	のだ歯科医院	野田 俊樹	438-0078	磐田市中泉3丁目9-1 0538-33-6000	 0538-30-6706
愛知県	すずき歯科	鈴木 啓元	441-3415	田原市神戸町新大坪135 0531-23-0033	 0531-23-0839
	すずきファミリー歯科	鈴木 郁元	441-8112	豊橋市牧野町189-1 0532-39-8400	 0532-39-8401
	松井歯科医院	松井 和博	441-8125	豊橋市野依台1-34-1 0532-25-8818	 0532-35-7444
	とよおか歯科医院	浅井 信博	443-0011	蒲郡市豊岡町平田門22-2 0533-67-5550	 0533-67-5550
	おおつかファミリー歯科	山本 浩司	443-0013	蒲郡市大塚町産子山42-3 0533-59-6806	 0533-59-6805
	くまはち歯科	太田 桂子	444-0071	岡崎市稲熊町8-125-1 0564-73-0807	 0564-73-0807
	やまもと歯科醫院	山本 司将	444-0102	額田郡幸田町久保田本郷46-6 0564-63-1171	 0564-63-1175
	植田歯科医院	植田 晃弘	444-0116	額田郡幸田町大字芦谷字幸田28 0564-62-0056	 0564-63-2808
	医療法人 愛成会 すずき歯科医院	鈴木 康裕	444-0247	岡崎市下三ツ木町西ノ宮45-1 0564-43-1616	 0564-43-1405
	なべたデンタルクリニック	鍋田 伸郎	444-0823	岡崎市上地3丁目8-7 0564-52-8181	 0564-52-8184
	東海歯科醫院	加藤 賢吾	444-0869	岡崎市明大寺町出口42-1 0564-65-6355	 0564-65-6377
	三井歯科医院	三井 康義	444-0873	岡崎市竜美台1-7-11 0564-54-8211	 0564-58-3210

都道府県	歯科医院	氏名	〒	住所 電話	FAX
福井県	ひまわり歯科クリニック	鈴木 光代	916-0028	鯖江市小黒町2-10-1 0778-25-1181	0778-25-1308
	歯科大下医院	鈴木 友子	917-0078	小浜市大手町22-36-2-2F 0770-52-3791	0770-52-3792
	しば歯科医院	志羽 理至	918-8016	福井市江端町24-21-2-1F 0776-38-7000	0776-38-5911
	医療法人 永井歯科医院	永井 理	918-8055	福井市若杉2-1537 0776-36-2222	0776-36-2016
	医療法人 橋本歯科医院	橋本 勝人	918-8183	福井市浅水三ケ町5-27-2 0776-38-7100	0776-38-0017
岐阜県	医療法人 誠実会 赤塚歯科医院	赤塚 卓司	500-8384	岐阜市薮田南5丁目12-12 058-272-2466	058-272-2466
	まなべ歯科クリニック	眞鍋 圭介	501-0115	岐阜市鏡島南1-11-15 058-251-0333	058-251-0333
	のぞみ歯科クリニック	渋谷 太郎	501-0426	本巣郡北方町東加茂1丁目63番地 058-324-8232	058-324-8232
	りょうすけ歯科クリニック	林 亮介	501-0521	揖斐郡大野町黒野1723-4 0585-36-0363	0585-36-0353
	筧歯科医院	筧 錦子	501-4222	郡上市八幡町島谷1465 0575-65-3188	0575-65-3192
	秋田歯科医院	秋田 裕明	501-6002	羽島郡岐南町三宅2-119 058-247-1196	058-247-1196
	はま歯科医院	濱 昌代	501-6224	羽島市正木町大浦79の2 058-394-4662	058-394-4662
	まつだ歯科クリニック	松田 佳大	502-0929	岐阜市則武東4-6-9 058-214-8148	058-214-8149
	荒尾歯科医院	林 玲子	503-0034	大垣市荒尾町1187 0584-91-8782	0584-92-1707
	ハリヨ歯科	長縄 真貴子	503-0807	大垣市今宿5丁目11-1 0584-74-1182	0584-74-1183
	くおん歯科医院	浅野 英成	504-0025	各務原市那加野畑町1丁目132 058-380-3515	058-337-1886
	いちょう通り歯科	郷 純平	504-0821	各務原市蘇原瑞雲町4-13 058-383-8030	058-260-8025
	ステーション歯科たじみ	三原 理智	507-0033	多治見市本町2-70-5 東鉄ビル1F 0572-25-4618	0572-25-4619
	根本歯科医院	住吉 陽平	507-0065	多治見市根本町3-99 0572-27-7522	0572-27-7522
	やまむら歯科	山村 善治	509-0256	可児市東帷子3874 0574-69-0752	0574-69-0753
	福井歯科医院	福井 克仁	509-0401	加茂郡七宗町上麻生2508-2 0574-48-1029	0574-48-2207
静岡県	パートナー歯科	黒澤 まゆ	410-0022	沼津市大岡1719-1-101 055-951-1150	055-963-7745
	医療法人社団 高志会 あさい歯科クリニック	浅井 裕之	410-0807	沼津市錦町648-18 055-963-5226	055-954-2007
	矢田歯科医院	矢田 誠	410-0832	沼津市御幸町10-27 055-931-0157	055-931-0177
	シラカベ歯科医院	白壁 浩之	410-0863	沼津市本字下一丁田889-7 055-952-3333	055-952-3333
	カシワ木歯科医院	柏木 秀俊	410-1121	裾野市茶畑字金山256-4 055-993-6108	055-993-6612
	藤井歯科医院	藤井 規之	410-3501	賀茂郡西伊豆町宇久須834-3 0558-55-0321	0558-55-1171
	細川歯科医院	細川 英夫	411-0852	三島市東町13-26 055-981-3200	055-981-4545
	せき歯科クリニック	関 聖太郎	411-0915	駿東郡清水町的場1-9 055-981-2633	055-981-2634
	二枚橋歯科医院	渡邉 栄一郎	412-0021	御殿場市二枚橋230-3 0550-81-4618	0550-81-4618
	医療法人社団 青峰会 ひまわり歯科クリニック	鎌田 耕	412-0046	御殿場市保土沢454-1 0550-89-7530	0550-89-7539

都道府県	歯科医院	氏名	〒	住所 電話	FAX
新潟県	しぶや歯科医院	渋谷 佳伸	940-0861	長岡市川崎町581-4 0258-36-1820	0258-28-3811
	古正寺ファミリー歯科	渡邊 一也	940-2106	長岡市古正寺1-3058-2 0258-29-6480	0258-29-6480
	羽尾歯科医院 春日山	羽尾 博嗣	943-0807	上越市春日山町3-18-41 025-527-4618	025-527-4648
	いわふね歯科クリニック	岩舩 素子	943-0882	上越市中田原160-42 025-525-2340	025-546-7097
	ホープ歯科クリニック	阿部 昌義	948-0051	十日町市寿町2-6-25 025-752-0525	025-752-4697
	えびがせファミリー歯科	西村 雄介	950-0806	新潟市東区海老ケ瀬3008番 025-385-6074	025-385-6079
	善隆歯科クリニック	渡辺 善隆	950-0983	新潟市中央区神道寺1-6-12 025-241-5501	025-241-5502
	きちろく歯科医院	白野 学	950-1327	新潟市西蒲区中之口523-1 025-375-2786	025-375-2786
	レオ歯科クリニック	田澤 貴弘	950-2041	新潟市西区坂井東5-25-21 025-374-4374	025-374-4374
	岡崎歯科医院	岡崎 恵美子	951-8062	新潟市中央区西堀前通4-735 025-229-0013	025-229-0013
	横山歯科医院	横山 茂	955-0842	三条市島田2-6-25 0256-33-7575	0256-33-7580
	ハート歯科クリニック	村上 心平	957-0067	新発田市中曽根町1-3-10 0254-21-7667	0254-21-7666
	さとう歯科クリニック	佐藤 聡	958-0854	村上市田端町8-10 0254-53-8330	0254-53-8331
	医療法人社団 デンタルクリニックツチヤ	土屋 信人	959-0264	燕市吉田3751 0256-93-1182	0256-93-1185
富山県	西町岡田歯科	岡田 信昭	930-0063	富山市太田口通り1-2-7 076-421-5451	076-464-3303
	広野歯科クリニック	廣野 善丈	930-0163	富山市栃谷156-3 076-427-0088	076-427-0688
	山田歯科医院	山田 隆寛	932-0052	小矢部市泉町7-10 0766-67-6000	0766-68-0900
	加藤歯科医院	加藤 葉月	935-0015	氷見市伊勢大町1-7-12 0766-74-2450	0766-74-2790
	竹口歯科クリニック	竹口 英人	935-0104	氷見市堀田217-2 0766-91-7740	0766-91-7740
	歯科ミントクリニック	竹島 健太郎	936-0023	滑川市柳原85-1 076-471-5533	076-471-5627
	奥川歯科医院	奥川 裕司	937-0054	魚津市金浦町4-16 0765-22-0090	0765-22-0231
	さくらの木歯科	長澤 勝将	939-0115	高岡市福岡町下蓑新426-2 0766-64-0507	0766-64-0508
	わたなべ歯科クリニック	渡辺 光生	939-0271	射水市大島北野49-19 0766-52-0550	0766-52-0550
	医療法人社団 嶋歯科クリニック	嶋 直毅	939-0363	射水市中太閤山1-1 パスコ2F 0766-56-9222	0766-56-9222
	医療法人 ファボーレ矯正・小児歯科	片岡 源司	939-2716	富山市婦中町下轡田165-1 ファボーレ2F 076-466-4618	076-466-1715
石川県	あらき歯科	荒木 博三	921-8034	金沢市泉野町1-17-20 076-242-4185	076-242-4185
	なかはま歯科医院	中浜 淳	921-8175	金沢市山科1-1-11 076-280-2020	076-280-3636
	髙橋歯科医院	髙橋 聖一	923-0861	小松市沖町ソ-112 0761-23-3939	0761-24-4771
	医療法人社団 笑幸会 スマイル歯科	打田 吉輝	923-0921	小松市土居原町760 0761-22-8388	0761-22-8856
福井県	はじめ歯科診療所	中村 元	910-0005	福井市大手2-7-15 明治安田生命福井ビル5F 0776-25-6480	020-4667-8425
	たかはし歯科	髙橋 均	914-0125	敦賀市若葉町2丁目1102 0770-21-3737	0770-21-3737

都道府県	歯科医院	氏名	〒	住所 電話	FAX
神奈川県	医療法人社団 進歯会 大田歯科クリニック	田中 雄一郎	252-0143	相模原市緑区橋本3-15-17 042-774-1088	042-774-1088
	サン歯科クリニック	三好 光平	252-0243	相模原市中央区上溝2179-4-105 042-763-8118	042-733-8186
	よつばのクローバー歯科	鷲見 妙美	252-0245	相模原市中央区田名塩田3-9-54 042-778-6808	042-778-6808
	加藤歯科クリニック	加藤 一成	252-0253	相模原市中央区南橋本2-6-6 ライオンズマンション南橋本102 042-772-5645	042-772-5645
	浜口歯科クリニック	浜口 文彦	252-0303	相模原市南区相模大野7-18-3-102 042-860-1511	042-860-1510
	やがた歯科医院	輻形 信次	252-0306	相模原市南区栄町1-15 042-742-3775	042-742-3775
	はやかわ歯科クリニック	早川 英彦	252-0311	相模原市南区東林間3-8-16 042-701-8247	042-701-8249
	医療法人 明仁会 アキチ歯科医院	秋知 明	252-0318	相模原市南区上鶴間本町8-14-16 042-741-8311	042-741-8312
	三好歯科クリニック	三好 正倫	252-0804	藤沢市湘南台3-3-5 0466-46-6480	0466-47-8334
	医療法人 賢信会 柴垣歯科医院	柴垣 博一	252-1124	綾瀬市吉岡2366-1 0467-76-1889	0467-76-8778
	笹田歯科医院	笹田 かすみ	253-0052	茅ヶ崎市幸町6-1 湘南医療ビル3F 0467-57-1020	0467-57-1020
	医療法人 進歯会 フレンズ歯科医院	田中 千絵	253-0085	茅ヶ崎市矢畑620-1 フレスポ茅ヶ崎内 0467-82-4618	0467-82-4618
	久保田歯科医院	久保田 俊哉	254-0807	平塚市代官町12-1 0463-21-3737	0463-21-3737
	医療法人社団 有近歯科医院	有近 一幸	255-0003	中郡大磯町大磯1062 0463-61-6060	0463-61-6554
	あめみや歯科医院	雨宮 博志	257-0006	秦野市北矢名49-1 0463-76-6480	0463-76-6480
	医療法人社団 ODA会 小田歯科医院	小田 正彦	259-1145	伊勢原市板戸155-4 0463-92-4618	0463-92-4600
山梨県	戸澤歯科医院	戸澤 寿乃	402-0022	都留市戸沢290-1 0554-43-4102	0554-43-4102
	渡辺歯科医院	渡辺 秀昭	403-0004	富士吉田市下吉田3丁目4-1 0555-22-0368	0555-22-0368
	後藤歯科医院	後藤 幸延	406-0031	笛吹市石和町市部526-1 055-262-2858	055-263-6471
長野県	中条歯科診療所	徳山 岳志	381-3203	長野市中条2626番地 026-267-2034	026-267-2034
	木本歯科	木本 敦	384-0301	佐久市臼田140-3 0267-82-1177	0267-82-1166
	たじま歯科医院	田島 達彦	385-0022	佐久市岩村田1773-2 0267-68-8225	0267-68-8225
	竹内歯科医院	竹内 勝泉	385-0022	佐久市岩村田574 0267-67-2244	0267-67-7177
	デンタルクリニック夏帆	村上 夏帆	385-0022	佐久市岩村田天神堂3162-13 0267-68-1377	0267-67-3658
	藤森歯科医院	藤森 真希子	390-0811	松本市中央2-9-27 0263-39-0232	0263-39-0237
	城西病院	高山 清	390-0875	松本市城西1-5-16 0263-33-6400	0263-33-9920
	さとう歯科医院	佐藤 臣志	395-0801	飯田市鼎中平2000-2 0265-21-7550	0265-21-7551
	ひだまり歯科	天野 美和子	395-0814	飯田市八幡町2130-7 0265-48-6686	0265-48-6684
	まつした歯科	松下 桂介	395-0823	飯田市松尾明5096-1 0265-49-6480	0265-56-4601
	松本歯科クリニック	松本 知久	399-0001	松本市宮田6番7号 0263-25-0648	0263-25-0649
	鈴木歯科医院	鈴木 小夜	399-0426	上伊那郡辰野町宮木東町2610-9 0266-41-0009	0266-41-4036

都道府県	歯科医院	氏名	〒	住所	電話	FAX
神奈川県	共立歯科医院	宮島 香菜子	235-0033	横浜市磯子区杉田3丁目9-7	045-771-5304	045-771-5304
	つばさ歯科医院	加藤 越代	236-0022	横浜市金沢区町屋町5-18-2F	045-787-4682	045-787-4683
	歯科さくらクリニック	櫻井 忍	236-0055	横浜市金沢区片吹69-5 コーポ丸富1F	045-790-5331	045-790-5332
	医療法人社団 SED 汐入駅前歯科	山口 和巳	238-0041	横須賀市本町3-27 横須賀APT2F	046-820-0811	046-820-0812
	医療法人社団 美泰会 米川歯科医院	米川 泰弘	239-0808	横須賀市大津町2-5-4	046-833-8211	046-833-8211
	医療法人 晃博会 小野歯科医院	小野 晃嗣	239-0808	横須賀市大津町3-32-2	046-836-3705	046-836-3705
	医療法人社団 会津健全会 金子歯科医院	金子 卓也	241-0001	横浜市旭区上白根町891 西ひかりが丘団地18-5-101	045-954-5048	045-954-5087
	山田歯科医院	山田 裕久	241-0002	横浜市旭区上白根1-24-16	045-955-4894	045-955-4894
	医療法人 至誠会 たんぽぽ歯科医院	大谷 武	243-0433	海老名市河原口3-20-12	046-235-2233	046-235-2209
	医療法人社団 厚生会 妻田ナンバ歯科医院	難波 勝文	243-0812	厚木市妻田北1-2-3 メール妻田ビル2F	046-224-4182	046-221-7800
	医療法人社団 一心会 きくち歯科クリニック	菊池 謙一	243-0815	厚木市妻田西2-15-19	046-240-8666	046-240-8667
	医療法人社団 憲清会 さとう歯科クリニック	佐藤 宏憲	243-0816	厚木市林1-20-24	046-297-6480	046-297-6481
	クリケ歯科クリニック	栗家 洋	244-0002	横浜市戸塚区矢部町1205	045-871-7711	045-871-7713
	わたべ歯科医院	渡部 徹	245-0006	横浜市泉区西が岡1-27-1 グレイス弥生台2F	045-813-2017	045-813-2017
	おかだ歯科医院	岡田 和久	245-0012	横浜市泉区中田北2-12-21	045-805-6480	045-805-6480
	おおつ歯科クリニック	大津 晃	245-0013	横浜市泉区中田東1-3-10	045-801-8007	045-801-8007
	医療法人社団 うたし会 アートデンタル中田南クリニック	林 叔友	245-0014	横浜市泉区中田南3-7-2 スカイコート1F	045-806-3718	045-806-3719
	医療法人社団 碧波会 かわしま歯科医院	川島 太一	246-0015	横浜市瀬谷区本郷3-8-14	045-300-3123	045-300-3124
	医療法人 笑顔を育む会 三ツ境駅前スマイル歯科	樋田 秀一	246-0022	横浜市瀬谷区三ツ境8-6 杉本ビル1F	045-369-1182	045-369-1183
	辻村清和デンタルクリニック	辻村 育郎	246-0031	横浜市瀬谷区瀬谷4-11-27	045-303-1315	045-303-1315
	くり歯科クリニック	栗原 悠一	247-0056	鎌倉市大船3-6-26 ルーデンスカマクラ1F	0467-46-1182	0467-46-1182
	ようた歯科	白澤 陽太	249-0006	逗子市逗子1-9-2	046-873-0009	046-873-0009
	タキ歯科クリニック	滝澤 裕志	250-0005	小田原市中町3-11-26	0465-43-8505	0465-43-8505
	青山デンタルクリニック	青山 大樹	250-0875	小田原市南鴨宮2-33-3	0465-47-0070	0465-47-0074
	医療法人社団 湘耀会 Ken歯科	中村 健	251-0037	藤沢市鵠沼海岸2-5-5	0466-37-4618	0466-37-4618
	藤沢松本歯科&矯正歯科	松本 潤	251-0054	藤沢市朝日町14-3 第3榎本ビルグレイス藤沢1階	0466-47-7606	0466-47-7604
	つぼみ歯科	近藤 寿宏	251-0861	藤沢市大庭5560-1	0466-89-0554	0466-89-0562
	ぜん歯科クリニック	鈴木 博之	251-0871	藤沢市善行7-5-2	0466-80-6482	0466-80-6482
	レオ歯科医院	赤羽 秀哉	252-0001	座間市相模が丘4-26-7	046-252-0323	046-252-0362
	医療法人社団 むとう歯科医院	武藤 昇	252-0011	座間市相武台2-40-9 アルティザ相武台113	046-257-8201	046-257-8302
	座間歯科医院	田中 則道	252-0027	座間市座間1-3120-4	046-251-2265	046-251-2265

都道府県	歯科医院	氏名	〒	住所 電話	FAX
神奈川県	パール歯科医院	藤田 陽一	210-0822	川崎市川崎区田町2-13-1 044-280-3918	044-280-3920
	にのみや歯科クリニック	二宮 明香	210-0847	川崎市川崎区浅田2-1-11-101 044-355-8241	044-355-8241
	一戸歯科医院	一戸 小織	211-0062	川崎市中原区小杉陣屋町1-13-1 044-299-6244	044-722-2776
	森山歯科	森山 圭介	213-0013	川崎市高津区末長3-12-12 第二坂田ビル1F 044-857-3388	044-857-3388
	永島歯科医院	永島 久美子	215-0005	川崎市麻生区千代ケ丘2-4-12 044-959-1182	044-959-1182
	医療法人社団 昌治会 フラワー歯科	小室 栄治	216-0004	川崎市宮前区鷺沼3-4-24 044-853-7648	044-853-4613
	永沢デンタルクリニック	永澤 研二	216-0007	川崎市宮前区小台2-1-22-102 044-853-0065	044-853-0065
	ひぐち歯科医院	樋口 伸二	216-0014	川崎市宮前区菅生ケ丘22-15 044-977-0095	044-976-7641
	村上歯科医院	村上 文彦	220-0041	横浜市西区戸部本町15-5 045-321-3811	045-321-3811
	はたけやま歯科医院	畠山 武史	221-0015	横浜市神奈川区神之木町1-2-1F 045-402-2788	045-402-2788
	わたなべ歯科クリニック	渡邊 隆彦	221-0802	横浜市神奈川区六角橋2-5-8 SRハイツ100 045-481-8311	045-488-5960
	西菅田歯科医院	栗家 匡	221-0864	横浜市神奈川区菅田町488 西菅田団地4-3-101 045-472-7715	045-471-7781
	りりあタウン歯科	立川 輝彦	222-0001	横浜市港北区樽町3-6-38 りりあタウン2F 045-540-8800	045-540-8801
	いとう歯科クリニック	伊藤 博哉	222-0032	横浜市港北区大豆戸町212-1 ラ・グランデ菊名 045-439-6110	045-439-6115
	田辺歯科医院	田辺 哲也	222-0037	横浜市港北区大倉山1-17-24 第3吉原ビル2F 045-544-9400	045-544-9402
	まつだ歯科医院	松田 圭子	223-0057	横浜市港北区新羽町1659 フラシュビル101 045-547-4333	045-547-4402
	医療法人社団 SED SMILE10デンタルクリニック	横山 翔太	224-0003	横浜市都筑区中川中央1-1-5 ヨツバコ6F 045-530-0824	045-530-0648
	とよだ歯科医院	樋田 大	224-0021	横浜市都筑区北山田1-7-1 ソニックビル301 045-590-5502	045-590-5502
	医療法人社団 明桜会 イーデンタルクリニック	能勢 誠	224-0053	横浜市都筑区池辺町4035-1 イトーヨーカドーららぽーと横浜店3階 045-929-3718	045-929-3718
	あざみ野青葉デンタルクリニック	鈴木 拓也	225-0011	横浜市青葉区あざみ野2-30-2F 045-903-3338	045-532-6777
	えだ歯科医院	小野寺 久美子	225-0015	横浜市青葉区荏田北3-1-4 2F 045-912-0242	045-912-6604
	山根歯科クリニック	山根 淳	225-0024	横浜市青葉区市ヶ尾町1168-1 カーサー・ウチノ2F 045-972-5225	045-972-5225
	青山歯科医院	青山 和照	227-0043	横浜市青葉区藤が丘2-29-11 ロイヤルハイツ藤が丘1F 045-972-0505	045-972-8403
	さくら歯科クリニックあおば	櫻井 直樹	227-0062	横浜市青葉区青葉台1-6-16 GHビル4F 045-989-1147	045-989-1148
	医療法人社団 松風台 アニュー歯科クリニック	村田 賢二	227-0067	横浜市青葉区松風台46-2 045-961-9960	045-961-9960
	こいずみ歯科	小泉 太郎	230-0001	横浜市鶴見区矢向5-9-4 045-575-1600	045-575-1600
	砂田歯科医院	砂田 章	231-0033	横浜市中区長者町8-123 長谷川ビル2F 045-243-9000	045-243-9003
	加藤デンタルクリニック 横浜元町インプラント歯学センター	加藤 道夫	231-0861	横浜市中区元町4-166 元町ユニオン4F 045-681-8217	045-263-8246
	白川歯科クリニック	白川 賢児	233-0004	横浜市港南区港南中央通8-41 杉本ビル202号 045-846-5753	045-846-5753
	なかの歯科クリニック	仲野 博智	233-0007	横浜市港南区大久保1-16-37 045-842-8218	045-842-8218
	医療法人社団 恵希会 やまざき歯科医院	山﨑 良和	235-0023	横浜市磯子区森1-7-10 トワイシア横浜磯子304 045-753-8081	045-753-4316

都道府県	歯科医院	氏名	〒	住所 電話	 FAX
東京都	ゆざわ歯科	湯澤 浩樹	187-0045	小平市学園西町2-3-1 042-345-1401	 042-345-1402
	こいで歯科医院	小出 晃正	189-0013	東村山市栄町2-37-8-102 042-395-0979	 042-395-2691
	うちやま歯科クリニック	内山 範男	190-0001	立川市若葉町3-38-18 042-537-7031	 042-537-7041
	医療法人社団 徳梓会 近藤歯科クリニック	近藤 哲夫	190-0011	立川市高松町2-25-3 メープル立川1F 042-524-0722	 042-524-0722
	医療法人社団 大倖 タケル・デンタルクリニック	堤 加奈子	190-0013	立川市富士見町1丁目5-23 リヴェール立川107 042-525-9564	 042-595-6099
	ひろた歯科	広田 敦哉	190-0022	立川市錦町2-1-26 N Building1F B 042-595-7975	 042-595-7976
	小林歯科クリニック	小林 京子	190-0023	立川市柴崎町2-21-12 042-527-8217	 042-527-4331
	しのみや歯科医院	四宮 博文	191-0022	日野市新井732-2 ヌーヴ高幡1F 042-594-1111	 042-594-1111
	黒澤歯科	黒澤 弘和	192-0041	八王子市中野上町2-29-24 042-626-8148	 042-626-8148
	医療法人 歯愛会 フォーユーデンタル南大沢	富永 一也	192-0364	八王子市南大沢2-207-6 042-682-4146	 042-682-4156
	医療法人社団 CSDS ななくに歯科	深沢 宗主	192-0919	八王子市七国4-9-7 042-635-4277	 042-635-4522
	楢原クローバー歯科	福井 久美子	193-0803	八王子市楢原町1806-8 042-625-8241	 042-625-8241
	医療法人 白南風会 ぽなKids&Family歯科クリニック	矢野 良彦	193-0812	八王子市諏訪町14-38 042-652-0033	 042-652-0808
	あづま歯科	我妻 慶一郎	193-0835	八王子市千人町2-20-16 イズミビル1F 042-629-9068	 042-629-9069
	こばやし歯科	小林 啓次郎	193-0943	八王子市寺田町210 042-666-6007	 042-666-6007
	医療法人社団 創和会 さわざき歯科医院	沢﨑 和久	194-0012	町田市金森6-2-14 042-795-4184	 042-796-9508
	中山歯科クリニック	中山 公人	194-0013	町田市原町田4-12-23 桐屋ビル1F 042-710-3344	 042-710-3373
	鈴木歯科医院	鈴木 則仁	194-0015	町田市金森東1-8-20 042-728-8820	 042-728-8827
	かなデンタルクリニック	江原 佳奈	194-0041	町田市玉川学園8-6-19 メゾンド秀和1F 042-724-0007	 042-724-0007
	ゆき歯科医院	光家 由紀子	194-0045	町田市南成瀬6-12-16 042-723-9880	 042-723-9880
	医療法人社団 秀医会 濱谷歯科医院	濱谷 秀郎	195-0061	町田市鶴川5-11-8 042-736-5343	 042-736-5343
	けい歯科クリニック	強瀬 吉貴	197-0802	あきる野市草花1572-2 042-550-4357	 042-550-4385
	橋本歯科医院	橋本 一恵	198-0036	青梅市河辺町7-4-55 0428-32-7370	 0428-32-7370
	もとまちスマイル歯科	乾 智子	204-0021	清瀬市元町1-13-29小山ビル1F 042-497-2751	 042-497-2751
	矢野歯科医院	矢野 宏明	205-0011	羽村市五ノ神4-6-10 1F 042-555-3363	 042-555-3380
	あだち歯科クリニック	足立 徹	206-0012	多摩市貝取1508-4 042-376-8001	 042-376-8000
	上岡歯科医院	上岡 義章	206-0024	多摩市諏訪5-9-6 042-372-1450	 042-372-1457
	もみの木歯科クリニック	片岡 淳	206-0803	稲城市向陽台6-3-5 042-313-6480	 042-378-8241
	仙名歯科クリニック	仙名 康永	207-0011	東大和市清原4-10-15 042-566-0111	 042-566-0111
	あまり歯科	甘利 裕介	207-0015	東大和市中央4-1027-7 042-567-6789	 042-567-6565
神奈川県	医療法人社団 一粒の麦 ぶどうのえだ歯科医院	小川 慶太郎	210-0011	川崎市川崎区富士見1-6-15-101 コンフォール川崎富士見 044-223-5243	 044-223-5243

都道府県	歯科医院	氏名	〒	住所 電話	 FAX
東京都	いくた歯科	生田 哲	177-0034	練馬区富士見台2-33-6 03-3999-5888	 03-3999-5359
	なおとデンタルオフィス	清水 直人	177-0041	練馬区石神井町7-3-17 03-3995-9598	 03-3995-9598
	しのはら歯科医院	篠原 崇哲	177-0051	練馬区関町北2-30-5 03-3594-2455	シティーハイム武蔵関1F 03-3594-2455
	松本小児歯科医院	松本 也子	178-0063	練馬区東大泉2-8-1 03-3922-3748	パレスフォンテーン1階C号 03-3922-4748
	尾崎歯科医院	尾崎 守	178-0063	練馬区東大泉3-3-14 03-3922-1451	 03-3922-1451
	ひかり歯科医院	鈴木 ひかり	178-0064	練馬区南大泉5-35-23-2F 03-3867-2802	 03-3867-2802
	医療法人 ウィスタリア歯科クリニック	稲川 憲弘	179-0073	練馬区田柄5-23-16-101 03-3970-7300	 03-3970-7301
	光が丘クローバー歯科	吉崎 志保	179-0073	練馬区田柄5-27-13 03-5933-9300	フォレナ光が丘1階 03-5933-9355
	おおたき歯科クリニック	大瀧 枝美	179-0081	練馬区北町1-32-2 03-5922-6480	シャトル1F 03-5922-6482
	大木歯科医院	大木 浩	179-0081	練馬区北町2-29-14 03-3933-3726	 03-3933-3726
	さくま歯科	佐久間 琢	180-0004	武蔵野市吉祥寺本町4-13-12 0422-20-8447	 0422-20-8447
	よしおかデンタルオフィス	吉岡 武史	180-0013	武蔵野市西久保1-1-1 0422-51-4199	井野ビル1F 0422-51-8010
	つるが歯科医院	敦賀 実人	180-0022	武蔵野市境1-4-12 0422-51-9070	 0422-36-2956
	なや歯科医院	納谷 賢一	180-0022	武蔵野市境2-2-26-2F 0422-54-8214	 0422-34-4178
	カミノデンタルクリニック	塩崎 智彦	181-0002	三鷹市牟礼5-13-24 0422-26-7781	メイゾン牟礼1F 0422-26-7781
	新川通りデンタルクリニック	横井 秀徳	181-0004	三鷹市新川6-26-5 0422-45-4618	 0422-45-4618
	三島歯科医院	竹下 敦	181-0011	三鷹市井口3-6-16-201 0422-32-8046	 0422-32-8049
	ふなこし歯科医院	船越 恵子	181-0012	三鷹市上連雀3-11-23 0422-43-2754	 0422-43-2765
	三鷹ハートフル矯正歯科医院	下田 ミナ	181-0013	三鷹市下連雀3-34-8 0422-72-9014	 0422-72-9014
	山根歯科医院（有限会社 秀美）	山根 秀樹	182-0002	調布市仙川町1-18-31 03-3300-3031	 03-3300-3031
	あきら歯科	伊藤 玲	182-0007	調布市菊野台2-22-2 042-440-0821	サンライズメディカルビル1F 042-440-0821
	フルセン歯科	古仙 芳樹	182-0022	調布市国領町3-3-13-2F 042-499-7757	 042-499-7752
	医療法人社団 歯良会 河越歯科医院	河越 貴之	183-0011	府中市白糸台2-61-9 042-336-6169	フルール武蔵野1号棟 042-306-7751
	じゆう歯科室ウエダ	植田 秀明	183-0023	府中市宮町1-20-19 042-360-2560	エクセルハイツ2F 042-360-2560
	むさしのくに歯科	新藤 光洋	183-0045	府中市美好町3-6-5 042-319-2020	ベルフィーノ府中1階A 042-319-2020
	のぞみデンタルクリニック	谷中 みゆき	184-0013	小金井市前原町3-41-24 042-316-6723	ビュークレスト小金井1F 042-316-6748
	貫井北町歯科医院	田中 康雅	184-0015	小金井市貫井北町2-18-10 042-383-8217	 042-383-8218
	医療法人社団 咬慶会 戸栗歯科医院	戸栗 和慶	185-0011	国分寺市本多2-14-28 042-325-6682	 042-325-6682
	青木歯科クリニック	青木 陽一	187-0011	小平市鈴木町2-846-29 042-383-2648	ロイヤルガーデン101 042-383-2648
	医療法人社団 啓妙会 おかべ歯科クリニック	岡部 保幸	187-0031	小平市小川東町1-21-14 042-345-6681	米沢ビル2F 042-345-6681
	ひろ歯科医院	西村 宏孝	187-0035	小平市小川西町4-24-7 042-341-9388	 042-341-9388

都道府県	歯科医院	氏名	〒	住所 電話	 FAX
東京都	ゆりえ歯科	下田 祐里江	146-0093	大田区矢口2-13-1 コルテーゼ今泉1F 03-3758-0301	 03-3758-0301
	伊達坂歯科医院	鈴木 洋一	150-0013	渋谷区恵比寿3-4-3 第3東ビル1F 03-3444-8548	 03-3444-8579
	宮澤歯科医院	宮澤 一隆	151-0071	渋谷区本町3-53-2 すまやビル201 03-3376-3333	 03-3377-5778
	まるやま歯科クリニック	丸山 妙子	153-0053	目黒区五本木2-54-14 グレース五本木1階 03-6451-0948	 03-6451-0949
	村上歯科医院	村上 喜久和	154-0002	世田谷区下馬1-16-3 03-3422-7444	 03-3422-7701
	医療法人社団 朱栄会 すみとも歯科クリニック	住友 朱里	154-0017	世田谷区世田谷3-13-11 03-5799-6668	 03-5799-6664
	若林4丁目歯科診療所	八幡 忠美	154-0023	世田谷区若林4-25-10 アメニティ世田谷1F 03-5787-8036	 03-5787-8036
	パール歯科クリニック	大原 庸子	156-0044	世田谷区赤堤5-32-2-101 03-5300-6480	 03-5300-6481
	村田歯科クリニック	村田 満	156-0054	世田谷区桜丘2-29-7 03-3429-7417	 03-6413-0280
	医療法人社団 オーラルプロデュース ノーブルデンタルオフィス	亀井 勝行	156-0057	世田谷区上北沢3-6-21 松沢生協ビル1F 03-3306-3671	 03-6382-8014
	岡本歯科	岡本 昌彦	157-0062	世田谷区南烏山2-36-8 乙黒第一ビル2F 03-5314-3720	 03-5314-3720
	川田歯科クリニック	川田 隆央	158-0093	世田谷区上野毛1-25-10 03-3701-0550	 03-3701-0573
	上野毛歯科	林 量一	158-0093	世田谷区上野毛4-31-5 03-3703-3336	 03-3703-3336
	医療法人社団政和会 鈴木歯科医院	鈴木 設矢	165-0025	中野区沼袋3-26-5 03-3386-2690	 03-3228-2908
	秋元歯科医院	秋元 絵美	164-0012	中野区本町5-48-12パラスト中野本町205 03-3381-4386	 03-3381-4386
	コンデンタルクリニック	今 悟	165-0024	中野区松が丘2-2-12 チェリーテラス松が丘1F 03-3389-0118	 03-3389-0118
	そよかぜ歯科医院	野村 繁之	166-0002	杉並区高円寺北2-10-5 関ビル2F 03-6905-8553	 03-6905-8609
	小池歯科医院	小池 淳美	166-0011	杉並区梅里2-9-11 小池ビル2F 03-3317-7900	 03-3317-7578
	アサイ歯科医院	後藤 えり子	167-0032	杉並区天沼3-25-8 03-3392-6484	 03-3392-6484
	田中歯科医院	田中 幹久	167-0042	杉並区西荻北2-3-1 03-3396-4181	 03-6913-9229
	こやなぎ歯科	小柳 達矢	167-0042	杉並区西荻北2-9-15-117 03-3394-1133	 03-3394-1133
	デンタルオフィス宮村	宮村 壽一	167-0051	杉並区荻窪5-20-17-2F 03-5347-3933	 03-5347-3932
	ひらい歯科医院	平井 秀栄	170-0002	豊島区巣鴨4-21-10 03-3917-0871	 03-6903-5671
	小池歯科医院	小池 拓郎	170-0003	豊島区駒込1-43-9 駒込TSビル202 03-3947-2720	 03-3947-2720
	医療法人社団 日心会 一美歯科	長谷川 朋	170-0004	豊島区北大塚2-29-5 ダイカンプラザ1F 03-3576-3655	 03-3949-6078
	笠島歯科室	笠島 生也	171-0051	豊島区長崎2-12-3 03-3955-8148	 03-3955-8148
	大山登歯科	大山 登	171-0051	豊島区長崎2-14-15西村ビル1F 03-5995-0080	 03-5995-0080
	スマイル歯科クリニック	五十嵐 秀典	173-0004	板橋区板橋2-61-14 板谷第5パークハイツ1F 03-3579-6480	 03-3579-6480
	医療法人社団 永福 やまねセンター歯科	山根 延仁	173-0005	板橋区仲宿59-14 メゾンドルフ小松屋1F 03-3964-3411	 03-3964-3413
	宗像歯科医院	宗像 宏行	174-0051	板橋区小豆沢2-23-2 03-3966-5698	 03-3967-0304
	井村歯科医院	井村 恵司郎	176-0023	練馬区中村北1-13-18 03-3998-8400	 03-3998-8400

都道府県	歯科医院	氏名	〒	住所 電話	FAX
東京都	麻布小川歯科医院	小川 裕史	106-0045	港区麻布十番3-4-5 アクアコート麻布1F 03-5443-4618	03-5443-4618
	高松歯科	高松 伸博	110-0003	台東区根岸1-5-13 深澤ビル2F 03-3875-8148	03-3875-8148
	デンタルクリニック根岸	石和田 惠理	110-0003	台東区根岸5-13-9 03-3871-4885	03-3871-4885
	キヅキ歯科医院	木津喜 出	111-0032	台東区浅草1-37-3 03-3843-9567	03-3842-5813
	なかまち歯科クリニック	中嶋 裕佳子	112-0012	文京区大塚4-45-10 03-5940-2110	03-5940-2120
	横田歯科医院	横田 広行	113-0021	文京区本駒込3-22-2-1F 03-5832-4388	03-5832-4377
	グリーン歯科医院	伊禮 祐子	113-0024	文京区西片1-11-13-107 西片グリーンハウス107 03-5800-3585	03-5689-5328
	さとうこどもおとな歯科	佐藤 尚武	114-0001	北区東十条4-8-15-101 03-6915-4618	03-6915-4618
	ゆきこ歯科医院	伊野 透子	115-0042	北区志茂2-36-6 岩井ハイツ1階 03-6386-2777	03-6386-2777
	東十条アクア歯科	黒田 努	115-0043	北区神谷1-30-1 サンタ・ウーノ1F 03-3912-8241	03-3912-8241
	西原歯科クリニック	西原 由恭	116-0013	荒川区西日暮里6-34-5 03-3894-3750	03-3894-3760
	医療法人社団 仁宏会 じんデンタルクリニック	佐々木 仁	116-0014	荒川区東日暮里5-17-12 国際理容協会ビル1F 03-5850-5478	03-5850-5487
	はた歯科医院	畑 哲郎	120-0015	足立区足立4-37-11 03-5681-6468	03-5681-6469
	高松歯科医院	高松 優	120-0034	足立区千住4-22-1 03-3881-4501	03-3881-4501
	わたなべ歯科クリニック	渡辺 保	121-0011	足立区中央本町4-24-4 03-5845-5537	03-5845-5538
	日比谷歯科医院	船木 弘	121-0011	足立区中央本町5-7-17 03-3880-8148	03-3889-8418
	しらいし歯科医院	白石 泰一	121-0801	足立区東伊興1-16-3 メニーヴィレッヂ1F 03-3857-9418	03-3857-9418
	医療法人社団 晃史会 ヒロ歯科クリニック	佐藤 浩史	121-0816	足立区梅島3-34-3-1F 03-3880-6000	03-3880-6013
	メリー歯科	弓削田 友子	124-0001	葛飾区小菅4-10-6 下井ビル4階 03-5650-5758	03-5680-4020
	宮澤歯科医院	宮澤 具巳	124-0006	葛飾区堀切2-13-9 03-5671-6480	03-5671-6480
	アリスデンタルクリニック	矢作 理枝	132-0023	江戸川区西一之江3-36-8 ドミールアリス1F 03-3653-8490	03-3653-1098
	宝田歯科	宝田 恭子	133-0056	江戸川区南小岩7-29-17-1F 03-3657-4525	03-3671-1234
	岡歯科医院	岡 博士	134-0082	江戸川区宇喜田町207-15 03-5667-6400	03-5667-6780
	大島歯科医院	辻 康雄	136-0072	江東区大島6-10-16 03-3681-8787	03-3681-8787
	医療法人社団 KDC かなもり歯科クリニック	金森 行泰	140-0001	品川区北品川2-11-1 ベイテラス北品川101 03-3450-6480	03-3450-6480
	医療法人社団 スマイルパートナーズ 山手歯科クリニック	齋藤 和重	140-0011	品川区東大井5-25-1 カーサ大井町1F 03-5783-6480	03-5783-6482
	大森東歯科クリニック	板井 丈治	143-0012	大田区大森東5-21-3 平林コーポ1F 03-3768-5506	03-3768-7515
	医療法人社団 歯健誠会 よこた歯科	横田 章子	143-0016	大田区大森北6-2-11-101 03-3768-8082	03-3768-8082
	おおいで歯科医院	大井手 伸行	145-0064	大田区上池台3-43-5 03-5754-0015	03-5754-0016
	医療法人社団 ヨシダ歯科	吉田 松平	146-0082	大田区池上1-8-12 03-3751-4182	03-3751-4182
	森山歯科医院	森山 正博	146-0085	大田区久が原2-8-8 03-3752-2525	03-3752-2525

都道府県	歯科医院	氏名	〒	住所	電話	FAX
千葉県	京葉歯科クリニック	内田 恭雄	273-0005	船橋市本町6-4-20-102	047-423-4766	047-423-4766
	医療法人社団 幸恵会 もりやま歯科	森山 幸一	273-0005	船橋市本町7-15-14-1F	047-460-1234	047-460-1234
	医療法人社団 双野会 すずき歯科クリニック	鈴木 秀紀	274-0063	船橋市習志野台2-49-13 マコビル1F	047-469-9078	047-469-8614
	クレオ歯科クリニック	遠藤 正樹	274-0063	船橋市習志野台5-20-9	047-407-2277	047-407-2288
	医療法人社団 嵩雅会 野瀬歯科医院	野瀬 文靖	274-0805	船橋市二和東6-17-53	047-449-4618	047-449-4619
	ちのね歯科医院	瀬戸 幸絵	274-0812	船橋市三咲5-32-2 永光ビル101	047-490-5518	047-490-5519
	スマイルデンタルクリニック	高峰 光康	275-0001	習志野市東習志野8-10-10	047-455-7530	047-455-7730
	医療法人社団 健志会 安喰歯科医院	安喰 哲也	275-0002	習志野市実籾5-4-19	047-477-7059	047-479-0591
	医療法人社団 秀美会 豊歯科	嶋谷 豊	276-0033	八千代市八千代台南1-3-1 第八扇ビル4F	047-482-0100	047-485-0432
	南高津歯科医院	坂下 顕照	276-0036	八千代市高津390-274	047-459-8811	047-459-8812
	医療法人社団 たかみね歯科医院	高峰 弘二	276-0036	八千代市高津850-152	047-459-5948	047-459-5931
	医療法人社団 公園都市プラザ わかば歯科	大八木 章好	276-0049	八千代市緑が丘1-1-1 公園都市プラザ1階	047-409-7809	047-409-7809
	医療法人社団 碧空会 ユアーズ歯科 柏クリニック	梶村 幸市	277-0005	柏市柏2丁目8-9 千葉スカイビル1F	04-7162-6661	04-7162-6665
	おおの歯科医院	大野 一	277-0074	柏市今谷上町66-2	04-7176-5232	04-7176-5232
	井上歯科クリニック	井上 淳子	277-0886	柏市西柏台2-2-16	04-7152-5688	04-7152-5698
	医療法人社団 感・即・動 柏の葉総合歯科	康本 征史	277-8519	柏市若柴178-4 柏の葉キャンパス148街区2 ららぽーと柏の葉北館3F	04-7197-7602	04-7197-7603
	わかば歯科クリニック	板野 賢	279-0041	浦安市堀江1-10-14第2角万ビル201	047-350-3718	047-350-3736
	勝田歯科医院	勝田 康晴	283-0005	東金市田間2182-3	0475-52-3360	0475-52-3360
	医療法人社団 光匠会 アイ歯科	松田 光弘	285-0845	佐倉市西志津4-7-17	043-463-0049	043-463-2442
	医療法人社団 恵裕会 グリーン歯科	坪井 裕次郎	285-0854	佐倉市上座400-41	043-461-3665	043-461-3664
	加瀬歯科医院	加瀬 博	289-0411	香取市府馬3001-2	0478-70-7772	0478-70-7773
	寺嶋歯科医院	寺嶋 正浩	289-0505	旭市萬歳372	0479-68-2023	0479-68-2164
	マリン歯科クリニック	齊藤 美穂	289-1326	山武市成東744-1 東総ビル1F	0475-80-2525	0475-80-2525
	ハローたつみ台デンタルクリニック	藤田 典弘	290-0003	市原市辰巳台東1-2 イオンタウンたつみ台	0436-37-2680	0436-37-2680
	医療法人社団 豊辰会 クニモト歯科	田中 國資	290-0004	市原市辰巳台西3-4-3	0436-75-0648	0436-75-0649
	山本歯科医院	山本 利男	290-0151	市原市瀬又675の4	0436-52-1858	0436-52-1858
	水町歯科医院	水町 裕義	293-0005	富津市上飯野1691	0439-87-3366	0439-87-5320
	相沢歯科医院	相沢 甲也	297-0029	茂原市高師854-2	0475-22-3119	0475-23-5071
東京都	神保町タワー歯科・矯正歯科	越智 信行	101-0051	千代田区神田神保町1-103-106	03-6883-5838	03-6883-5838
	未来歯科	川邉 研次	105-0004	港区新橋2-10-5 末吉ビル2階	03-6273-3678	03-6273-3679
	ケテル歯科醫院	田中 利尚	106-0031	港区西麻布4-22-10 プレステージ西麻布3F	03-3486-0648	03-3486-0649

都道府県	歯科医院	氏名	〒	住所	電話	FAX
埼玉県	まこと歯科医院	鈴木 誠	359-1161	所沢市狭山ヶ丘1-3003-73-2F	04-2949-9363	04-2949-9363
	大久保歯科医院	大久保 宏治	360-0023	熊谷市佐谷田964-5	048-526-8241	048-526-8241
	しぶや歯科クリニック	渋谷 和寿	360-0812	熊谷市大原2-7-10	048-598-8148	048-598-8147
	医療法人 田中歯科医院	田中 治男	360-0816	熊谷市石原176-1	048-526-3383	048-521-0231
	坂詰歯科医院	坂詰 和彦	361-0078	行田市中央13-12	048-556-3620	048-554-3946
	とも歯科クリニック	中川 智彦	362-0074	上尾市春日1-4-20	048-774-0070	048-774-0070
	ごう歯科クリニック	柏木 剛	365-0072	鴻巣市市ノ縄298-1	048-598-6150	048-598-6155
	医療法人 悠水会 佐藤歯科クリニック	佐藤 正俊	369-0114	鴻巣市筑波1-4-1	048-549-0190	048-549-1368
千葉県	佐瀬歯科クリニック	佐瀬 俊之	260-0013	千葉市中央区中央2-9-19	043-222-1635	043-227-3814
	始平堂歯科クリニック	始平堂 玄昌	260-0013	千葉市中央区中央3-5-3	043-224-9800	043-224-8887
	千葉中央歯科	高橋 洪太	260-0013	千葉市中央区中央4-3-5 カンガルー堂ビル2F	043-227-0200	043-227-0200
	佐藤歯科医院	佐藤 顕正	260-0023	千葉市中央区出洲港13-15	043-241-8041	043-241-8065
	かいり歯科クリニック	戸田 智大	260-0024	千葉市中央区中央港1丁目22-7-1F	043-304-6301	043-304-6302
	医療法人社団 柏友会 柏戸歯科医院	柏戸 俊彦	260-0854	千葉市中央区長洲2-21-1-116	043-224-5060	043-224-5229
	始平堂歯科医院	始平堂 弘昌	261-0012	千葉市美浜区磯辺1-49-1	043-277-3337	043-277-8581
	ベイタウン歯科医院	坂本 哲也	261-0013	千葉市美浜区打瀬2-19-13-102	043-213-0018	043-213-0018
	松本歯科医院	西内 千明	263-0023	千葉市稲毛区緑町2-2-18	043-247-2032	043-445-8026
	角山歯科クリニック	角山 誠	264-0006	千葉市若葉区小倉台7-3-8	043-232-8270	043-232-8270
	原田歯科クリニック	原田 幹夫	264-0028	千葉市若葉区桜木2-16-24	043-233-7198	043-232-9977
	藤井歯科医院	藤井 敬子	264-0029	千葉市若葉区桜木北1-3-58	043-233-6262	043-233-9344
	ひまわり歯科クリニック	溝江 博志	265-0051	千葉市若葉区中野町201-3	043-372-6480	043-372-6480
	ほそかい歯科クリニック	細貝 和治	266-0033	千葉市緑区おゆみ野南1-21-12	043-292-7793	043-292-7793
	ももの木歯科クリニック	渡邊 宏樹	270-0157	流山市平和台3-2-39	04-7150-4182	
	石田歯科医院	石田 治	270-0164	流山市流山1-258-2	04-7159-7774	04-7159-7774
	ユキ・デンタルクリニック	坂巻 由紀子	270-1341	印西市原山2-11	0476-47-0418	0476-47-0418
	成島歯科	成島 順子	270-2261	松戸市常盤平7-19-14	047-387-0894	047-387-0894
	いで歯科医院	井出 壹也	271-0045	松戸市西馬橋相川町117	047-340-3718	047-710-8282
	アーツ歯科&ワハハキッズデンタルランド	西田 隆行	272-0021	市川市八幡6-2-2	047-711-0113	047-711-0004
	医療法人社団 拓海会 伊藤歯科医院	伊藤 彰宏	272-0814	市川市高石神32-15	047-335-0557	047-326-0048
	医療法人社団 輝和会 三愛歯科医院	芝田 英樹	272-0826	市川市真間1-13-7	047-325-6006	047-325-6007
	医療法人社団 聖祥会 ビバ歯科・矯正小児歯科	関本 聖美	273-0002	船橋市東船橋1-37-10	047-421-0118	047-421-0118

都道府県	歯科医院	氏名	〒	住所 電話	FAX
埼玉県	医療法人 豊友会 和田歯科医院	和田 豊	336-0918	さいたま市緑区松木3-17-7 048-874-0405	048-874-0499
	医療法人社団 大谷歯科クリニック	大谷 泰治	336-0926	さいたま市緑区東浦和4-3-1 サンステージ1F 048-875-6830	048-875-6490
	みやび歯科医院	斉藤 雅己	337-0016	さいたま市見沼区東門前63 第1レジデンス103 048-687-6208	048-687-6208
	ひまわり歯科	吉田 仁	337-0042	さいたま市見沼区南中野275-1 048-684-0919	048-684-0919
	こみぞ歯科医院	色井 亮仁	339-0003	さいたま市岩槻区小溝771-6 048-796-8182	048-796-8186
	佐伯歯科クリニック	佐伯 永	340-0115	幸手市中2-13-21 0480-44-1818	0480-44-2580
	クローバー歯科クリニック	住友 啓史	340-0203	久喜市桜田2-6-1 ベスタ東鷲宮 0480-48-5123	0480-48-5123
	ハーモニー歯科	豊田 哲也	340-0831	八潮市南後谷394-3 048-930-1182	048-930-1184
	フレンド歯科	川口 満	343-0012	越谷市増森1730-2 048-969-6162	048-969-6162
	医療法人社団 悠天会 せんげん台木村歯科医院	木村 一枝	343-0042	越谷市千間台東2-14-17 048-973-5533	048-979-9227
	親和歯科医院	青木 慶太	344-0021	春日部市大場1360-1-102 048-734-6811	048-796-8511
	医療法人 内田歯科医院 歯っぴぃデンタル	内田 格誠	344-0061	春日部市粕壁6868-2 048-761-1159	048-755-4055
	医療法人 幸真会 関歯科医院	飯田 洋太	347-0016	加須市花崎北3-15-2 0480-65-7744	0480-65-7841
	三和歯科医院	新井 裕之	347-0055	加須市中央1-15-12 0480-61-0033	0480-61-0028
	きのした歯科医院	木下 健輔	349-0205	白岡市西6-12-4 0480-93-4678	0480-93-4823
	セントラル歯科診療所	髙橋 修一	350-0043	川越市新富町2-1-4 山田ビル3F 049-225-2648	049-225-2648
	増野歯科医院	増野 光彦	350-0215	坂戸市関間4-4-21 049-283-2888	049-283-0090
	若宮歯科医院	関口 昌宏	350-0255	坂戸市成願寺323-1 049-282-5050	049-282-5050
	らいおん歯科	岸野 伸彦	350-1124	川越市新宿町1-18-12 049-241-5111	049-222-1104
	中台歯科医院	吉田 浩章	350-1170	川越市むさし野6-2 049-256-9009	049-256-9009
	医療法人社団 蒼優会 ミナミ歯科クリニック	大西 基伸	350-1304	狭山市狭山台4-33-1 04-2957-1158	04-2957-1193
	わかば歯科医院	田中 佳世	350-2201	鶴ヶ島市富士見2-6-16 049-286-3633	049-286-3633
	医療法人社団 智美会 プラザ若葉歯科	篠田 智生	350-2203	鶴ヶ島市上広谷792-1-101 049-287-1515	049-287-1515
	あおい歯科医院	大久保 友啓	350-2204	鶴ヶ島市鶴ヶ丘38-32-2F 049-271-1482	049-271-1482
	榎本歯科医院	榎本 敏之	351-0007	朝霞市岡3-1-13 048-465-5559	048-465-5559
	栗原歯科	栗原 健二	351-0011	朝霞市本町1-29-43 048-468-0008	048-468-0117
	松本歯科医院	松本 賢一	354-0025	富士見市関沢2-15-40 049-275-2118	049-275-2115
	ハローデンタルクリニック	椎橋 照敏	357-0023	飯能市岩沢266-2 042-971-8686	042-971-3322
	上藤沢キリン歯科クリニック	井上 信行	358-0013	入間市上藤沢647-3 04-2901-8855	04-2901-8856
	あいり歯科クリニック	毛内 伸威	358-0023	入間市扇台6丁目8-4 04-2907-1188	04-2930-3111
	あしたば歯科	田中 宏尚	359-1133	所沢市荒幡1359-17 いなげや店内 04-2929-0831	04-2929-0648

都道府県	歯科医院	氏名	〒	住所	電話	FAX
群馬県	大沢歯科クリニック	大澤 はるみ	370-0828	高崎市宮元町7-1	027-327-1231	027-327-1231
	大貫歯科医院	大貫 徳夫	370-2206	甘楽郡甘楽町善慶寺1353-2	0274-74-6480	0274-74-6486
	もぎ歯科クリニック	茂木 忠泰	370-2452	富岡市一ノ宮1346-1	0274-64-5131	0274-64-5131
	医療法人 杏林会 いちかわ歯科医院	市川 修司	371-0052	前橋市上沖町152-2	027-260-6166	027-260-6167
	医療法人社団 隆久会 青柳歯科クリニック	吉田 孝詞	371-0056	前橋市青柳町133-8	027-234-6480	027-234-6482
	さた歯科診療所	佐田 尊	371-0223	前橋市大胡町397-3	027-289-4184	027-289-4184
	たじま歯科クリニック	田島 卓	372-0812	伊勢崎市連取町3081-1	0270-22-2013	0270-22-3081
	医療法人 東上会 本多まこと歯科	本多 誠	372-0815	伊勢崎市東上之宮町340-1	0270-61-6480	0270-61-6481
	しおた歯科医院	塩田 幸也	372-0832	伊勢崎市除ケ町334-6	0270-31-2218	0270-31-2219
	関根歯科医院	屋代 哲	373-0026	太田市東本町30-8	0276-22-2317	0276-22-2317
	くろさわ歯科クリニック	黒澤 忠	373-0036	太田市由良町71-10	0120-18-9638	0276-33-7308
	ほりこし歯科クリニック	堀越 哲	374-0057	館林市北成島町3176-1	0276-56-4550	0276-73-4532
	たか歯科クリニック	松井 崇賢	375-0015	藤岡市中栗須29-1	0274-50-1010	0274-50-1010
	たかぎ歯科医院	髙木 茂樹	376-0125	桐生市新里町山上500-1	0277-74-4618	0277-74-4618
	小森谷歯科医院	小森谷 和之	379-2311	みどり市笠懸町阿左美880-5	0277-77-1180	0277-77-1180
	大島デンタルクリニック	大島 秀敏	379-2313	みどり市笠懸町鹿4632-12	0277-76-1876	0277-76-9927
埼玉県	浦和歯科クリニック	伊藤 宜和	330-0064	さいたま市浦和区岸町4-26-1-201	048-829-2891	048-829-2892
	しみずデンタルクリニック	清水 裕之	330-0074	さいたま市浦和区北浦和4-1-5 HYビル2F	048-827-5166	048-827-5167
	ハート歯科クリニック	内田 いく子	330-0851	さいたま市大宮区櫛引町1-322-1F-A	048-662-6486	048-662-6487
	医療法人 桜誠会 鈴木歯科医院	鈴木 慎二郎	330-0854	さいたま市大宮区桜木町4-210	048-641-0935	048-641-0935
	指扇駅前 いしはま歯科クリニック	石濱 隆	331-0062	さいたま市西区土屋594-1 鈴木第2ビル2階	048-625-7321	048-625-7322
	ママ歯科	須田 秀美	331-0812	さいたま市北区宮原町1-587-1	048-654-5550	048-654-5550
	医療法人社団 寿明会 おおむら歯科医院	大村 基守	332-0015	川口市川口2-7-17	048-256-4618	048-254-3890
	片柳歯科医院	片柳 匡司	333-0816	川口市差間3-16-11	048-294-2006	048-294-2006
	芝園団地歯科医院	大泉 康輔	333-0853	川口市芝園町3-9-101	048-269-6151	048-269-6151
	かとう歯科クリニック	加藤 義国	334-0001	川口市桜町3-10-3	048-285-7392	048-235-7031
	ひまわり歯科医院	石賀 剛	334-0074	川口市江戸3-32-21-1F	048-287-1144	048-287-1144
	いいだ歯科クリニック	飯田 健	335-0003	蕨市南町3-2-19	048-430-6311	048-430-6310
	医療法人社団 千磨会 大岡歯科医院	大岡 英俊	336-0017	さいたま市南区南浦和2-42-19 アリビル1F	048-887-5077	048-887-5077
	セントラル歯科医院	田中 一央	336-0022	さいたま市南区白幡4-7-5	048-865-6480	048-865-6481
	医療法人H-P Smile いちかわ歯科	市川 賢一	336-0031	さいたま市南区鹿手袋3-24-12 メゾン発生川1階	048-844-1846	048-816-3588

都道府県	歯科医院	氏名	〒	住所 電話 FAX
茨城県	医療法人社団 慶仁会 うつぎざき歯科医院	槍崎 慶二	311-4143	水戸市大塚町1863-29 029-255-1793 029-255-3508
	医療法人 香仁会 浅香歯科	浅香 康仁	312-0047	ひたちなか市表町8-7 029-272-1182 029-272-4261
	成井歯科医院	成井 敏幸	313-0004	常陸太田市馬場町933 0294-73-0118 0294-73-0118
	小澤歯科医院	小澤 一友	313-0125	常陸太田市大里町3645-1 0294-76-2027 0294-76-2237
栃木県	医療法人 まるふく会 福田デンタルクリニック	福田 晃士	320-0852	宇都宮市下砥上町1545-20 028-678-5050 028-678-5051
	ココ歯科クリニック	加藤 淳	321-0113	宇都宮市砂田町660-2 028-601-3221 028-601-3199
	わかば歯科	若松 浩二	321-0138	宇都宮市兵庫塚3-41-28 028-655-4618 028-655-4618
	医療法人社団 希望会 藤井歯科医院	藤井 まり子	321-0621	那須烏山市中央3-3-5 0287-84-1921 0287-84-1921
	おかだ歯科医院	岡田 整冶	321-0982	宇都宮市御幸ケ原町224-4 028-663-1660 028-663-1660
	森田歯科医院	森田 聡	321-2335	日光市森友1520-149 0288-30-3113 0288-30-3113
	山川歯科医院	山川 貴余隆	321-2335	日光市森友172-2 0288-22-6263 0288-22-2379
	医療法人 O.D.F暁一会 おいかわ歯科医院	及川 真	321-3223	宇都宮市清原台3-6-24 028-667-7555 028-667-7555
	医療法人社団 清真会 田沼歯科医院	田沼 芳博	321-3223	宇都宮市清原台5-36-22 028-667-6930 028-670-1373
	星デンタルクリニック	星 雅朗	322-0036	鹿沼市下田町1丁目5002-3 0289-63-4182 0289-74-5110
	海星歯科クリニック	大塚 栄	323-0808	小山市出井759-23 0285-22-8706 0285-25-5155
	医療法人 飯塚歯科医院	飯塚 博子	324-0613	那須郡那珂川町馬頭368 0287-92-2657 0287-92-3560
	松井歯科医院	松井 直	326-0338	足利市福居町598-5 0284-71-1345 0284-71-1345
	よこづか歯科医院	横塚 浩一	327-0041	佐野市免鳥町840-1 0283-22-8148 0283-23-6165
	医療法人社団 圭伸会 目黒歯科医院	目黒 伸行	327-0317	佐野市田沼町289-4 0283-62-1125 0283-62-1126
	おがわら歯科医院	小河原 敦	329-0412	下野市柴1419-10 0285-40-5525 0285-40-5526
	五味渕歯科医院	五味渕 泰造	329-2727	那須塩原市永田町7-10 0287-36-0253 0287-36-5701
群馬県	新井歯科医院	新井 洋	370-0041	高崎市東貝沢町2-25-4 027-363-2883 027-363-2883
	医療法人 優友会 柳沢歯科医院	柳沢 友子	370-0044	高崎市岩押町4-16 027-323-4028 027-323-4027
	医療法人 まつい歯科クリニック	松井 利賢	370-0052	高崎市旭町113-7 ハートスクエア長建2F 027-330-4618 027-330-4617
	もんや歯科クリニック	紋谷 光徳	370-0076	高崎市下小塙町878-4 027-344-8241 027-344-8241
	医療法人 弘誠会 すずき歯科医院	鈴木 君弘	370-0103	伊勢崎市境下渕名1158 0270-70-6480 0270-70-6481
	飯塚歯科医院	飯塚 光宏	370-0401	太田市尾島町161-1 0276-52-0132 0276-52-0132
	やまぎし歯科医院	山岸 理文	370-0426	太田市世良田町3101-7 0276-40-7070 0276-40-7071
	高志歯科医院	高志 延秀	370-0533	邑楽郡大泉町仙石4-40-20 0276-20-1103 0276-20-1104
	医療法人 輝望会 黒瀬歯科医院	黒瀬 壮一	370-0603	邑楽郡邑楽町中野1059-3 0276-88-5552 0276-88-7968
	野本歯科クリニック	野本 嘉也	370-0722	邑楽郡千代田町萱野1235-5 0276-86-5055 0276-86-5055

都道府県	歯科医院	氏名	〒	住所 電話	FAX
山形県	歯科 黒谷クリニック	黒谷 知子	997-0032	鶴岡市上畑町5-27 0235-22-4182	0235-22-4185
	フレンド歯科クリニック	伊藤 友彦	997-0035	鶴岡市馬場町7-28 0235-26-7500	0235-26-7501
	医療法人社団 よしずみ歯科医院	吉住 明雄	997-0812	鶴岡市長者町4-10 0235-28-1155	0235-28-1156
	おりい歯科	折居 昭雄	998-0831	酒田市東両羽町121-1 0234-26-4360	0234-26-4360
	板垣歯科クリニック	板垣 彰	999-2241	南陽市郡山615-8 0238-50-3348	0238-50-3358
	吉田ひろゆき歯科医院	吉田 裕幸	999-3126	上山市金生西1丁目6-36 023-695-6480	023-695-6481
	永田歯科医院	永田 一樹	999-3154	上山市元城内3-62 023-672-0215	023-672-0315
	石山歯科クリニック	石山 武徳	999-4112	北村山郡大石田町緑町11-1 0237-36-1788	0237-36-1787
福島県	あべ歯科医院	阿部 満	960-8073	福島市南中央2丁目31 024-534-5885	024-535-3810
	新白河歯科口腔外科医療クリニック	北原 朋広	961-0856	白河市新白河4-58 0248-24-5551	0248-24-5552
	芳賀医院歯科室	芳賀 信義	961-8061	西白河郡西郷村小田倉字上野原451 0248-25-2862	0248-24-3527
	桑名歯科医院	桑名 一明	962-0122	須賀川市木之崎字上之内25-1 0248-68-1432	0248-68-1789
	はしもと歯科医院	橋本 直樹	963-0541	郡山市喜久田町堀之内字畑田19-8 024-959-2121	024-959-2152
	医療法人 宗像歯科医院	宗像 清貴	963-7731	田村郡三春町下舞木字間明田26-1 024-944-2300	024-944-6103
	渡辺ゆうぞう歯科クリニック	渡辺 雄三	965-0055	会津若松市石堂町3-49 0242-37-2232	0242-37-2232
	中島歯科医院	中島 十四夫	969-6553	河沼郡会津坂下町字西南町裏甲4005-1 0242-83-9292	0242-83-9292
	医療法人 笹木歯科クリニック	笹木 一司	970-8014	いわき市平幕ノ内字高田18-4 0246-23-8228	0246-23-1515
	村松歯科医院	村松 信正	971-8132	いわき市鹿島町下矢田字沢目13-3 0246-29-6480	0246-29-1676
茨城県	しば歯科	柴 海造	300-0051	土浦市真鍋4-11-2 029-821-8772	029-821-8772
	小杉歯科医院	小杉 厚	300-0812	土浦市下高津1-2-15 029-824-1089	029-824-1089
	医療法人社団 双峰会 大久保歯科医院	大久保 純子	300-3253	つくば市大曽根3721-5 029-864-0051	029-864-2551
	若草歯科医院	髙橋 正嗣	300-4111	土浦市大畑1611 さんあぴお2F 029-862-4887	029-862-1387
	オサダ歯科矯正歯科医院	長田 重徳	300-4244	つくば市田中1848 029-867-4331	029-867-4331
	大塚歯科医院	大塚 誠	306-0011	古河市東3-15-8 0280-32-8303	0280-32-8303
	医療法人社団 健美会 いわいグリーン歯科	坂本 健二郎	306-0632	坂東市辺田635-1 岩井自動車学校前 0297-47-5151	0297-47-5238
	医療法人社団 健翔会 やなぎだ歯科	柳田 佳代子	309-1221	桜川市西飯岡539-4 0296-76-3700	0296-76-3710
	松井歯科医院	松井 慎太郎	309-1611	笠間市笠間1458-2 0296-71-0840	0296-71-0208
	かさま歯科	今湊 美子	309-1611	笠間市笠間1542 0296-72-7737	0296-72-0122
	岩間歯科医院	岩間 張良	310-0803	水戸市城南1-2-38 029-225-4484	029-225-4484
	そえだ歯科クリニック	添田 久仁子	310-0851	水戸市千波町214-8 029-244-3030	029-241-1828
	吉川歯科医院	吉川 一郎	311-0108	那珂市額田北郷608 029-298-4108	029-298-4109

都道府県	歯科医院	氏名	〒	住所 電話	FAX
宮城県	しほデンタルクリニック	富澤 志帆	982-0032	仙台市太白区富沢3-3-50 022-307-1077	022-307-1088
	なのはな歯科	澤野 和則	982-0032	仙台市太白区富沢4-6-1-205 022-308-1182	022-308-1183
	石井歯科矯正歯科医院	石井 清和	983-0005	仙台市宮城野区福室3丁目2-48 022-259-7377	022-258-6608
	あやこ歯科クリニック	目黒 史子	983-0821	仙台市宮城野区岩切字今市東295-2 022-255-1184	022-255-1186
	わかみや歯科	井坂 詠子	983-0821	仙台市宮城野区岩切字若宮前46-1 アートキャッスル107 022-396-2535	022-396-2535
	仙台 HAPPY DENTAL	小松 晋弥	983-0862	仙台市宮城野区二十人町307-8 ブリスフルフォート1F 022-794-8543	022-794-8544
	目黒歯科医院	目黒 文恵	985-0051	塩竈市宮町1-9 022-362-0633	022-367-7637
	医療法人 梅津サージェリー 汐見台歯科	梅津 新也	985-0811	宮城郡七ヶ浜町菖蒲田浜字林合55-1 022-357-5603	022-357-5485
	おおのファミリー歯科	大野 宗賢	985-0832	多賀城市大代1-1-38 022-363-4182	022-363-4183
	ことぶき歯科	山本 寿則	986-0867	石巻市わかば3丁目12-10 0225-98-7750	0225-98-7751
	清原歯科医院	清原 敏明	989-0229	白石市銚子ケ森10-39 0224-25-1030	0224-25-1070
	けんじ歯科クリニック	清原 憲治	989-0252	白石市西益岡町1-8 0224-25-9933	0224-25-9934
	いのうえ歯科医院	井上 朋子	989-1246	柴田郡大河原町新東32-7 0224-53-8020	0224-53-8022
	いわぬま駅前歯科医院	磯田 惣三	989-2441	岩沼市館下1-5-20 0223-36-8020	0223-36-8024
	鶯沢診療所歯科	鈴木 尚之	989-5402	栗原市鶯沢南郷広面38-1 0228-55-2833	0228-55-2837
	すずき歯科	鈴木 夏江	989-5613	栗原市志波姫新沼崎63-1 0228-23-5205	0228-23-5205
	つのだ歯科クリニック	津野田 潤一	989-6321	大崎市三本木字北町78-1 0229-52-5510	0229-52-6383
秋田県	ひがしとおり歯科医院	山本 高敬	010-0003	秋田市東通3-10-15 018-831-8867	018-831-8867
	杉山歯科クリニック	杉山 洋行	010-0951	秋田市山王3丁目5-15 018-865-2257	018-865-2257
	将軍野歯科診療所	阿部 賀子	011-0936	秋田市将軍野南1-10-52 018-845-0863	018-845-7189
	木村歯科医院	木村 貞昭	012-0036	湯沢市両神138-1 0183-72-1120	0183-72-1120
	医療法人 ささき歯科医院	佐々木 徹	013-0074	横手市三本柳字寺田197 0182-33-8020	0182-33-8021
	佐々木歯科医院	佐々木 寧子	014-0062	大仙市大曲上栄町1-18 0187-63-3025	0187-63-3025
	蔵小路歯科クリニック	佐々木 圭介	018-1218	由利本荘市岩城亀田大町字蔵小路11 0184-62-5858	0184-62-5857
山形県	すまいる歯科	中鉢 智彦	990-0832	山形市城西町2-10-15 023-647-6323	023-647-6323
	医療法人社団 至誠会 大泉歯科クリニック	大泉 博史	990-0832	山形市城西町5丁目29-11 023-666-7340	023-666-7368
	医療法人 彩優会 タクヤデンタルクリニック	野川 世理子	990-0885	山形市嶋北4-2-33 023-681-4182	023-681-4183
	遠藤歯科医院	遠藤 裕一	990-2453	山形市若宮1丁目6-20 023-685-8338	023-685-8339
	たいら歯科医院	平 幸雄	992-0012	米沢市金池5丁目10-4 S&Rビル1F 0238-40-8404	0238-40-8403
	かねこ歯科医院	金子 忠	994-0049	天童市南町2-7-8 023-652-2202	023-652-2203
	医療法人社団 おんみょうじ歯科医院	隠明寺 寛康	996-0027	新庄市本町4-43 0233-22-0893	0233-22-5233

都道府県	歯科医院	氏名	〒	住所 電話	FAX
岩手県	医療法人 高橋衛歯科医院	高橋 衛	020-0136	盛岡市北天昌寺町7-10 019-645-6969	019-645-6968
	こだま歯科医院	児玉 厚三	020-0634	滝沢市室小路663-15 019-699-2710	019-699-2720
	愛歯科診療所	照井 純	020-0851	盛岡市向中野1-10-31 019-681-9888	019-681-9889
	中村歯科医院	中村 裕子	020-0861	盛岡市仙北2丁目10-7 019-635-3777	019-635-3777
	医療法人 美翔会 ゆいとぴあ歯科医院	藤本 淳	020-0866	盛岡市本宮6丁目11番10号 019-631-2222	019-631-2000
	医療法人 眞莉恵会 むらさきの歯科医院	松生 達	024-0004	北上市村崎野16-166-3 0197-71-3418	0197-71-3522
	あや歯科医院	髙橋 綾	024-0004	北上市村崎野16-284 0197-68-4811	0197-68-4812
	あだち歯科クリニック	安達 恵	024-0004	北上市村崎野17-43-1 0197-72-6789	0197-72-6787
	医療法人ラビット おだしま歯科クリニック	小田島 悟	024-0063	北上市九年橋3-18-15 サンファミリーミタ1F 0197-61-2111	0197-61-2137
	医療法人 石桜会 いしくろ歯科医院	石黒 姿子	025-0064	花巻市桜台2丁目12-1 0198-24-8014	0198-24-8016
	やまぐち歯科医院	山口 一徳	028-0061	久慈市中央2-16 0194-61-3748	0194-53-9300
	宮澤歯科医院	小柳 寿美子	028-0064	久慈市八日町1-37 0194-53-0390	0194-52-3734
	おおつちじょうない歯科医院	山崎 泰嗣	028-1132	上閉伊郡大槌町大ケ口2丁目100-10 0193-42-8418	0193-27-8233
宮城県	アーバン歯科クリニック	長田 公子	980-0011	仙台市青葉区上杉3-3-17 長田ビル2F 022-211-8848	022-211-8849
	エイコデンタルケア	吉田 英子	980-0801	仙台市青葉区木町通1-6-28-2F 022-797-5250	022-797-5250
	猪苗代歯科・キッズデンタルアカデミー	猪苗代 雅俊	980-0811	仙台市青葉区一番町3-3-1 kurax6F 022-223-8327	022-223-8415
	医療法人かぜの会 あべ歯科医院 丘の上の歯科医院	阿部 仁美	981-0111	宮城郡利府町加瀬字野中沢125-1 022-356-1033	022-356-1055
	西村歯科医院	西村 真	981-0212	宮城郡松島町磯崎字磯崎105-3 022-353-4092	022-353-4092
	森歯科医院	森 茂樹	981-0501	東松島市赤井字新川前23-16 0225-83-8241	0225-83-8241
	歯科ソレイユ	菖蒲 正宏	981-0966	仙台市青葉区荒巻本沢2-11-11 エステート杜201 022-719-6620	022-719-6620
	佐藤仁彦歯科医院	佐藤 仁彦	981-1105	仙台市太白区西中田6丁目17-21 022-741-4183	022-741-4183
	医療法人社団 ハピタル 明石台歯科医院	佐藤 克彦	981-3101	仙台市泉区明石南5-1 022-373-0850	022-373-0850
	まつもり歯科医院	北谷 典子	981-3111	仙台市泉区松森字新田168 022-218-5007	022-218-5007
	市名坂歯科医院	佐藤 玲子	981-3117	仙台市泉区市名坂字原田3-14 022-375-0011	022-375-0033
	たけうち歯科	竹内 理師	981-3121	仙台市泉区上谷刈1-7-28 022-776-4618	022-776-4618
	ながさわ歯科医院	長澤 裕	981-3203	仙台市泉区高森2-1-7 022-377-9156	022-377-9155
	医療法人 正仁会 富谷ガーデン歯科	山村 宗正	981-3329	富谷市大清水2-13-3 022-343-6874	022-343-6974
	医療法人 SAI皓世会 さくらデンタルクリニック	細川 百合子	981-3341	富谷市成田4丁目11-5 022-351-6331	022-351-6331
	つばさ歯科医院	塚辺 明美	981-4262	加美郡加美町字一本杉332-3 0229-63-7553	0229-63-7553
	きくち歯科クリニック	菊地 賢	981-8002	仙台市泉区南光台南3-4-3 022-251-6211	022-251-6211
	鹿野デンタルクリニック	阿部 三郎	982-0023	仙台市太白区鹿野3丁目20番14号 022-247-1015	022-247-1015

都道府県	歯科医院	氏名	〒	住所 電話　FAX
北海道	すずき歯科クリニック	鈴木 智晴	078-8242	旭川市豊岡12条6丁目7-7 0166-33-5550　0166-34-0090
	たくま歯科医院	詫摩 安廣	079-8413	旭川市永山3条7丁目1-1 0166-48-1000　0166-48-1019
	医療法人社団 なかつぼ歯科医院	中坪 政則	079-8414	旭川市永山4条16丁目1-1 0166-47-0050　0166-47-0231
	医療法人社団 あいファミリー歯科	水野 史之	079-8417	旭川市永山7条9丁目7-1 0166-48-7655　0166-47-4653
	ますち歯科診療室	増地 裕幸	080-2473	帯広市西23条南3丁目28 0155-41-8814　0155-41-8814
	医療法人社団 歯心会 富本歯科医院	富本 丈晴	088-3214	川上郡弟子屈町高栄1丁目4番8号 01548-2-1128　01548-2-1128
	みずほ通り歯科クリニック	太田 直樹	089-0538	中川郡幕別町札内共栄町16-3 0155-22-3118　0155-22-3119
	杉村歯科医院	杉村 好久	089-0554	中川郡幕別町札内みずほ町143-66 0155-56-6020　0155-56-6802
	加藤歯科医院	加藤 康男	090-0046	北見市北6条西5丁目11-1 0157-24-4618　0157-24-4618
	ホワイト歯科	森 康仙	096-0012	名寄市西2条南8丁目12-1 01654-2-2576　01654-3-5515
	松尾歯科医院	松尾 徹也	098-2221	中川郡美深町東1条北1丁目18番地 01656-2-3111　01656-2-1201
	てらもと歯科	寺本 尚史	098-3303	天塩郡天塩町新栄通3丁目1202 01632-2-1815　01632-2-1815
青森県	医療法人 ミント歯科クリニック	髙屋 方子	030-0847	青森市東大野1-6-10 017-739-9755　017-739-9759
	ダイヤ歯科クリニック	石田 大也	030-0852	青森市大野山下171-17 017-739-6874　017-739-6874
	山口歯科医院	山口 吉昭	031-0004	八戸市南類家2-2-9 0178-47-6770　0178-47-6771
	栗田歯科医院	栗田 崇之	031-0823	八戸市湊高台4丁目2-15 0178-34-2170　0178-34-2170
	渋田歯科クリニック	澁田 大路	031-0833	八戸市大久保沢目13-5 0178-31-6480　0178-31-5000
	つきだて歯科診療室	月館 洋一	033-0033	三沢市美野原2丁目22-1 0176-51-6375　0176-51-6371
	さつき歯科医院	佐藤 和佳子	034-0031	十和田市東三番町10-81 0176-20-1817　0176-20-1821
	ますだ歯科医院	桝田 明子	035-0083	むつ市大平町43-7 0175-24-2629　0175-24-4688
	石川歯科クリニック	石川 文洋	036-0351	黒石市黒石十三森184-9 0172-59-0172　0172-59-0171
	アップル歯科医院	木村 匡孝	037-0014	五所川原市稲実字米崎118-2 0173-39-1171　0173-39-1214
	津島歯科	津島 克正	037-0063	五所川原市大町501-15 0173-34-2050　0173-33-5070
	いちかわ歯科クリニック	市川 真弓	038-0032	青森市里見1-13-33 017-761-1107　017-761-2055
	お歯科	岡田 勝志	039-1101	八戸市尻内町字直田73 0178-70-7345　0178-38-8321
	鹿内歯科医院	鹿内 美澄	039-1166	八戸市根城字馬場頭3-19 0178-32-6477　0178-32-6577
	かくたま歯科医院	伊藤 真	039-3131	上北郡野辺地町字野辺地116-1 0175-64-4180　0175-64-3206
	のさか歯科医院	野坂 庸子	039-3131	上北郡野辺地町字野辺地279-1 0175-64-8241　0175-64-1446
岩手県	たかデンタルクリニック	佐藤 貴彦	020-0021	盛岡市中央通一丁目6-26 HIKAGEMONサトウビル2F 019-629-3080　019-629-3090
	医療法人 邦陽会 松舘歯科医院	松舘 邦彦	020-0051	盛岡市下太田沢田68-2 019-659-2566　019-659-2561
	ざいもくちょう歯科	中谷 寛之	020-0063	盛岡市材木町9-1 019-653-2264　019-653-2229

本書の治療法を採り入れている全国の歯科医院（床矯正研究会会員）一覧

●床矯正研究会（主幹・鈴木設矢〔本書著者〕）の2018年4月30日現在の会員名簿です。
●取りはずし式の矯正装置を使った治療を行っています。
●それぞれ独立の歯科医院なので、具体的な治療方針や治療費については、個別にご確認下さい。

都道府県	歯科医院	氏名	〒	住所	電話	FAX
北海道	わたべデンタルクリニック	渡部 孝太郎	002-0858	札幌市北区屯田8条10丁目6-1 ホクレンショップ内	011-773-6600	011-773-6600
	医療法人社団 真誠会 どう歯科クリニック	堂 真道	002-8081	札幌市北区百合が原9丁目1番1号	011-775-4183	011-775-4184
	上野幌歯科医院	小平 茂樹	004-0032	札幌市厚別区上野幌二条5丁目2-1	011-894-0654	011-891-2052
	医療法人社団 SPLUS すずき歯科クリニック	鈴木 淳一	005-0804	札幌市南区川沿4条3丁目3-3	011-572-1177	011-572-0200
	医療法人社団 五山会 ほしおき小児歯科クリニック	佐藤 直司	006-0041	札幌市手稲区金山1条1丁目14-20	011-695-1333	011-695-1337
	かも歯科クリニック	加茂 勝巳	041-0812	函館市昭和2丁目27-24	0138-44-4180	0138-44-4184
	医療法人社団 徳友会 市村歯科クリニック	市村 昌久	047-0024	小樽市花園1丁目10番13号	0134-27-0050	0134-33-0277
	医療法人社団 なかむら歯科医院	中村 清哉	052-0035	伊達市長和町467-1	0142-23-2822	0142-23-2822
	医療法人社団 ほっこう歯科八谷矯正歯科クリニック	八谷 征一	053-0852	苫小牧市北光町4-12-17	0144-71-2580	0144-71-2581
	三国ファミリー歯科	三國 一郎	059-0036	登別市美園町4丁目2-12	0143-86-1111	0143-86-1111
	医療法人社団 柏村歯科クリニック	柏村 康治	059-0914	白老郡白老町栄町1丁目15-15	0144-82-4141	0144-82-4161
	小竹陽二歯科医院	小竹 陽二	060-0031	札幌市中央区北1条東10丁目15-82	011-210-6600	011-210-6600
	くろさわ歯科クリニック	黒澤 遠奈	061-0235	石狩郡当別町北栄町39-4	0133-25-2888	0133-25-2887
	医療法人mirai さいわいデンタルクリニック	谷口 正昭	061-1278	北広島市大曲幸町4丁目4-2	011-375-6195	011-375-6195
	シリウス山の手歯科	島貫 光裕	063-0007	札幌市西区山の手7条7丁目2番7号	011-613-8241	011-613-8241
	かのう歯科・小児歯科クリニック	加納 康裕	063-0035	札幌市西区西野五条3丁目7-1	011-669-8211	011-669-8212
	レイラ歯科・小児歯科	佐藤 美樹	064-0944	札幌市中央区円山西町7丁目1-20	011-631-8544	011-631-8544
	あらき歯科クリニック	荒木 修	065-0010	札幌市東区北10条東5丁目1-40	011-751-1818	011-751-1800
	環状通東歯科	稲川 富一	065-0016	札幌市東区北16条東16丁目4-15	011-789-0118	011-776-6482
	はやし歯科クリニック	林 明宏	065-0017	札幌市東区北17条東19丁目1-1	011-780-1185	011-780-1185
	医療法人社団 志尚会 柳澤歯科医院	柳澤 健	065-0024	札幌市東区北24条東21丁目1-1	011-781-8833	011-781-8833
	ポプラ歯科クリニック	岡村 謙	066-0064	千歳市錦町2丁目22-2	0123-23-3000	0123-23-3200
	アステック歯科	有馬 征志	070-0031	旭川市1条通10丁目左1号	0166-25-8204	0166-25-8203
	Youすまいる歯科	小林 祐二	071-0208	上川郡美瑛町本町4-4-5	0166-92-0045	0166-92-0045
	松山デンタルクリニック	松山 岳人	071-1424	上川郡東川町南町4丁目4番6号	0166-82-7111	0166-82-7222
	エツメイデンタルクリニック	呉 悦明	071-1523	上川郡東神楽町ひじり野南1条3丁目1番1号	0166-83-6500	0166-83-6501
	あけぼの歯科医院	平 和隆	072-0005	美唄市東四条北5丁目1-13	0126-68-8381	0126-68-8241

鈴木 設矢（すずき　せつや）

略歴　昭和21年　東京に生まれる
昭和49年　日本歯科大学歯学部卒業
昭和53年　日本歯科大学大学院歯科保存学修了
昭和53年～昭和56年　日本歯科大学保存学教室非常勤助手
昭和54年　東京都中野区開業
昭和56年～昭和61年　日本歯科大学保存学教室非常勤講師
平成８年　ICD 国際歯科学士会会員
平成９年～　日本歯科大学歯周病学教室非常勤講師
平成13年～　日本歯科用 Nd；YAG レーザー学会理事

論文
著書
21世紀の小児期の咬合にどう対応するか　共著
（第一歯科出版　歯科医療　1997年）
よりよい咬合を求めて　共著　（第一歯科出版　歯科医療　1998年）
フェーシャルオーソペディックとしての床矯正と筋機能訓練
（国際歯科学士会日本部会雑誌　1998年）
安定した機能と咬合を求めて　（GC サークル86号　1998年）
先生、歯を抜かないで
（デンタルダイヤモンド社　DENTALDIAMOND７月号　2000年）
抜かない歯医者さんの矯正の話～2000の症例から語る（弘文堂　2001年）
安定した機能と咬合を求めて　Part 2
―Mechanical な処置と Biological な機能改善―
（ジーシー　GC サークル97号　2001年）
バイオブロック・セラピー ―自然成長誘導法―　共著
（学建書院　2001年）
自家製調整液とプラズマライトを用いた歯の漂白法―症例報告―　共著
（デンタルダイヤモンド社　DENTALDIAMOND ７月号　2001年）
歯周疾患と矯正治療～なぜ矯正治療が必要なのか？～　共著
（クインテッセンス　歯医者さんの待合室　2002年）
床矯正・矯正治療の手引き　（弘文堂　2002年）
臨床医のための床矯正・矯正治療［基礎篇］［症例篇］（弘文堂　2007年）
GP のための床矯正・矯正治療のすすめ　編著
（デンタルダイヤモンド社　2008年）

ホームページ　http://www.esprit.or.jp/

編　　集　歯科衛生士・歯科技工士　草間亜希子
写真撮影　歯科衛生士　長島理佳子・磯貝さおり・佐藤奈美子
装置制作　歯科技工士　佐野　陽・鈴木貴子・宮本直樹・長濱高典・大沢祐一
渡邉春佳・宮永小百合・佐々木彰・延山晃一・太田　隆
データ管理　大塚由美子・立川恵美

抜かない歯医者さんの矯正の話―2000の症例から語る―

2001（平成13）年５月30日　初版１刷発行
2018（平成30）年６月30日　同 13刷発行

著　者　鈴木　設矢
発行者　鯉渕　友南
発行所　株式会社　弘文堂　101-0062 東京都千代田区神田駿河台１の７
TEL 03(3294)4801　振替 00120-6-53909
http://www.koubundou.co.jp

編集協力　ワーズワークス
装　幀　とうこう・あい
印　刷　港北出版印刷
製　本　井上製本所

ISBN4-335-76004-3

MEMO

MEMO

MEMO

MEMO